Le yoga pendant la grossesse

et après la naissance

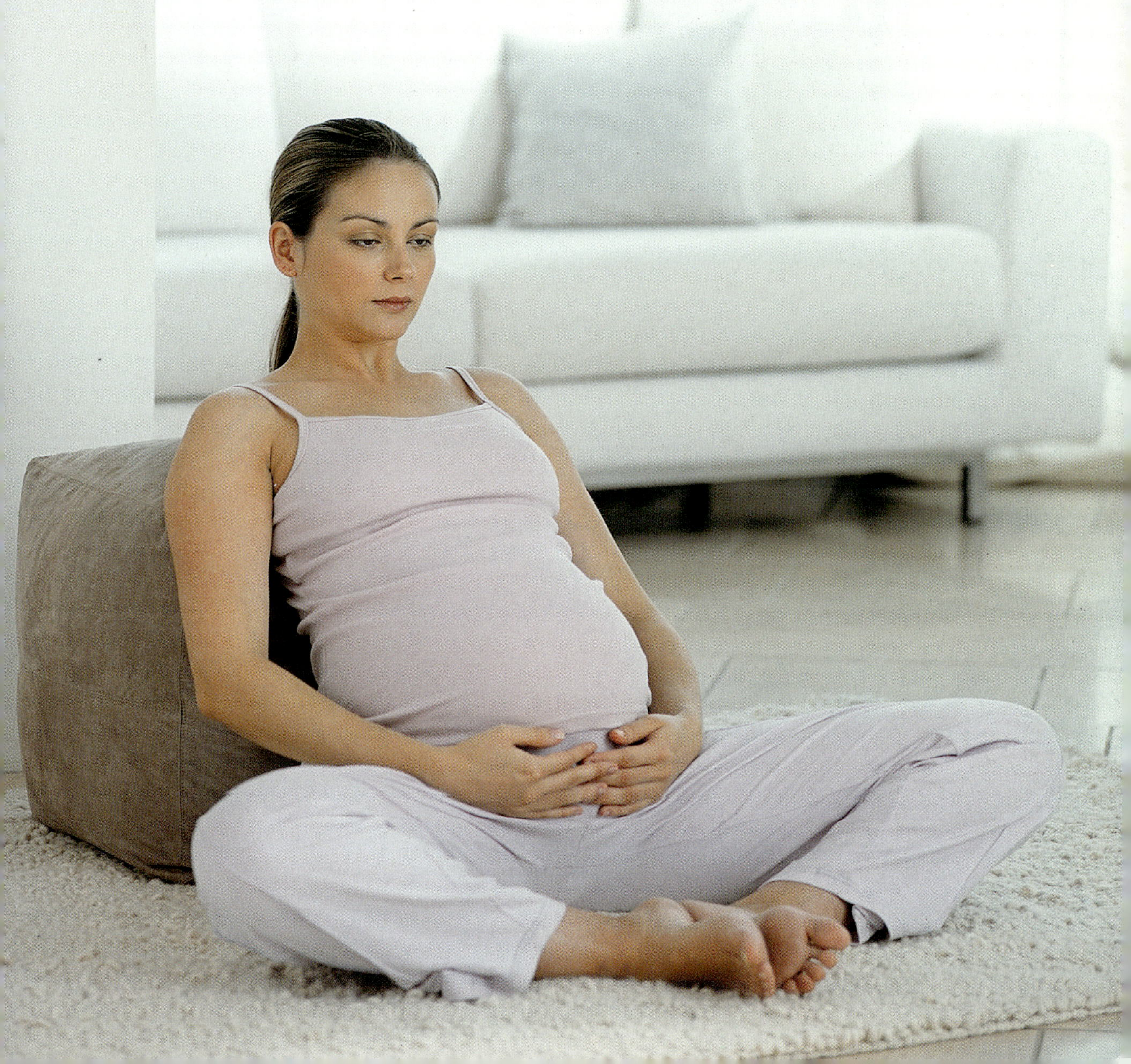

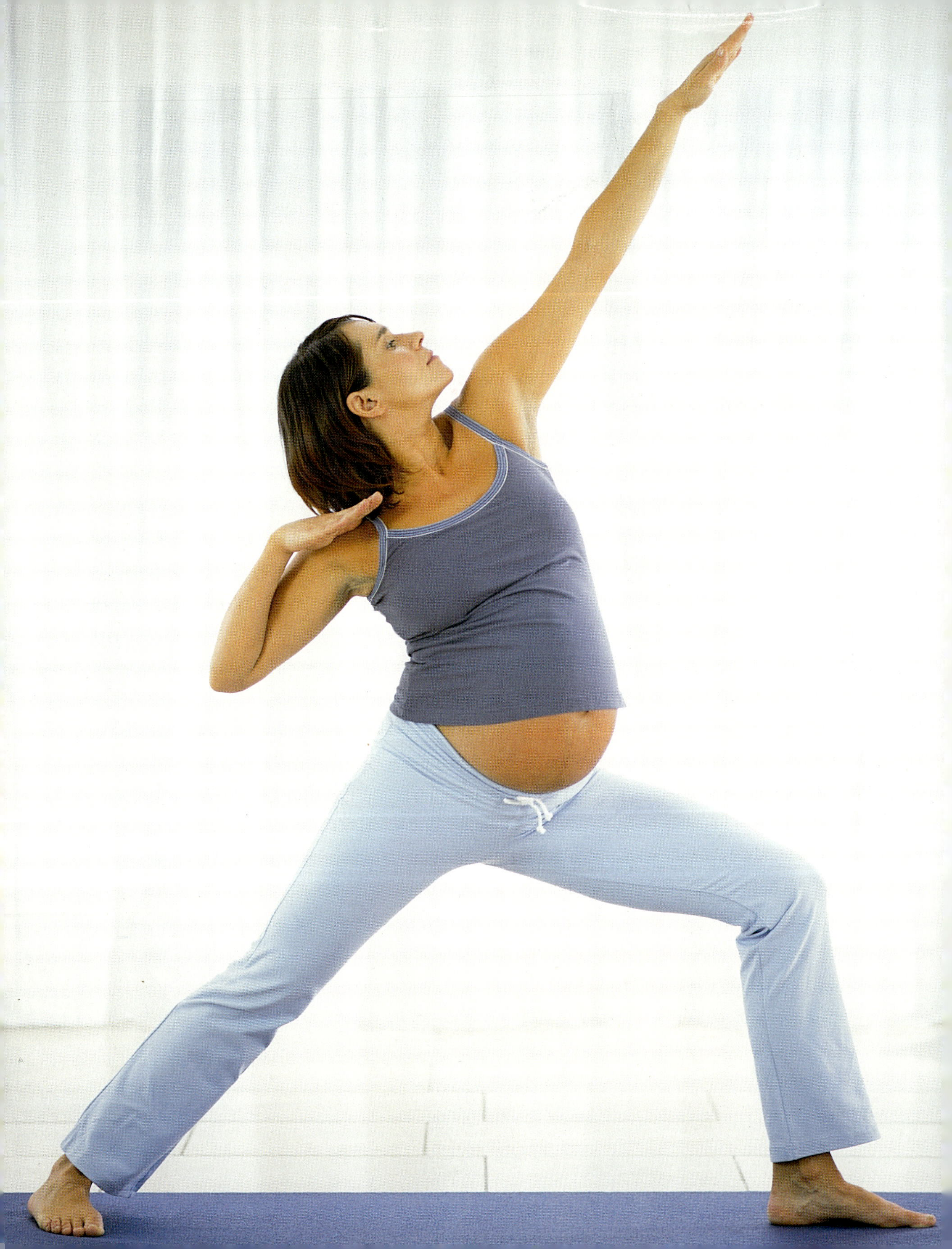

FRANÇOISE BARBIRA FREEDMAN

Le yoga pendant la grossesse

et après la naissance

PEARSON
Pratique

LONDRES, NEW YORK, MELBOURNE, MUNICH et DELHI

Pour Lucia, qui m'a inspiré Birthlight

Édition originale, Grande-Bretagne, 2004
Publiée par Dorling Kindersley Limited
80 Strand, London WC2R 0RL
A Penguin Company

ISBN original : 1-4053-0056-6

Les exercices décrits ici ne peuvent en aucun cas être considérés comme des prescriptions médicales autorisées. Vous devez toujours consulter votre médecin traitant avant de commencer un programme de remise en forme.

PEARSON
Pratique

Édition française, France, 2006
Publiée par Pearson Pratique
47 bis, rue des Vinaigriers
75010 Paris

ISBN : 2-7440-6133-6

Traduction : Clément Dorville
Exécution graphique : Zone Libre
Réalisation : Atelier Sacha Kleinberg

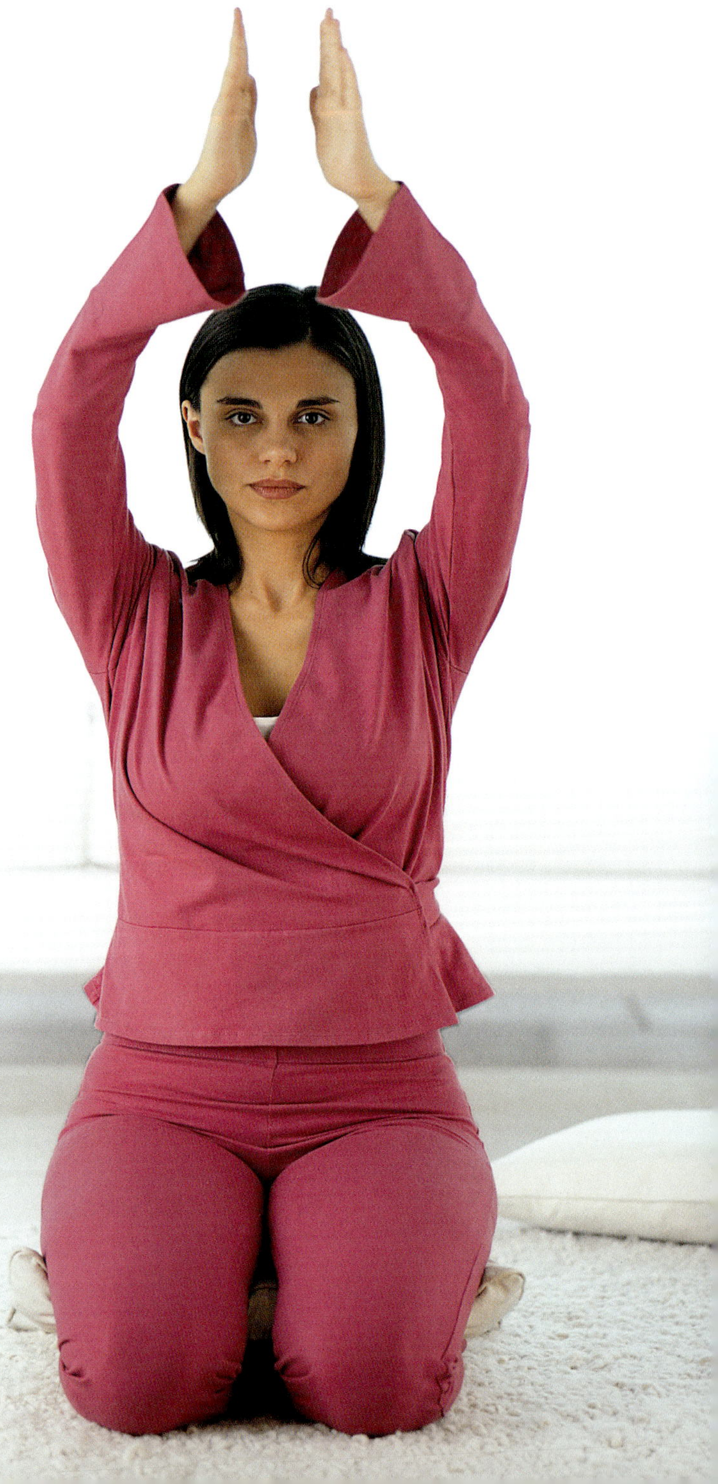

SOMMAIRE

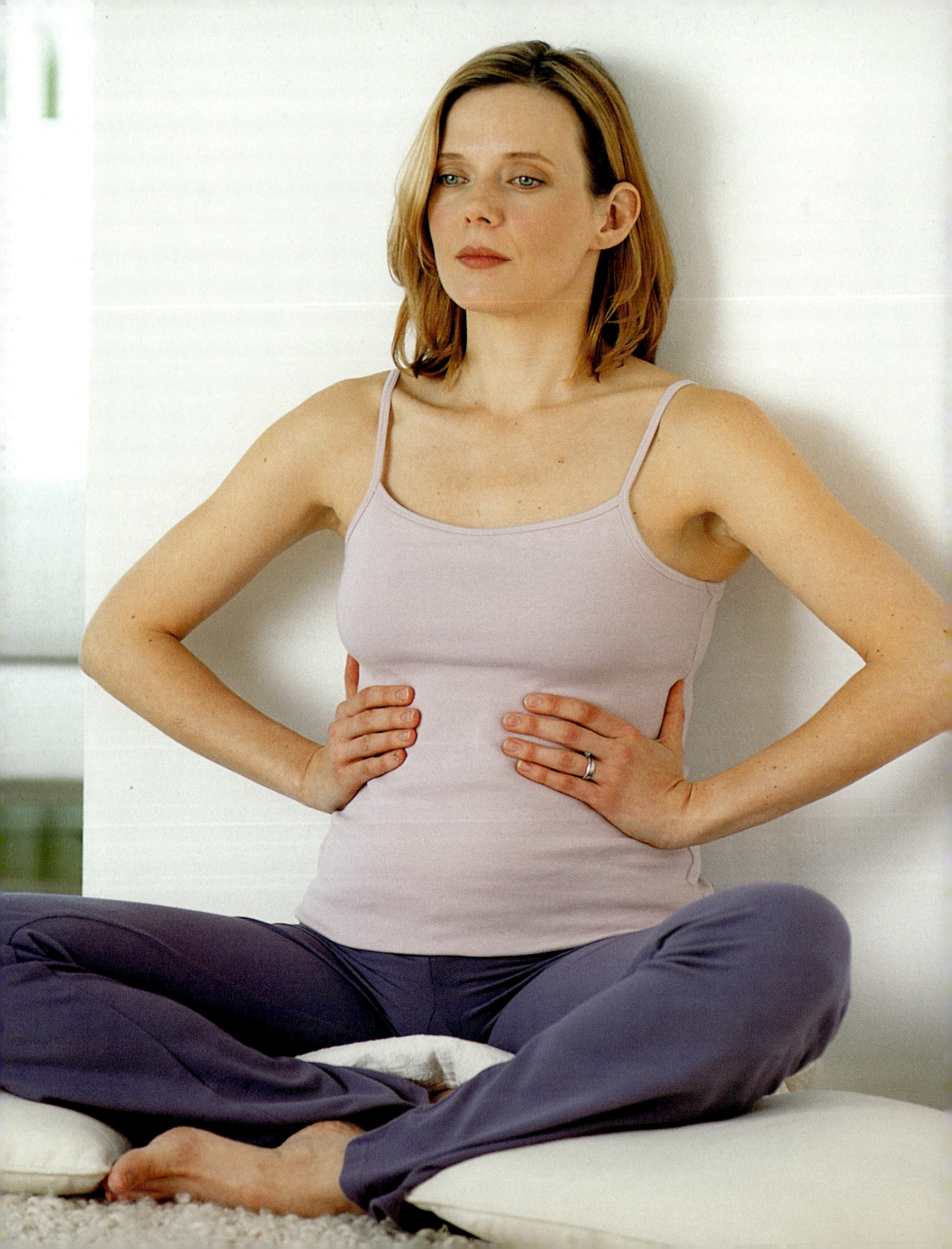

PRINCIPES DU YOGA

Discipline ancestrale qui améliore l'équilibre physique et mental, le yoga se révèle particulièrement efficace durant les périodes d'incertitude et de transition. Votre grossesse et votre accouchement vont entraîner de grands bouleversements physiques et émotionnels. Profitez de cette période pour apprendre les techniques du yoga adaptées à la respiration, au mouvement et à la relaxation. Cela vous aidera à bien assumer votre rôle de mère pendant des années.

« À travers le yoga,
le corps se pare de grâce, de beauté, de force, d'énergie et de fermeté. »
Yoga Sutra III, 47

YOGA ET GROSSESSE

Devenir mère est une aventure très personnelle. Même si votre santé et la croissance de votre bébé sont très surveillées par le corps médical pendant votre grossesse, le yoga vous apportera une sérénité et un équilibre qui vous permettront de surmonter les épreuves à venir. Que vous soyez une yogini accomplie, une férue de gymnastique ou une débutante, vous découvrirez que le yoga est un merveilleux atout pendant la grossesse.

Les postures classiques adaptées à la grossesse varient d'une école de yoga à l'autre, mais toutes privilégient la relaxation et la sécurité. Dans ce livre, nous avons pris soin de ne vous proposer, quelles que soient votre souplesse et votre expérience, que des exercices doux au cours de la première étape de votre grossesse. Le yoga vous permettra de faire de la place au bébé tout en vous musclant et en vous relaxant.

RENFORCEZ VOS MUSCLES

Les muscles du plancher pelvien forment une sorte de hamac reliant le bas du dos aux muscles abdominaux. Ces muscles méritent un entraînement particulier pour offrir à l'utérus un soutien optimal pendant la grossesse. Les exercices de respiration profonde vont renforcer leur élasticité pour en faire les muscles de l'accouchement. Vous allez apprendre à reconnaître et à activer certains groupes de muscles qui vous serviront efficacement le moment venu. La respiration vous permettra de contrôler vos muscles et d'augmenter l'efficacité des contractions utérines tout en gardant le reste du corps décontracté. En dehors des soins particuliers dont vous aurez besoin, la pratique du yoga vous permettra d'évacuer toute tension et toute appréhension au moment de la naissance.

SITUATION DU PLANCHER PELVIEN

Les muscles du plancher pelvien, qui s'étirent à la base du corps entre le pubis et le coccyx, maintiennent en place les organes abdominaux.

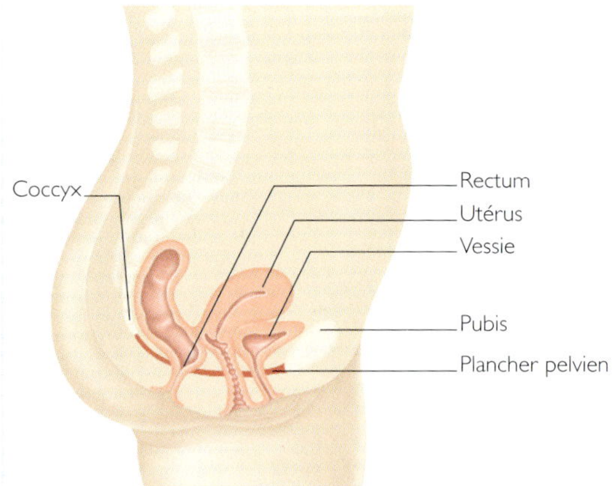

LE RÔLE DE LA RESPIRATION PROFONDE

Apprendre à contrôler ses muscles par la respiration, c'est le but principal de cet ouvrage. La respiration est l'un des principaux outils du yoga. Elle vous permettra de prendre conscience de vous-même et de gravir facilement les marches menant à la maternité.

Plutôt que de faire appel à la volonté pour contrôler votre grossesse, utilisez le yoga pour vous mettre à l'écoute de votre corps. La relaxation engendrée par la respiration profonde est un moyen efficace de calmer les gênes et les émotions avant qu'elles ne nécessitent une intervention plus radicale. Le fait de prendre conscience de vos rythmes respiratoires pendant que vous vous étirez ou que vous vous relaxez vous donnera une sensation de bien-être qui se transmettra au bébé et à votre entourage.

Les bienfaits apportés par le yoga se prolongeront bien après la naissance. Ils vous permettront de répondre aux situations de stress et de préserver l'équilibre de vos énergies lors de l'éducation du nouveau-né.

L'adaptation des postures
Durant la grossesse, il faut privilégier les postures classiques dans lesquelles la position des jambes assure force et stabilité. Certaines postures s'accompagnent de mouvements qui allègent les tensions et donnent une sensation de légèreté – en accord avec les principes du yoga.

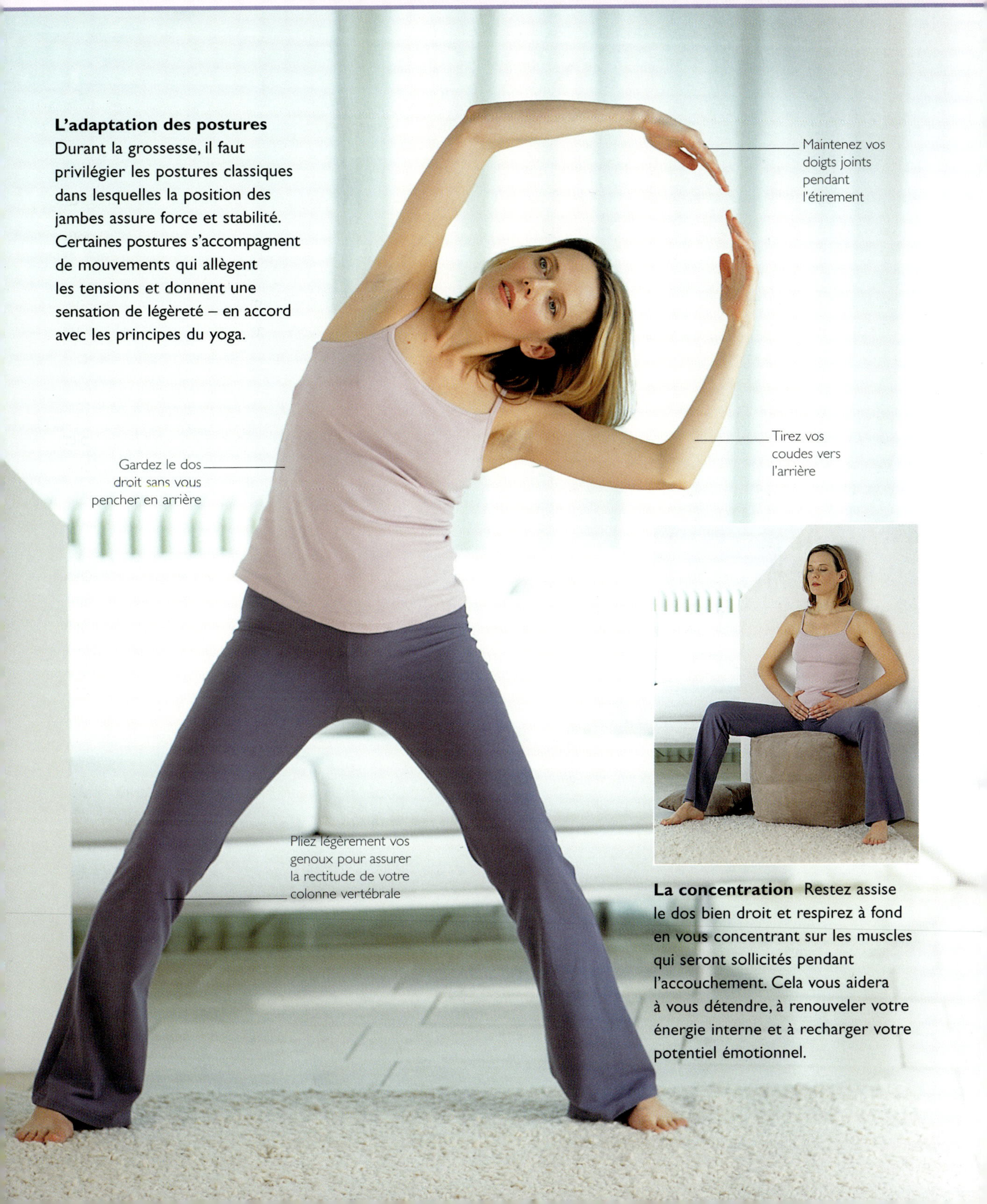
Maintenez vos doigts joints pendant l'étirement
Tirez vos coudes vers l'arrière
Gardez le dos droit sans vous pencher en arrière
Pliez légèrement vos genoux pour assurer la rectitude de votre colonne vertébrale

La concentration Restez assise le dos bien droit et respirez à fond en vous concentrant sur les muscles qui seront sollicités pendant l'accouchement. Cela vous aidera à vous détendre, à renouveler votre énergie interne et à recharger votre potentiel émotionnel.

LES ÉTAPES DE LA GROSSESSE

L'époque de la grossesse est traditionnellement divisée en trois trimestres auxquels est adjoint un quatrième trimestre qualifié de postnatal. Dans cet ouvrage consacré à la pratique du yoga, nous vous proposons quatre étapes évaluées en semaines, qui correspondent à l'approche ressentie par la majorité des femmes.

DÉBUT DE LA GROSSESSE (SEMAINES 1 À 16)

Au cours de ces premières semaines, vous allez devoir vous adapter à de nouvelles conditions hormonales tandis que votre bébé va passer la première étape cruciale de la formation de son système nerveux. Plutôt que de vous accrocher à vos exercices physiques habituels, découvrez la puissance de la respiration profonde en vous agenouillant, en vous asseyant ou en vous allongeant. Le yoga va vous permettre de surmonter votre fatigue et d'adopter une attitude positive. Vous serez alors capable de recourir à la respiration comme à un outil efficace pour évacuer toute anxiété au cours de cette délicate période de transformation pour vous et pour l'enfant.

MILIEU DE LA GROSSESSE (SEMAINES 17 À 33)

Une fois que le placenta devient fonctionnel et que les taux hormonaux se sont stabilisés, votre grossesse est bien établie. C'est le moment de vous armer de force et

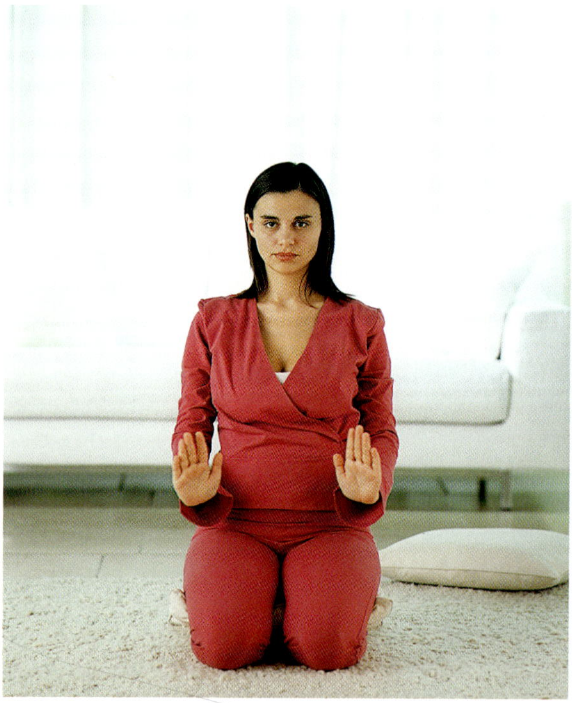

Prendre soin de soi Rythmés par la respiration, les mouvements lents du début de grossesse vous donnent le sentiment de prendre soin de vous-même et améliorent votre sérénité.

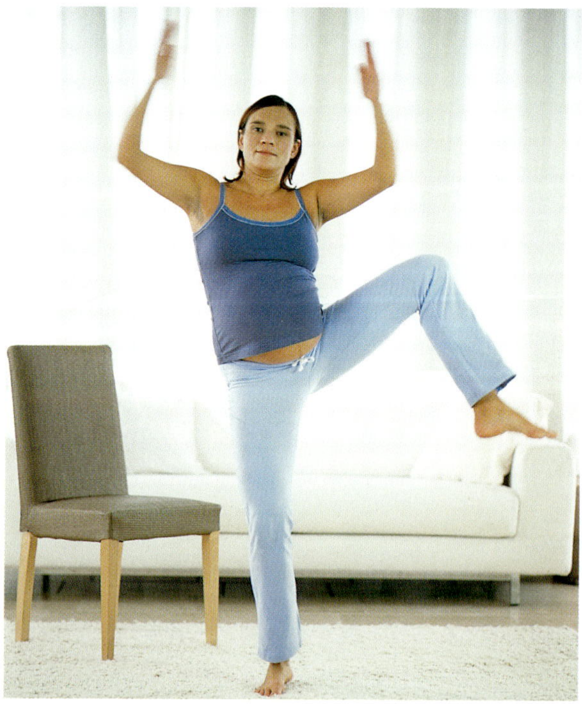

L'endurance Les postures debout en milieu de grossesse concourent à consolider votre corps. Elles donnent un délicieux sentiment de vitalité en évacuant toute pression du bassin.

d'endurance en vous astreignant à garder constamment le dos droit et à donner à votre cage thoracique la capacité de respirer pour deux. C'est surtout le moment de profiter de votre grossesse. Le yoga vous apportera force et agilité, augmentera votre capacité thoracique et vous aidera à trouver le juste milieu entre l'activité et le repos. Il vous aidera enfin à développer, dès que vous sentirez les premiers mouvements du bébé, votre réceptivité pour cette vie miraculeuse qui s'éveille en vous.

FIN DE LA GROSSESSE (SEMAINES 34 À 40 +)

Au cours de ces dernières semaines, vous éprouvez une grande lassitude et le besoin de vous concentrer sur la naissance. À mesure que les priorités évoluent, le yoga va vous préparer physiquement, mentalement et spirituellement au travail. Élongations et mouvements énergétiques vont alterner avec de longues périodes de respiration et de relaxation. Tout en continuant à muscler votre plancher pelvien, vous allez vous entraîner à la sérénité. Parallèlement, l'enfant peut répondre à votre respiration profonde et suivre vos encouragements à prendre la position optimale pour la naissance.

APRÈS LA NAISSANCE (JUSQU'À 16 SEMAINES)

Quoi que vous ressentiez après la naissance, votre priorité est de recouvrer la forme. Vos muscles abdominaux, qui ont été distendus et peut-être coupés au moment de l'accouchement, doivent se cicatriser et se renforcer. La respiration profonde est encore votre meilleur atout pour remuscler votre bassin et votre abdomen. Nous vous proposons une série progressive d'exercices qui freinera votre envie de brûler les étapes et des techniques de relaxation qui vous aideront à surmonter le manque de sommeil et à trouver votre rythme de vie avec le nouveau-né.

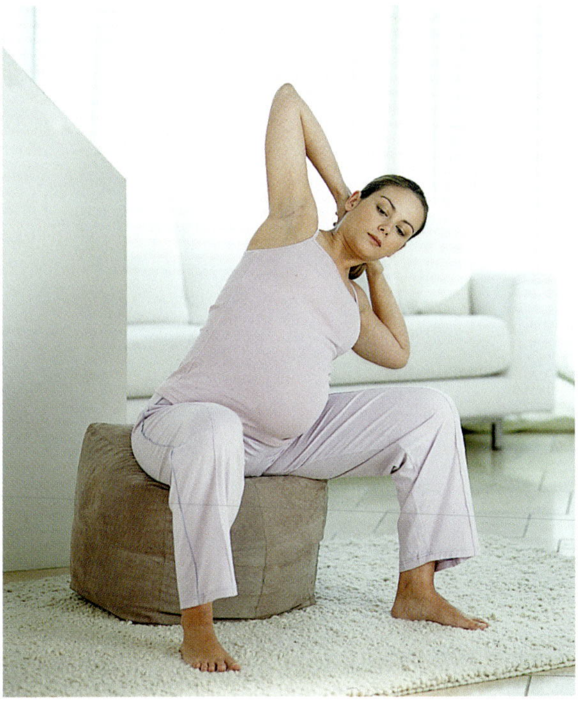

La puissance intérieure En fin de grossesse, les élongations en position assise libèrent vos reins de toute tension et vous préparent à affronter efficacement le travail à l'aide de la respiration.

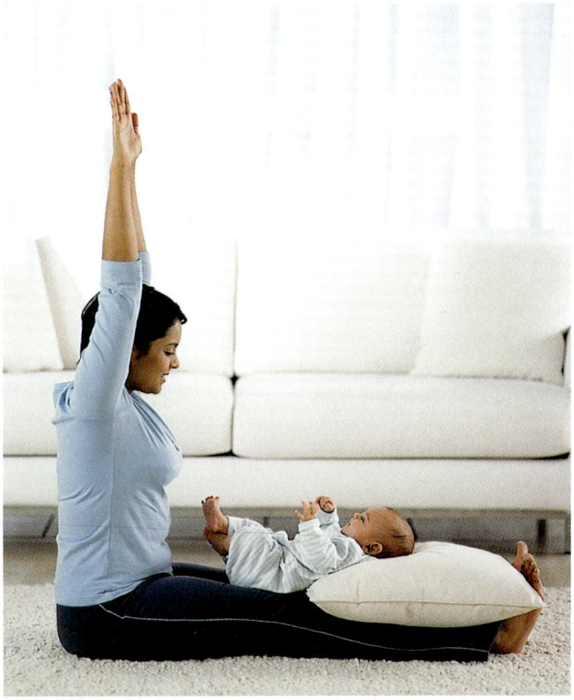

Recouvrer la forme Après la joie de la naissance, utilisez la puissance de votre respiration pour vous remuscler en profondeur et retrouver à la fois votre personnalité et un dos solide.

LES PRATIQUES DE BASE

Toutes les postures de l'ouvrage font appel aux principes du yoga classique : un bon alignement de la colonne sur une assise solide des jambes, des étirements souples amplifiés par la respiration profonde impliquant les muscles internes. À mesure que le bébé grandit, l'assise de vos jambes baissera en s'élargissant, tandis que l'action douce et puissante de votre respiration vous détendra efficacement. Vous devez avant tout trouver l'équilibre entre les positions dynamiques et statiques afin de vous sentir à la fois énergique et détendue.

ATTENTION Votre corps est votre meilleur guide : négligez les exercices pénibles et arrêtez-vous dès que vous en avez assez. Votre cœur et vos poumons sont déjà très sollicités, et il est inutile de surcharger votre programme. La combinaison de la relaxation et de la respiration suffit à améliorer vos capacités respiratoires.

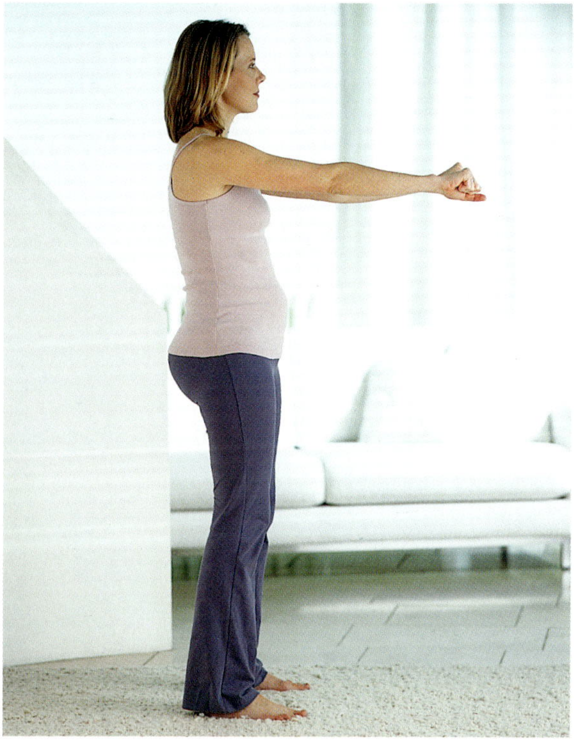

Debout, position ferme Dans cette posture de base, tenez vos pieds légèrement écartés pour assurer à vos jambes force et stabilité. Contractez les muscles du fessier en restant bien droite. En expirant, vous devez sentir vos muscles abdominaux se rétracter.

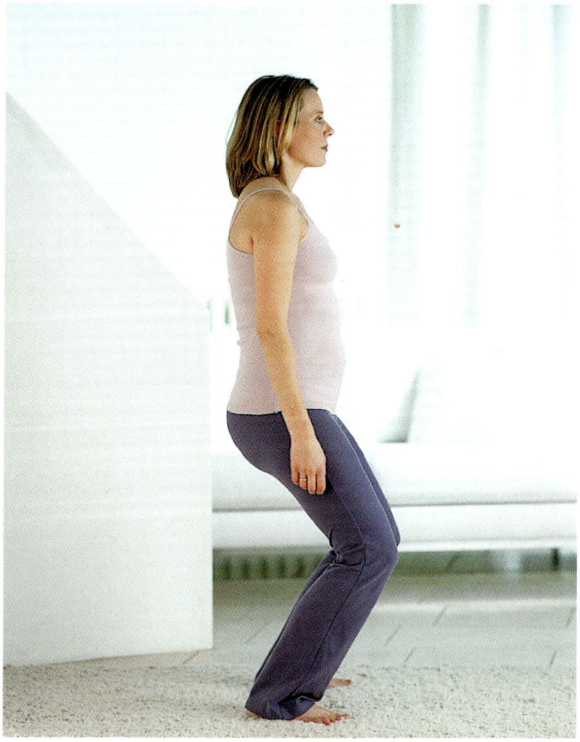

Debout, position souple Détendez-vous en expirant, laissez vos bras pendre le long du corps et fléchissez les genoux. Vous devez sentir la respiration se propager le long de votre colonne bien droite. Cet exercice vous prépare à la posture de la Montagne *(p. 42)*.

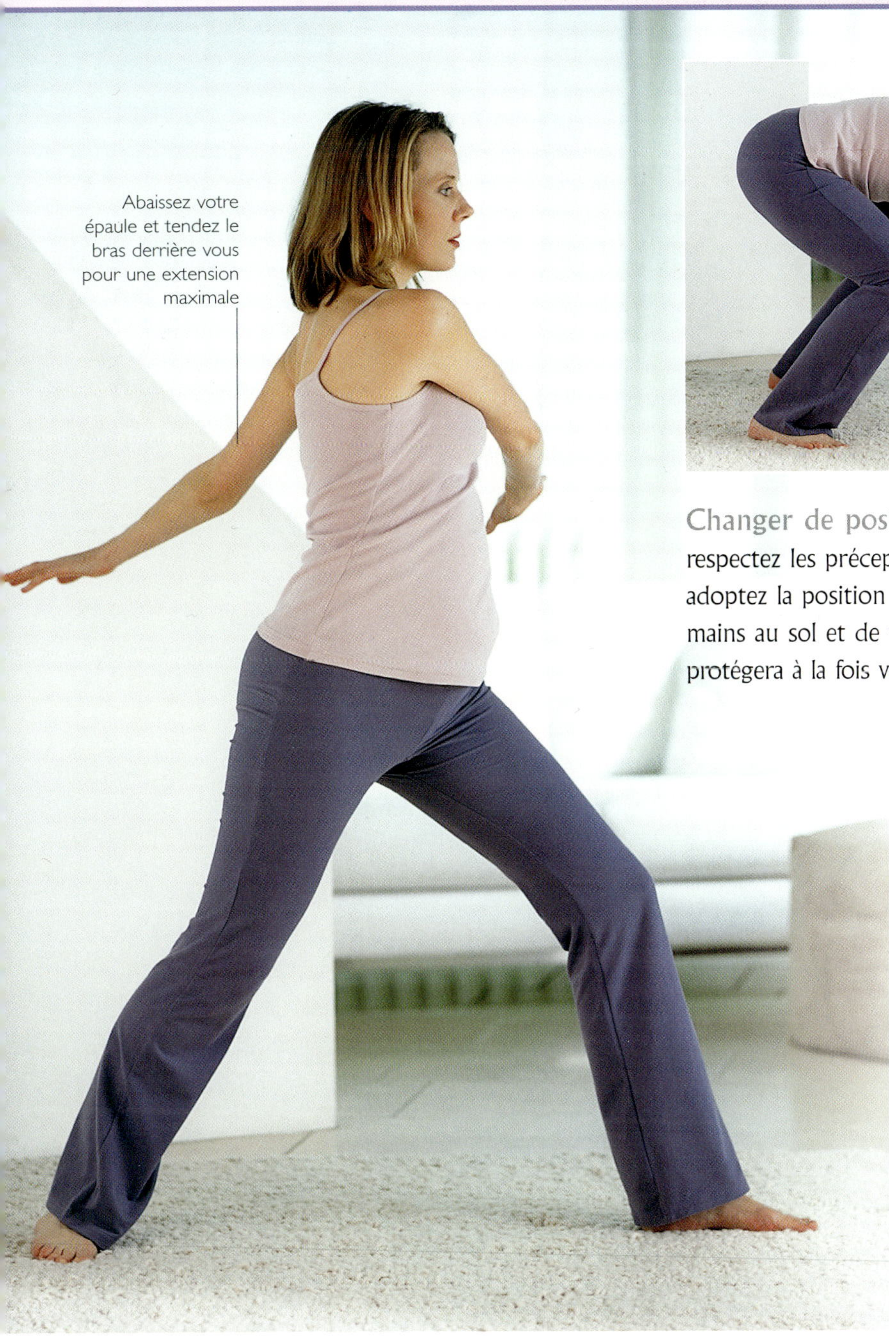
Abaissez votre
épaule et tendez le
bras derrière vous
pour une extension
maximale

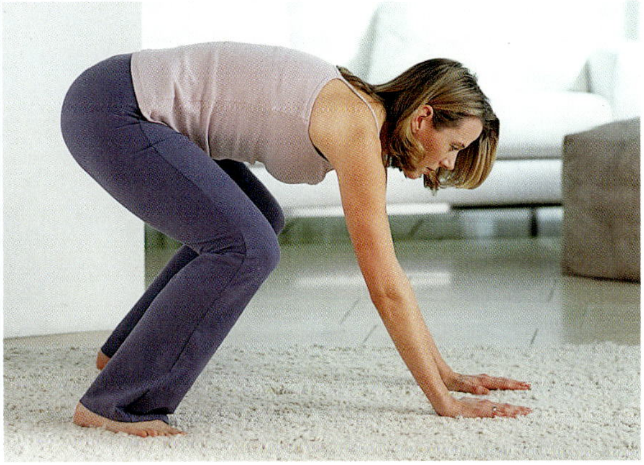

Changer de position Dès le début de la grossesse, respectez les préceptes de yoga pour vous baisser : adoptez la position semi-accroupie avant de poser les mains au sol et de vous mettre à quatre pattes. Cela protégera à la fois vos reins et vos muscles abdominaux.

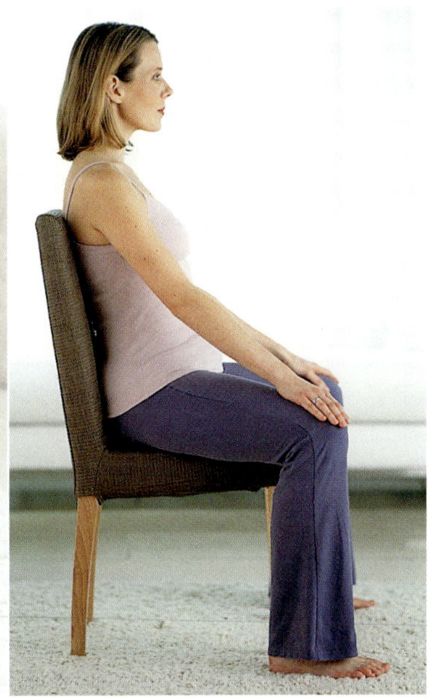

Torsions diagonales La plupart des torsions de yoga traditionnelles sont déconseillées durant la grossesse en raison des pressions qu'elles exercent sur l'abdomen. En revanche, les torsions amples et souples soulagent tout le dos. Effectuées régulièrement, jambes écartées et genoux légèrement fléchis, elles laissent de la place au bébé sous la cage thoracique.

Position assise Asseyez-vous sur une chaise, dos droit, jambes écartées et pieds bien à plat sur le sol pour pratiquer la respiration profonde à tous les stades de la grossesse.

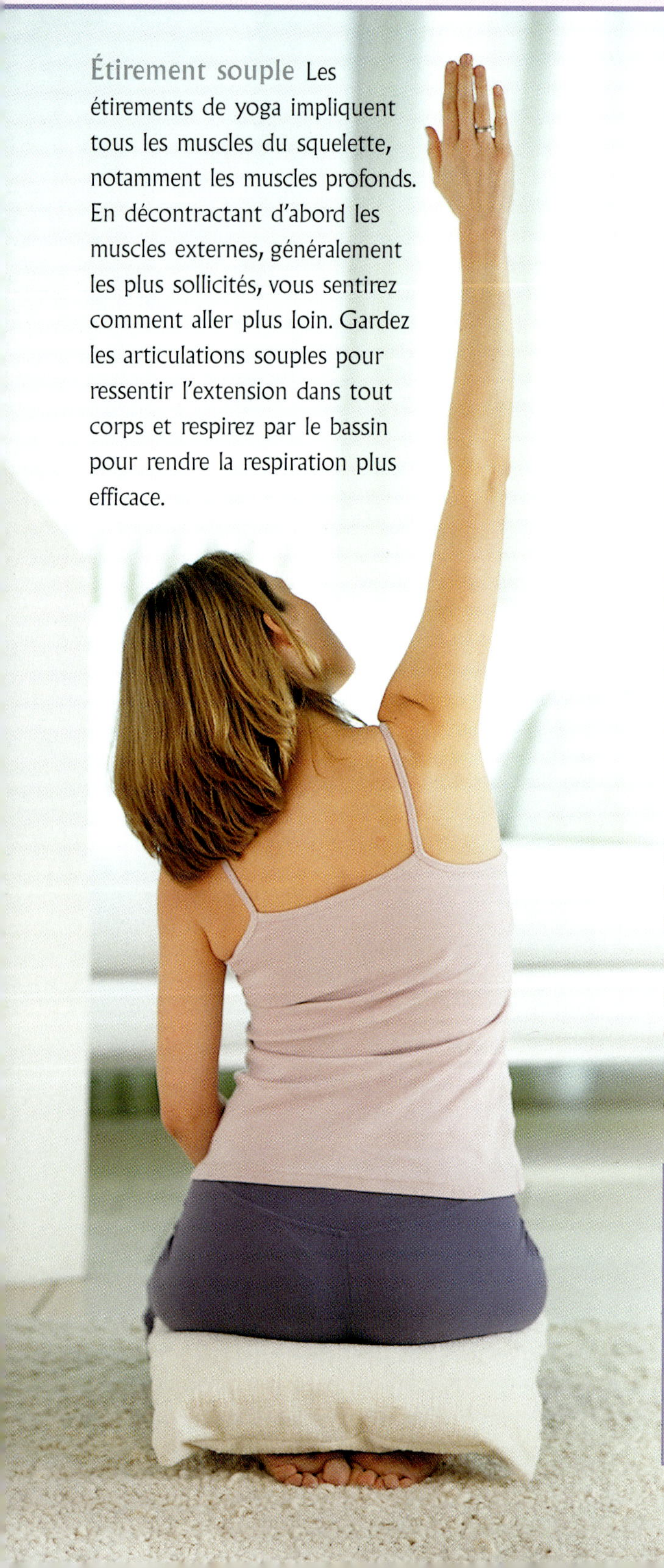

Étirement souple Les étirements de yoga impliquent tous les muscles du squelette, notamment les muscles profonds. En décontractant d'abord les muscles externes, généralement les plus sollicités, vous sentirez comment aller plus loin. Gardez les articulations souples pour ressentir l'extension dans tout corps et respirez par le bassin pour rendre la respiration plus efficace.

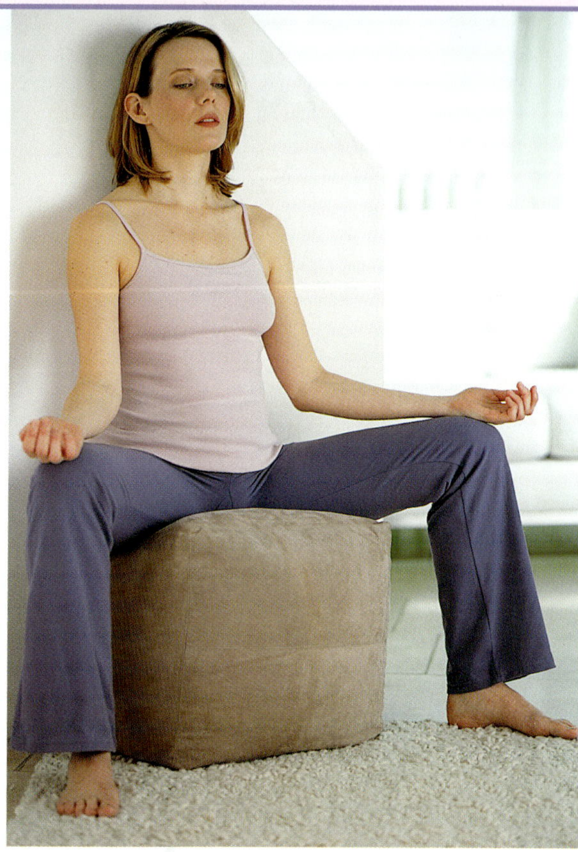

Relaxation active La respiration profonde et concentrée en position détendue aide à se préparer intérieurement à la naissance et à soulager les tensions durant la grossesse. Asseyez-vous dos au mur, jambes écartées et pieds bien à plat sur le sol. Assurez-vous que, de la tête au coccyx, votre dos reste en contact avec le mur pendant que vous inspirez en contractant les muscles du plancher pelvien, puis expirez en les relâchant.

LA VISUALISATION

Durant la relaxation ou la méditation, votre concentration va s'intensifier. La visualisation peut vous aider : sélectionnez une image agréable qui vous procure un sentiment de calme et de bien-être. Les images tirées de votre vécu sont les plus efficaces. Utilisez la visualisation pour approfondir la relaxation et calmer vos anxiétés afin de mieux prendre conscience de vous-même et de votre bébé.

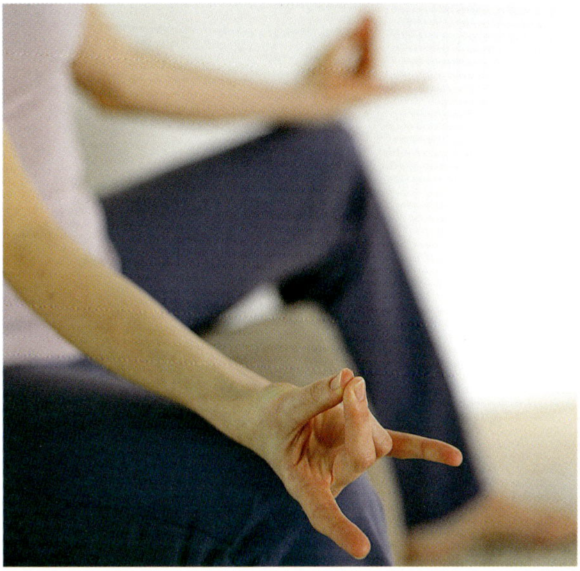

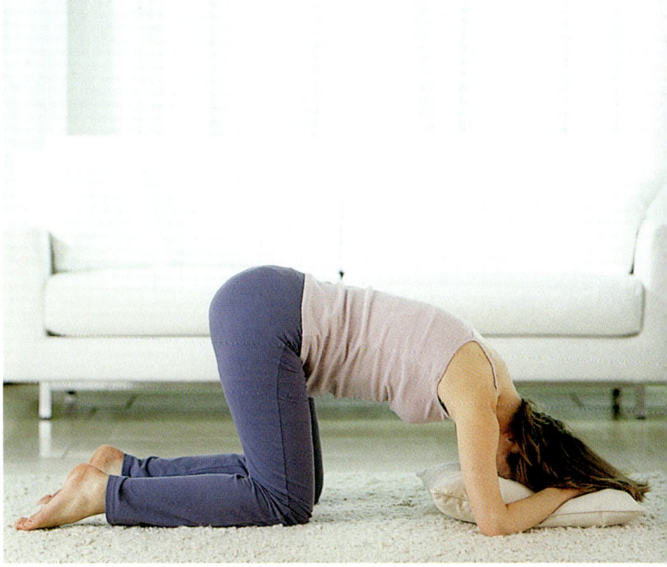

Mudras Le positionnement subtil des mains est une tradition yogique ancestrale. Les mudras créent des ajustements internes spécifiques censés avoir des effets bénéfiques. De nombreux mudras renforcent la puissance intérieure et la confiance. Une approche sereine et une pratique régulière augmenteront leurs effets.

Étirement interne Certaines positions renforcent les muscles dont nous ne sommes généralement pas conscients. L'étirement interne fait travailler les muscles sollicités pendant l'accouchement. Il suffit pour cela de superposer la respiration profonde à l'action musculaire. Mettez-vous à quatre pattes pour diminuer la pesanteur.

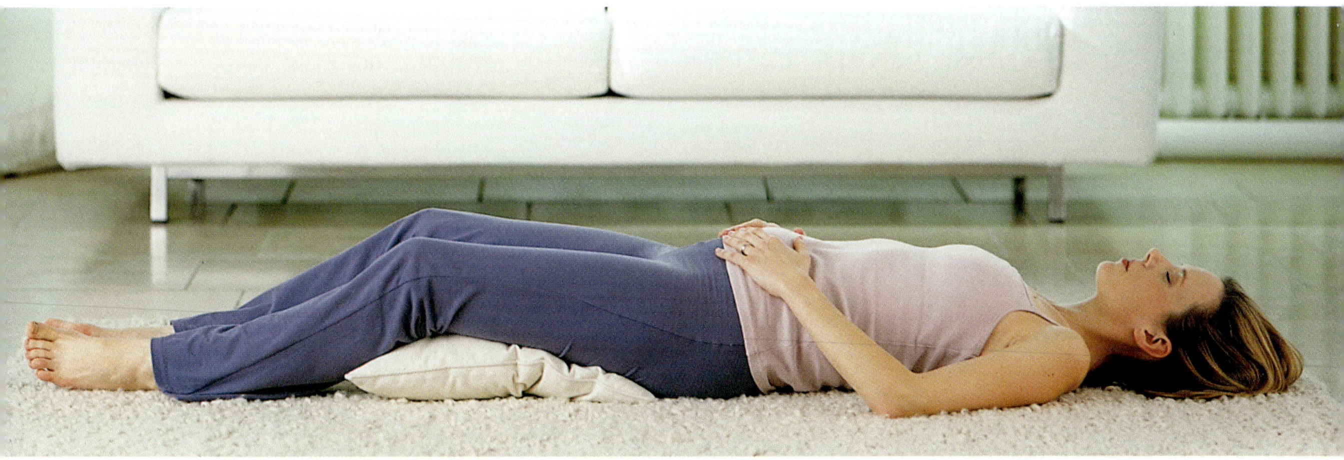

Relaxation profonde Ménagez-vous toujours un temps de relaxation à la fin de chaque séance de yoga, si courte soit-elle. La posture classique du Cadavre, que vous pouvez améliorer pour la rendre plus confortable, permet de trouver en un minimum de temps le juste équilibre entre activité et repos. La relaxation ouvre un espace dans lequel vous pourrez, bien avant la naissance, entretenir des liens émotionnels avec le bébé.

COMMENT UTILISER CE LIVRE

Le yoga s'enracine dans le vécu, et les exercices que vous pratiquerez avant et après l'accouchement doivent avant tout s'adapter à vos besoins personnels et à votre mode de vie. Créez votre propre programme en sélectionnant les exercices en fonction de votre forme physique, de votre emploi du temps, voire de votre humeur. Après avoir lu cette introduction, vous serez prête à commencer.

Dans ce livre, les postures classiques de yoga ont été adaptées pour vous accompagner au cours de cette transition qu'est la maternité. Les exercices évoluent progressivement, notamment ceux qui concernent la respiration et la relaxation par étirements. Chaque double page propose un enchaînement complet. Cependant, rien n'est impératif : vous pouvez choisir des exercices dans divers enchaînements et les combiner à votre guise selon votre énergie et le temps dont vous disposez.

Même si vous ouvrez ce livre en milieu ou en fin de grossesse, lisez-le en entier puisque les exercices proposés au début sont censés vous donner les bases dont vous avez besoin maintenant. Si vous êtes déjà une yogini accomplie, ne sous-estimez pas les positions adaptées : leur simplicité vous aidera à approfondir votre pratique durant ces mois de transformation physique et mentale.

Une pratique quotidienne, si courte soit-elle, n'est pas simplement tonifiante ; c'est aussi la meilleure façon d'ouvrir un espace dans lequel vous pourrez accueillir tranquillement votre bébé et vous retrouver. Quel que soit l'endroit où vous vous trouvez, nombre d'exercices peuvent être intégrés à un programme quotidien. Pratiqués debout, en marchant, assise à un bureau ou en faisant le ménage, ils vous aideront à améliorer votre maintien. Si vous ne disposez que de quelques minutes, travaillez un exercice « ponctuel ».

Aménagez-vous un coin yoga à la maison, où vous laisserez vos accessoires et assurez-vous d'avoir à portée de main une chaise solide à dossier bien droit et de disposer d'une surface confortable, ferme et non glissante – une carpette ou un tapis de sol. Faites travailler chaque côté du corps en recommençant les exercices symétriquement. Si vous êtes débutante, ces conseils vous aideront à trouver une pratique équilibrée et harmonieuse.

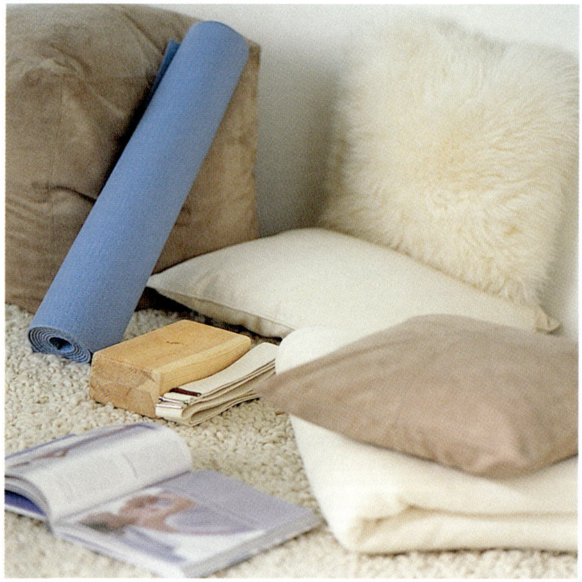

Espace yoga Ménagez-vous un coin yoga où vous devez pouvoir dérouler un tapis et entreposer quelques accessoires : un pouf, un coussin plat à glisser sous la tête, deux coussins rebondis et un châle pour la relaxation.

POSITION DE DÉPART

Avant de débuter un enchaînement, préparez-vous en respirant plusieurs fois dans la position de départ, qu'il s'agisse d'exercices debout *(voir p. 42, posture de la Montagne)*, d'exercices assis *(voir p. 32)*, d'exercices à genoux *(voir p. 67, posture du Chat)* ou d'exercices sur le dos *(voir p. 20)*.

L'ÉCHAUFFEMENT

Selon l'état d'avancement de votre grossesse, choisissez des exercices qui vous permettent de faire aussi bien des étirements dynamiques (Salutations au Soleil – partielles ou complètes –, étirements circulaires, torsions debout, roulades à genoux, étirements assis) que des étirements doux (roulades sur le dos, étirements assis avec soutien, relaxation active). Cet échauffement vous permettra de synchroniser votre respiration et vos mouvements tout en mobilisant votre esprit.

LE DÉVELOPPEMENT

Travaillez les postures convenant à l'avancement de votre grossesse. Vous pouvez décider de passer en revue les adaptations des postures classiques – celle du Tonnerre *(p. 24–25)*, celle de l'Arbre *(p. 60–61)*, celle de l'Archer *(p. 54–57)* ou celle de la Demi-lune *(p. 51 et 53)* – ou de travailler des exercices dans un but bien précis. Vous pouvez aussi vous concentrer sur les techniques de respiration en vous focalisant sur le diaphragme (respiration consciente).

L'INTÉGRATION

Pendant que vous travaillez vos mouvements et votre respiration, votre esprit s'apaise et se concentre. Cette concentration absorbe le flux normal de vos pensées et celui, plus tumultueux, de vos émotions : le yoga équilibre vos énergies et vous plonge dans une profonde sérénité. Pour parvenir à cette intégration de la respiration, des mouvements et de la conscience, pratiquez les exercices et la relaxation active destinés à tonifier vos muscles pelviens, ainsi que les mouvements de mains – les mudras – et les techniques respiratoires.

LA RELAXATION

La relaxation est essentielle, car elle permet d'assimiler les bienfaits physiologiques de la respiration profonde et des étirements. Ménagez-vous donc au moins trois minutes de relaxation après chaque séance. Vous avez le choix entre différents exercices qui vous aideront au moment de l'accouchement et, après, vous permettront de renouveler vos énergies et d'apaiser votre bébé.

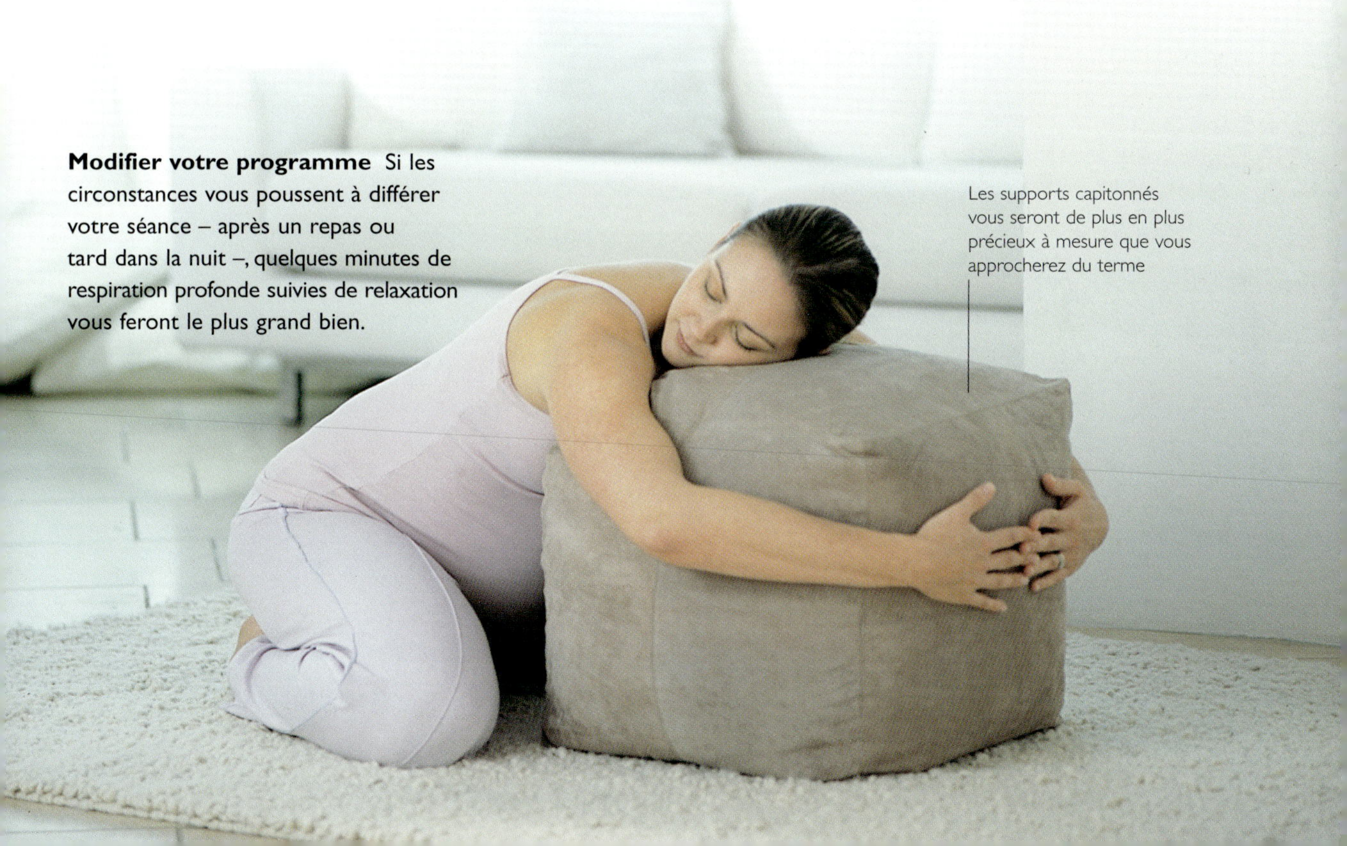

Modifier votre programme Si les circonstances vous poussent à différer votre séance – après un repas ou tard dans la nuit –, quelques minutes de respiration profonde suivies de relaxation vous feront le plus grand bien.

Les supports capitonnés vous seront de plus en plus précieux à mesure que vous approcherez du terme

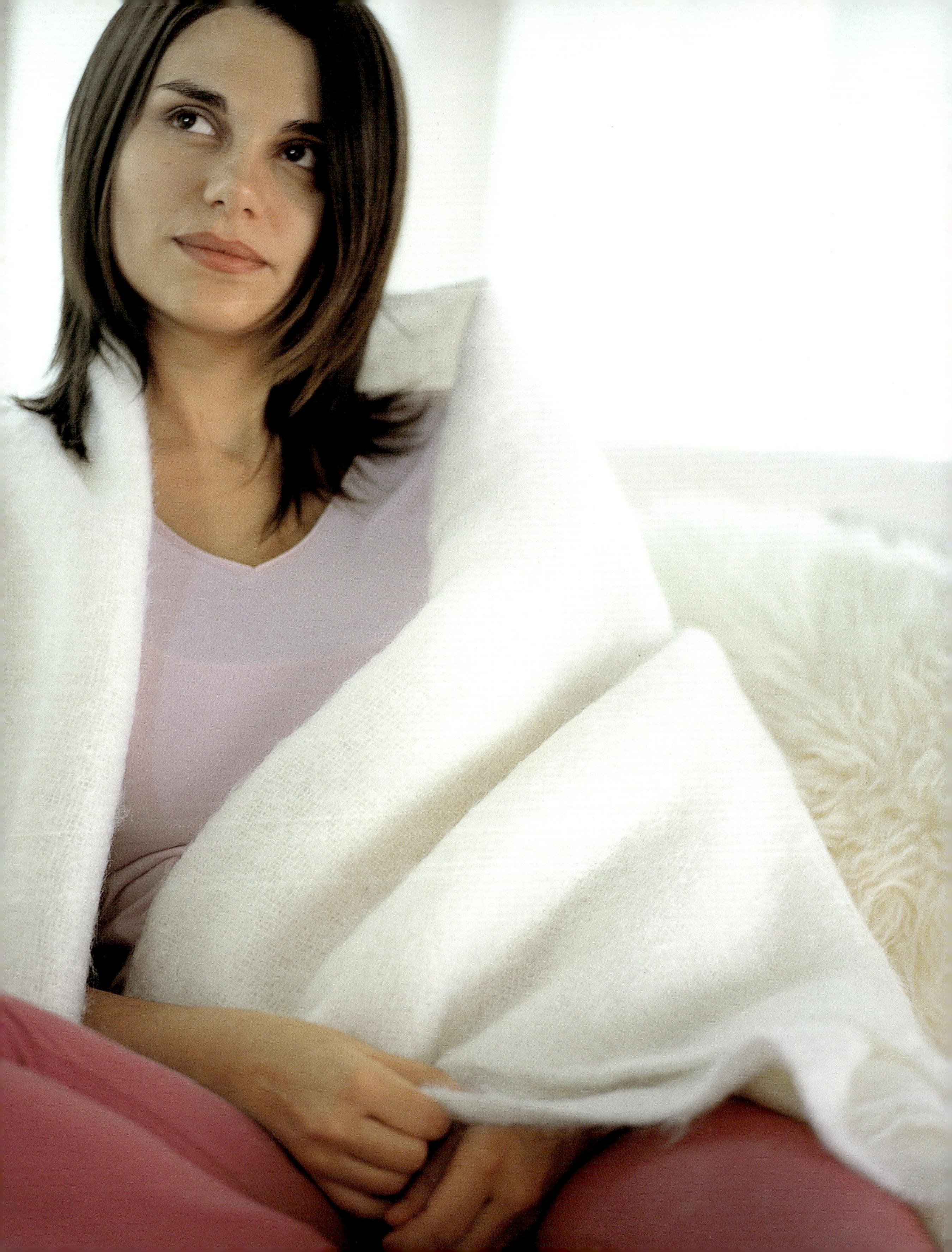

DÉBUT
DE LA GROSSESSE
SEMAINES 1 À 16

Votre priorité est maintenant de ménager la plus grande place possible à l'enfant, non seulement affectivement mais aussi physiquement. Vous allez ralentir votre rythme et découvrir la puissance des micromouvements et des étirements relaxants pour supprimer toute tension du bassin. Vous allez apprendre à respirer plus profondément, à mieux vous détendre et à prendre conscience de vos muscles pelviens. Vous préparerez ainsi votre colonne et votre corps aux changements de la grossesse.

« C'est la croissance de l'embryon qui nous fait comprendre que nos chemins sont indissociablement liés. »

Climbing Sun

ALIGNEMENT PELVIEN DE BASE

En prenant conscience de votre bassin, vous allez améliorer l'alignement de votre colonne durant les changements qui vont affecter votre corps. Cet enchaînement va amplifier votre respiration abdominale profonde et tonifier votre région pelvienne au moment crucial de la formation des principaux organes de l'enfant. Avec ces étirements sur le dos, vous allez sentir comment votre bassin s'articule à votre colonne. Chaque mouvement est rythmé par une inspiration ou une expiration.

BIENFAITS Personne ne se tient vraiment droit. Pendant la grossesse, cette asymétrie peut provoquer des douleurs au niveau des reins, surtout si :
- votre bassin penche vers l'avant ;
- vous avez l'habitude de porter un bébé ou un enfant sur vos hanches ;
- vous reposez systématiquement tout votre poids sur une jambe.

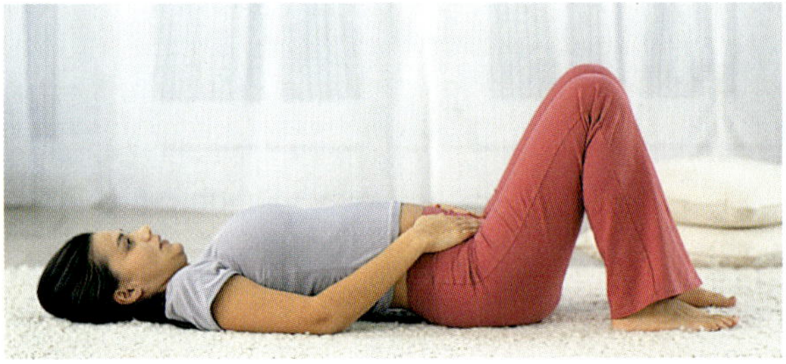

1 Allongez-vous sur le dos, genoux pliés et légèrement écartés, pieds dans l'alignement et bien à plat. Assurez-vous que toute votre colonne vertébrale est en contact avec le sol et que vous ne ressentez aucune gêne au niveau du cou. Posez les mains sur l'abdomen.

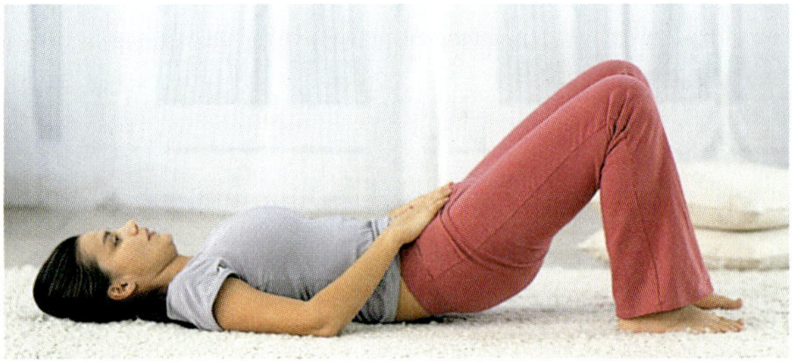

2 Respirez régulièrement et uniformément. En expirant, appuyez votre dos contre le sol. Répétez plusieurs fois. Le coccyx a tendance à se soulever lorsqu'on amplifie la respiration abdominale ; veillez à le laisser en contact avec le sol lors de chaque expiration.

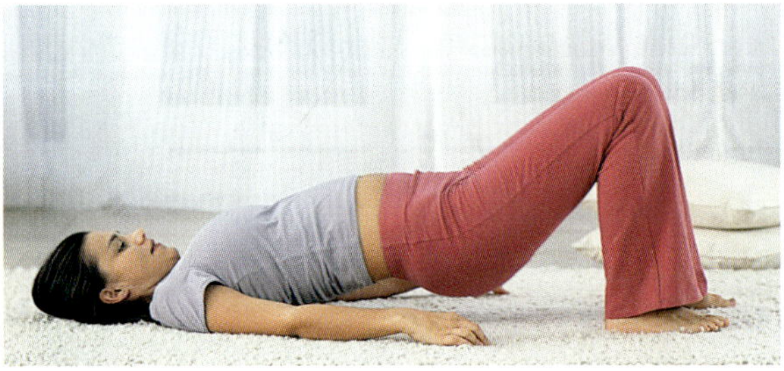

3 Posez les paumes bien à plat sur le sol. Décollez les hanches et faites-les bouger légèrement de droite à gauche. Si vous ne ressentez aucune gêne, faites leur décrire des petits cercles dans un sens puis dans l'autre. Reposez-vous et respirez profondément.

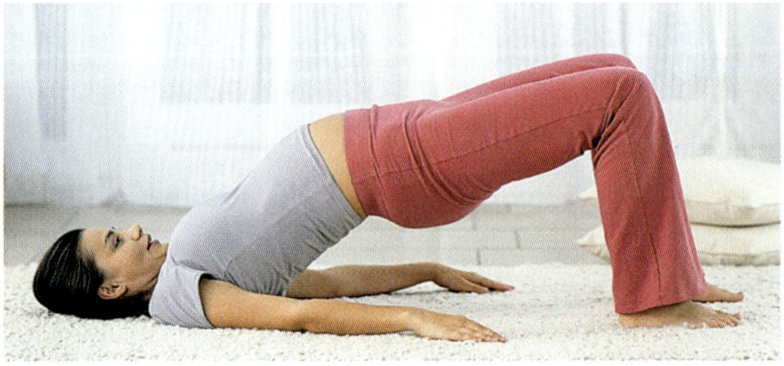

4 Si vous avez envie d'aller plus loin, inspirez et haussez votre bassin au maximum. Redescendez en expirant doucement de manière à sentir l'élongation dans tout votre corps. Recommencez deux fois en faisant une courte pause entre chaque étirement.

5 Inspirez et relevez à nouveau votre bassin. En expirant, vous allez maintenant abaisser la hanche gauche tout en gardant la hanche droite le plus haut possible. Inspirez et relevez la hanche gauche. Refaites le mouvement en abaissant la hanche droite. Répétez ce cycle trois fois. Soyez attentive aux différences que vous ressentez entre chaque côté. Reposez-vous sur le sol, le dos bien droit, et respirez profondément.

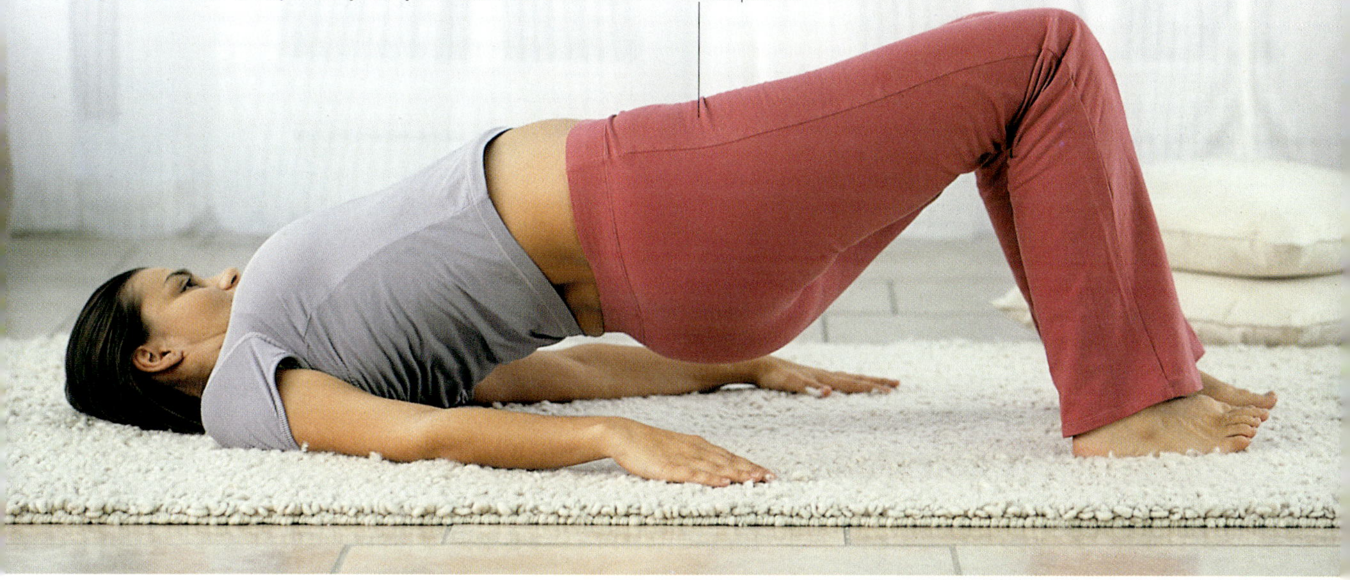

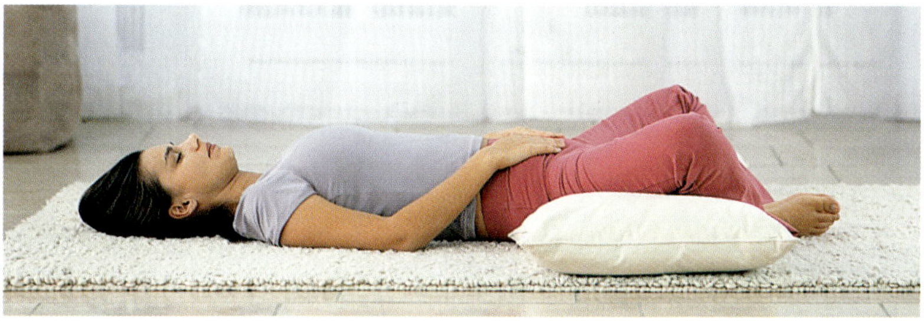

6 Terminez cette séquence par de la relaxation. Placez un coussin sous vos cuisses pour que le bas de votre dos touche le sol. Laissez tomber vos genoux de chaque côté. Si vous vous sentez à l'aise, joignez vos plantes de pieds dans la posture du Papillon. Respirez profondément et détendez-vous pour améliorer la circulation sanguine dans la zone pelvienne.

UNE BONNE RELAXATION

- N'écartez pas les genoux dans cette position s'ils ne sont pas soutenus par un coussin.
- Pour améliorer votre confort, vous pouvez placer un coussin sous votre nuque et un autre sous vos pieds dans la posture du Papillon.
- Prenez le temps de penser à l'espace dans lequel grandit votre bébé. La relaxation est une expression physique de l'intérêt que vous accordez à cet espace.

ROULADES SUR LE DOS

Cette séquence au sol combine harmonieusement élongation et relaxation. Ces exercices fluides, que vous pourrez pratiquer à votre propre rythme, adaptent les mouvements de torsion du yoga sans aucun risque pour la grossesse, leur objectif étant de muscler en douceur et en profondeur les reins et l'abdomen. Ces roulades vous aideront à mieux dormir pendant votre grossesse et, après la naissance, se transformeront en jeu avec votre bébé.

BIENFAITS ET PRÉCAUTIONS

Ces roulades, qui soulagent les tensions du cou et de la tête, préviennent aussi les douleurs sciatiques.

Si, au cours des deux dernières années, vous avez subi une opération abdominale, laissez vos pieds sur le sol lors de la roulade avec torsion.

ROULADE AVEC TORSION

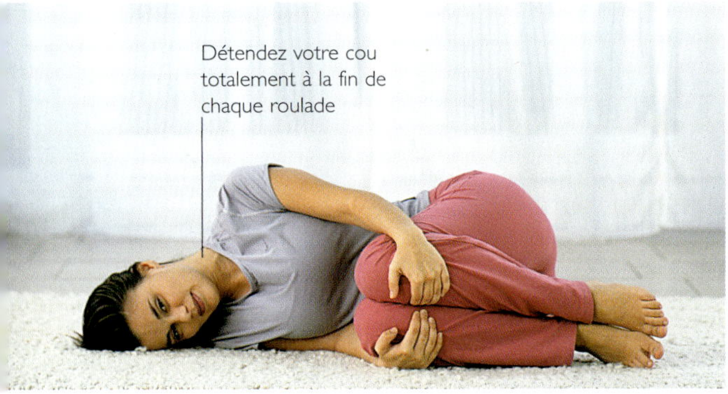

Détendez votre cou totalement à la fin de chaque roulade

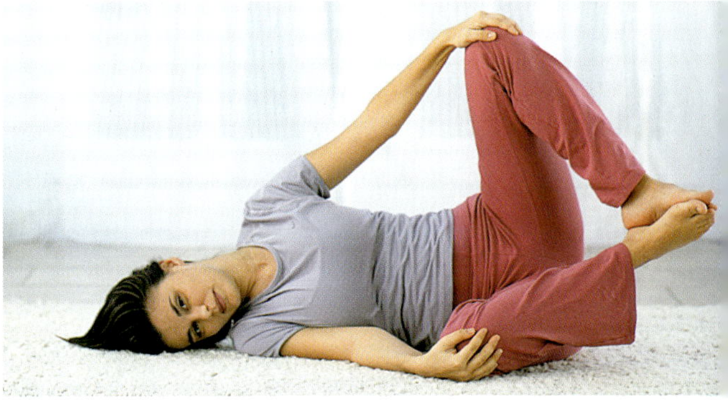

1 Allongez-vous sur le dos, pliez les genoux et prenez-les dans vos mains. Expirez en laissant tomber vos genoux et en roulant doucement sur le côté droit. Inspirez en roulant pour revenir sur le dos. Refaites le mouvement du côté gauche. Recommencez quatre fois et reposez-vous.

2 Allongez-vous sur le dos, genoux pliés et mains sur les genoux. Ouvrez vos genoux et inspirez. Joignez les plantes des pieds dans la posture du Papillon. Expirez et roulez sur votre droite, la nuque décontractée. Inspirez et roulez pour revenir sur le dos. Recommencez à gauche.

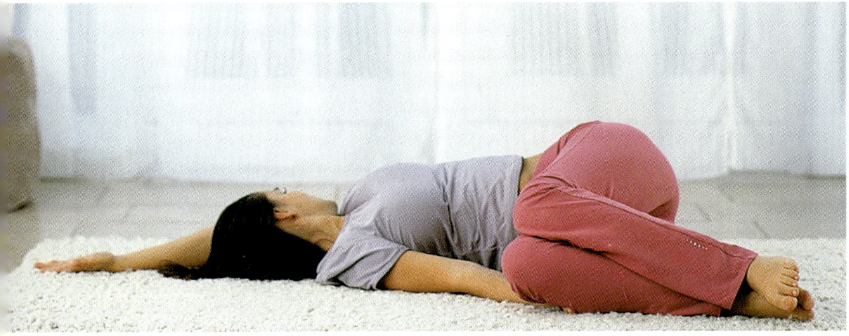

3 Ajoutez une torsion à l'exercice 1 : une fois couchée sur le côté droit, genoux dans les mains, étirez souplement le bras gauche pour le poser sur le sol, le plus près possible de la tête. Respirez profondément en maintenant cette extension diagonale et changez de côté. Recommencez deux fois.

ROULADE AVEC EXTENSION

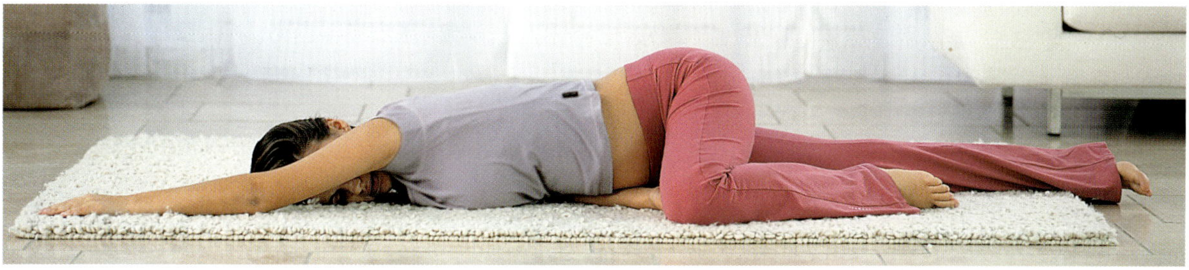

1 Couchez-vous sur le côté droit, genoux pliés et mains sur les genoux comme dans l'exercice 1 ci-contre, et inspirez. Sans bouger ni la jambe gauche ni le bras droit, expirez en allongeant le bras gauche le long du sol et en étirant la jambe droite. Exécutez cet enchaînement très doucement de chaque côté. Profitez de cette extension diagonale pour intensifier votre respiration abdominale avant de passer à l'exercice 2.

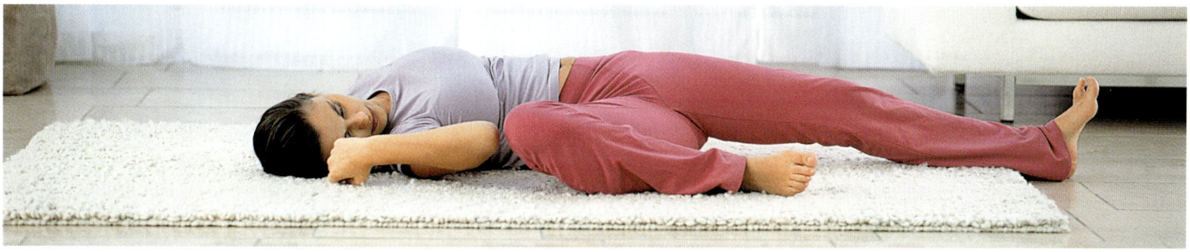

2 Toujours allongée sur le côté droit, inspirez. Expirez en ramenant le bras gauche et en étirant lentement la jambe gauche. Inspirez en pliant le genou droit et en le ramenant au niveau du coude droit. Expirez en déroulant l'épaule gauche jusqu'à ce que le haut du dos soit en contact avec le sol. Refaites le mouvement en changeant de côté. Quand vous vous sentirez à l'aise, alternez les exercices au rythme de votre respiration.

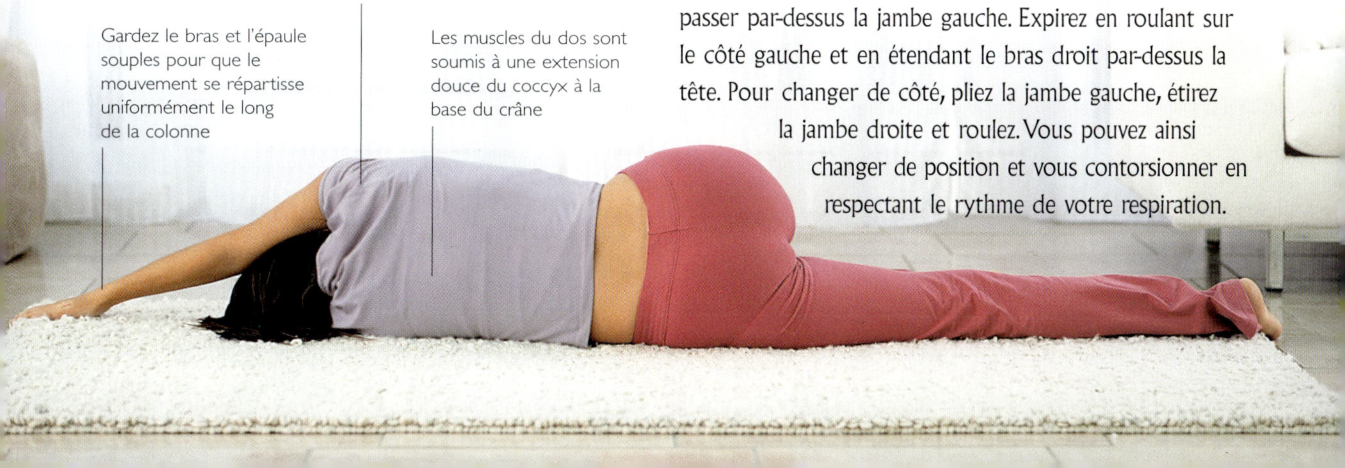
Ce genre de roulade prévient les tensions de la nuque et des épaules
Gardez le bras et l'épaule souples pour que le mouvement se répartisse uniformément le long de la colonne
Les muscles du dos sont soumis à une extension douce du coccyx à la base du crâne

3 Allongez-vous sur le dos, jambes tendues et bras souples. Inspirez en pliant la jambe droite et faites-la passer par-dessus la jambe gauche. Expirez en roulant sur le côté gauche et en étendant le bras droit par-dessus la tête. Pour changer de côté, pliez la jambe gauche, étirez la jambe droite et roulez. Vous pouvez ainsi changer de position et vous contorsionner en respectant le rythme de votre respiration.

POSTURE DU DIAMANT

Vajrasana

L'enchaînement de ces deux postures classiques vous donnera la force et la concentration dont vous aurez besoin pour affronter les émotions et les changements qui affecteront votre corps durant votre grossesse. Prenez conscience de votre respiration durant l'extension, puis inspirez à fond. Avec de la pratique, vous découvrirez le rythme qui vous convient le mieux pour vous sentir à la fois stimulée et relaxée. Vous dynamiserez aussi votre musculature profonde.

BIENFAITS ET PRÉCAUTIONS

La posture du Diamant assouplit la colonne vertébrale, soulage le mal de dos et tonifie les pectoraux.

En cas d'hypertension, arrêtez après l'exercice 3. En cas de vertige dans la posture de l'Enfant, posez la tête contre une chaise ou redressez-vous.

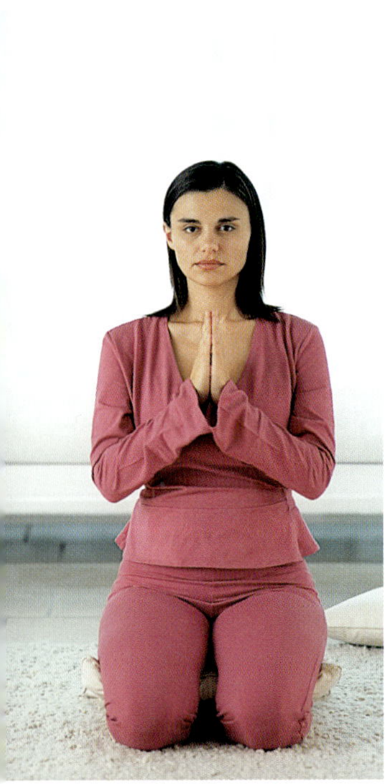

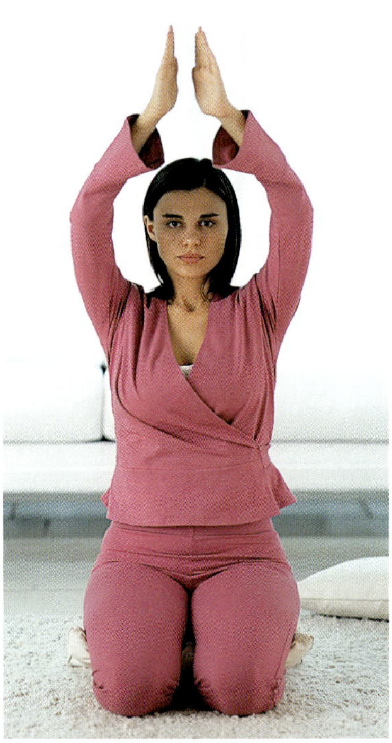

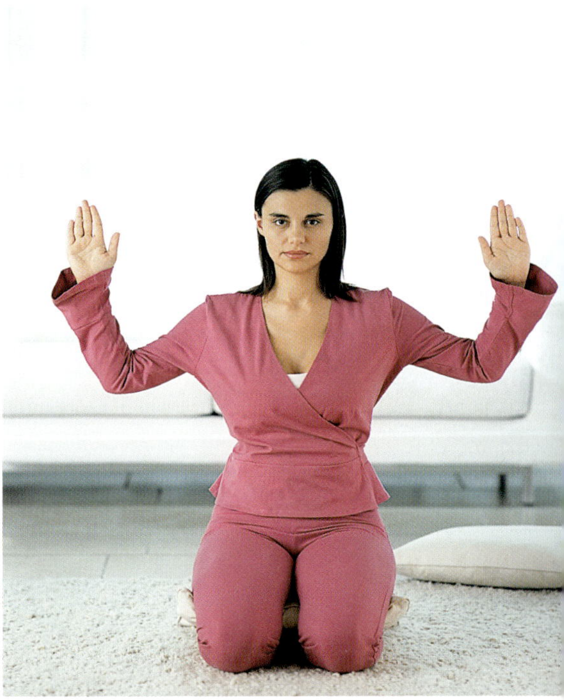

1 Placez un coussin entre vos pieds et vos fesses. Agenouillez-vous en gardant le dos droit. Inspirez et joignez vos mains devant la poitrine.

2 Tout en inspirant, relevez vos mains au-dessus de la tête dans la position de la Prière. Gardez vos épaules souples. Expirez en écartant vos mains sans bouger ni les épaules ni les coudes.

3 Continuez à expirer tout en ouvrant vos bras arrondis jusqu'à ce que les paumes de vos mains soient face vers l'avant. Tirez vos coudes vers l'arrière. Inspirez et expirez à nouveau lentement en gardant la position. Recommencez lentement le mouvement.

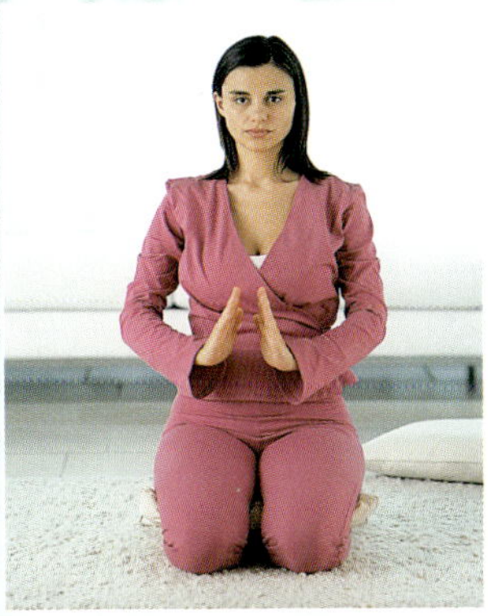

4 Ce second mouvement est particulièrement recommandé aux femmes dont la ceinture abdominale s'est relâchée lors d'une grossesse antérieure. Veillez à garder le dos bien droit, ni cambré ni arrondi. Joignez vos mains dans la position de la Prière en laissant vos coudes baissés. Inspirez, redressez-vous en gardant la position agenouillée et étendez vos bras au-dessus de la tête. Regardez vos mains. La respiration abdominale permet de ressentir profondément l'extension pelvienne.

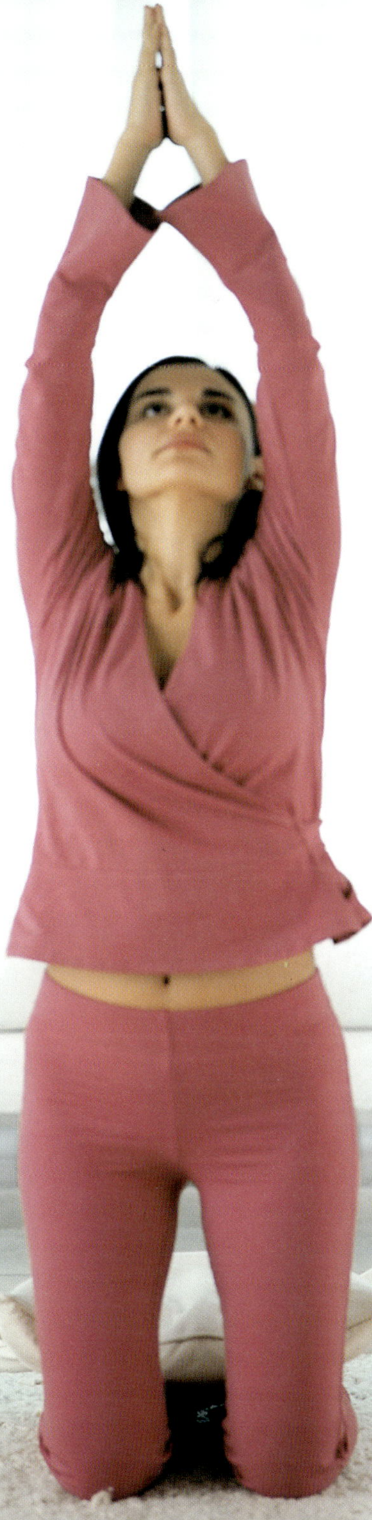

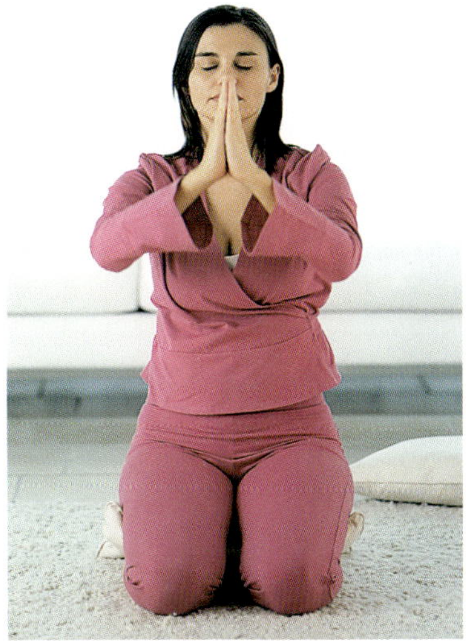

5 Asseyez-vous lentement, le dos toujours droit, en expirant et en abaissant les mains. Recommencez les phases 4 et 5 deux ou trois fois.

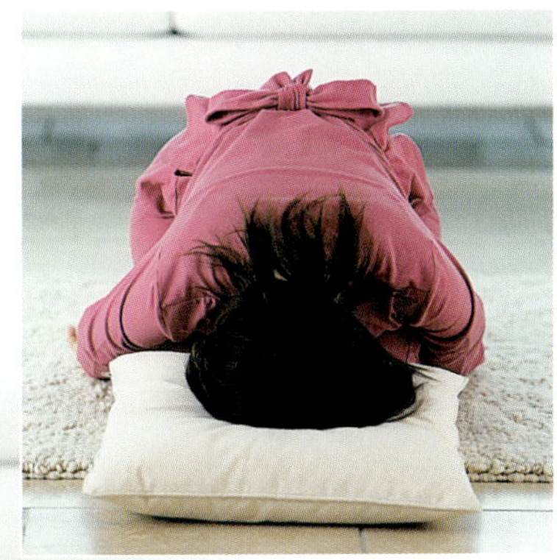

6 Reposez-vous impérativement en choisissant la posture de l'Enfant. Agenouillez-vous, genoux écartés afin de laisser de la place au bébé, penchez-vous en avant et posez la tête sur un coussin. Gardez les bras souples, paumes tournées vers le haut, et respirez lentement et profondément.

POSTURE DU TRIANGLE
POSTURE SIMPLIFIÉE

Trikonasana

Cette posture classique convient aussi bien à celles qui découvrent le yoga qu'aux praticiennes expérimentées qui veulent ressentir les bienfaits du Triangle durant leur grossesse. Pour éviter tout effort au cours de cette posture, la séquence commence par des étirements souples pour vous échauffer et détendre vos muscles. Vous parviendrez alors sans effort au calme dynamique de la posture.

BIENFAITS Pratiquez cette posture en début de grossesse pour développer votre capacité respiratoire. Le triangle prévient et soulage les brûlures d'estomac. Si vous sentez la moindre tension dans cette position, pratiquez des variantes à un rythme plus doux.

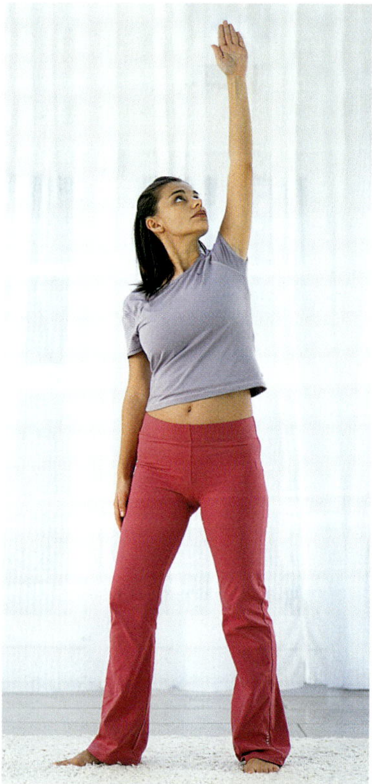

1 Tenez-vous debout, pieds légèrement écartés et le droit tourné vers l'extérieur. Inspirez en levant le bras gauche et regardez votre main. Expirez en étirant la main vers le haut.

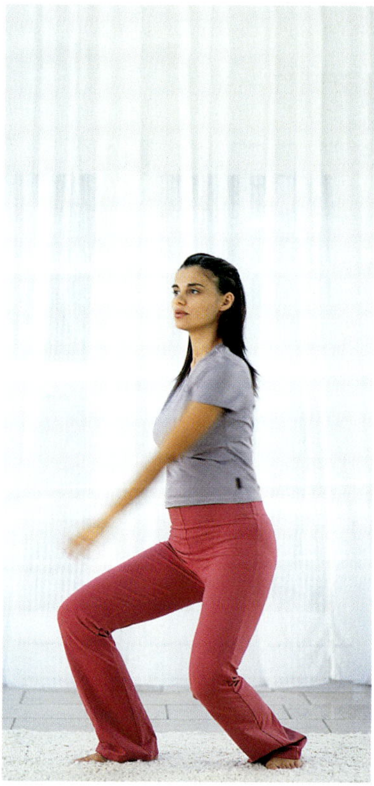

2 Inspirez et décrivez des cercles avec le bras gauche. Expirez en fléchissant les genoux quand le bras descend et inspirez quand il remonte. Refaites ces exercices avec le bras droit.

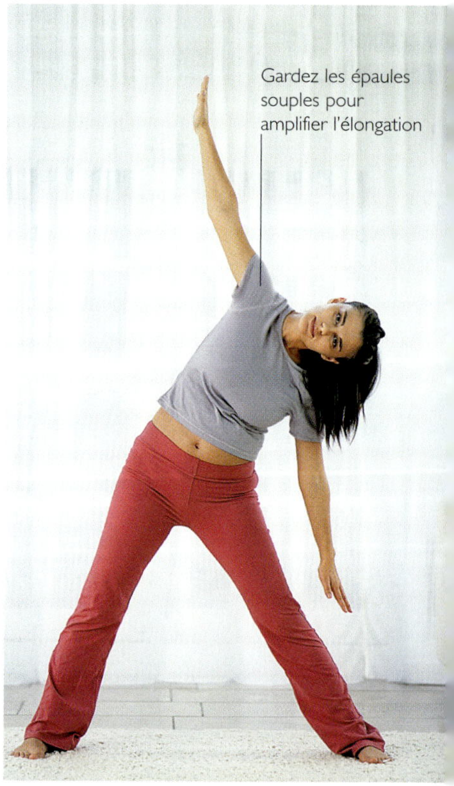

3 Écartez vos pieds et tendez vos bras latéralement. Inspirez, penchez-vous du côté gauche, puis expirez. Inspirez en vous redressant et recommencez de l'autre côté.

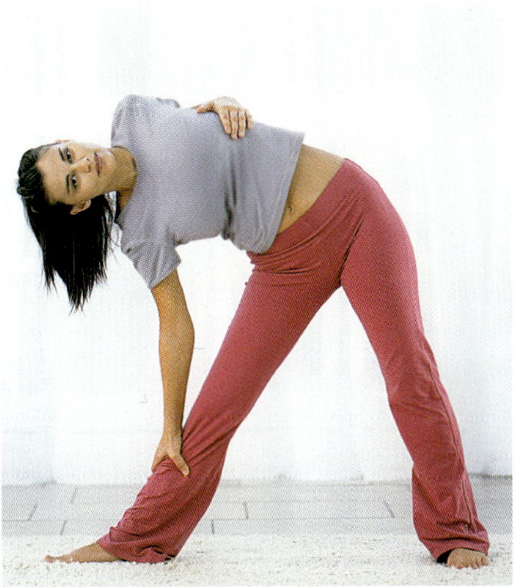

4 La posture classique du Triangle se pratique en deux étapes progressives. Tenez-vous debout, jambes bien écartées et le pied droit tourné vers l'extérieur. Penchez-vous vers la droite et bloquez votre bras droit sur la jambe droite. Mettez la main gauche sur le côté de la cage thoracique pour l'ouvrir au maximum et respirez profondément.

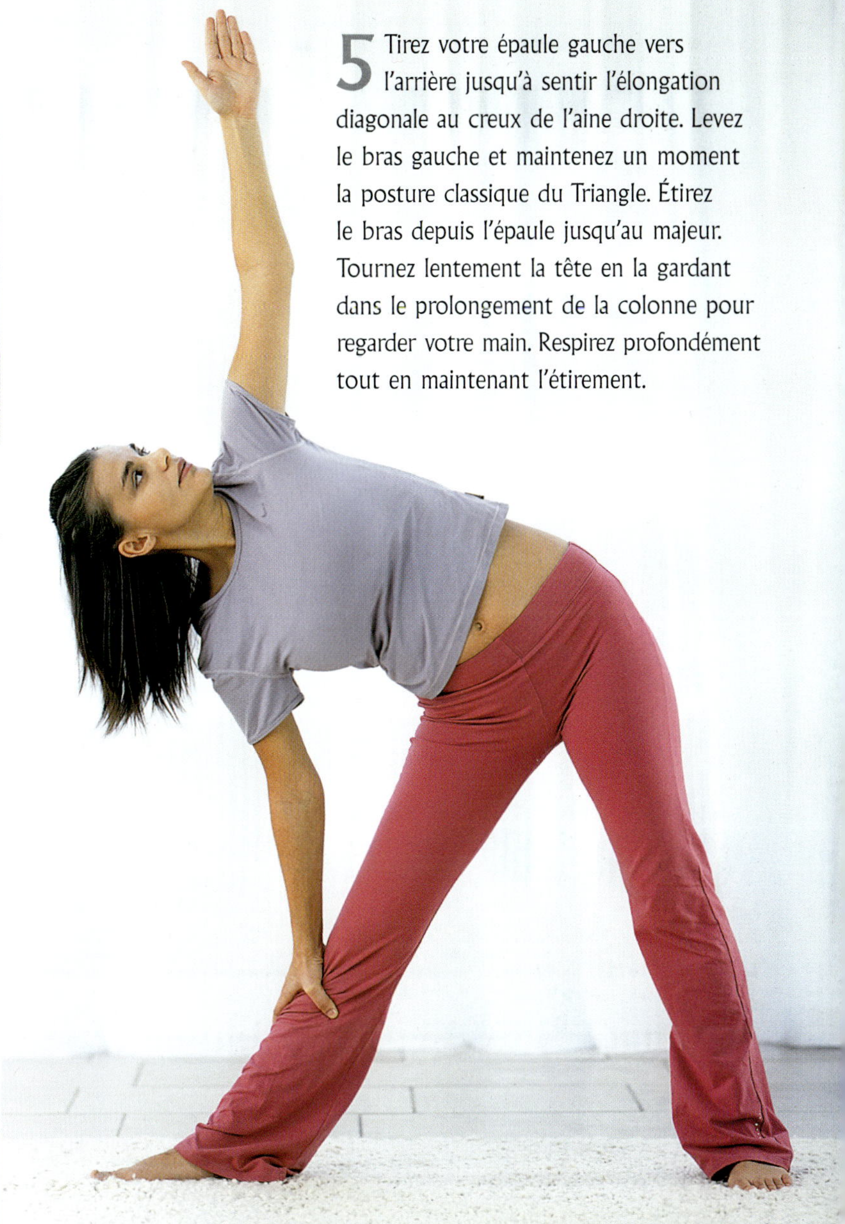

5 Tirez votre épaule gauche vers l'arrière jusqu'à sentir l'élongation diagonale au creux de l'aine droite. Levez le bras gauche et maintenez un moment la posture classique du Triangle. Étirez le bras depuis l'épaule jusqu'au majeur. Tournez lentement la tête en la gardant dans le prolongement de la colonne pour regarder votre main. Respirez profondément tout en maintenant l'étirement.

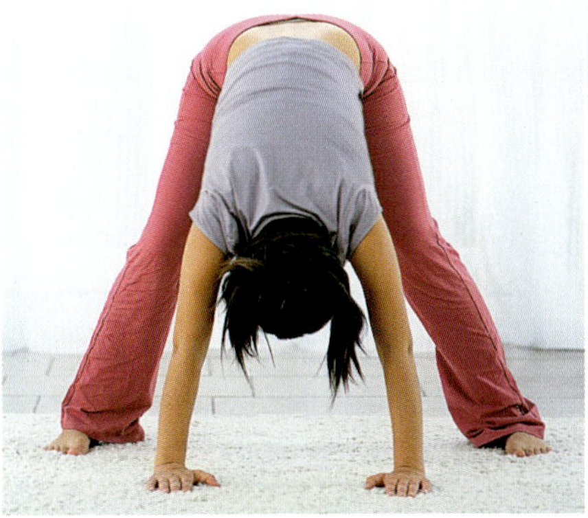

6 Relaxez-vous dans cette position lâche vers l'avant. Fléchissez les genoux et posez vos mains au sol pour assurer votre stabilité et amplifier l'élongation au niveau des reins. Gardez la nuque souple et respirez profondément par l'abdomen avant de vous mettre à quatre pattes ou de vous redresser doucement.

ADAPTATION DE LA CHANDELLE

Sarvangasana

La reine des postures classiques a été adaptée ici pour que les femmes enceintes qui commencent le yoga puissent la pratiquer sans effort dès le début de la grossesse. Même si vous êtes expérimentée, ces variantes sont recommandées pour vous détendre et approfondir votre respiration abdominale en début de grossesse. Chacune d'elles souligne de manière simple le lien qui existe entre les muscles des reins et les muscles abdominaux. Utilisez un petit support pour réaliser les postures adaptées à vos besoins pendant votre grossesse.

BIENFAITS Les postures inversées stimulent la circulation sanguine dans la zone pelvienne et les jambes. Ces postures sont conseillées :

- pour vous reposer en fin de journée;
- si vous travaillez debout;
- si vous avez des varices ou si vous voulez prévenir leur apparition.

La respiration profonde dans ces postures calme aussi les émotions.

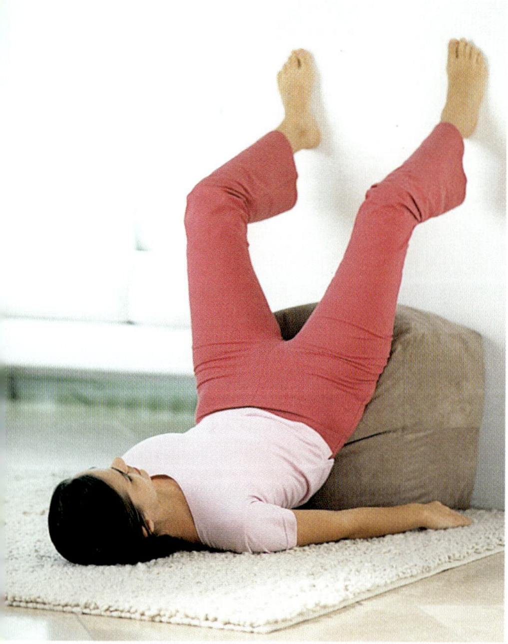

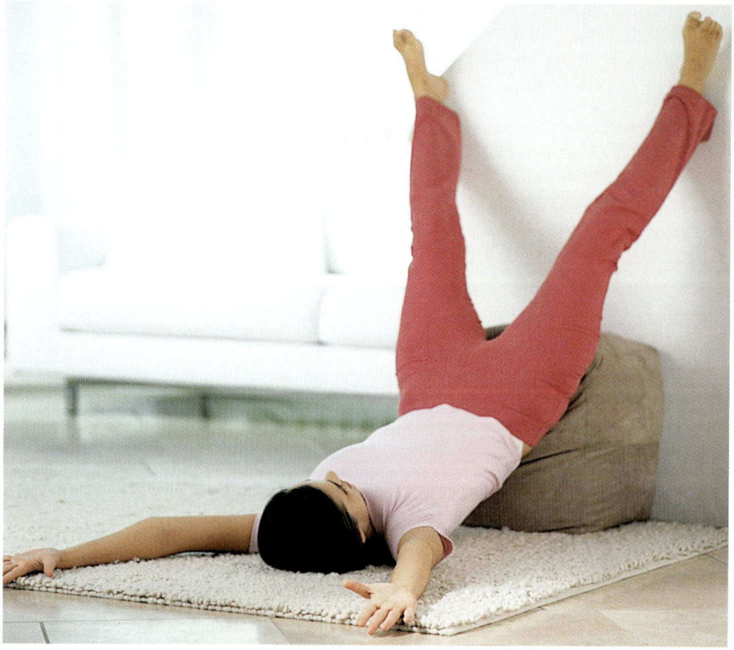

1 Placez un pouf contre le mur et mettez-vous sur le sol, hanches contre le pouf, genoux fléchis et pieds contre le mur. Seuls votre tête, vos épaules et vos bras doivent toucher le sol. Respirez profondément et relaxez-vous.

2 Complément de l'exercice 1, cet étirement vous permet d'ouvrir votre poitrine et votre abdomen. Pressez vos reins contre le support en étirant les jambes jusqu'aux talons. Tendez vos bras derrière la tête en étirant les mains et les doigts. Inspirez lentement et essayez de ralentir peu à peu votre respiration. Continuez ainsi pendant six respirations au moins.

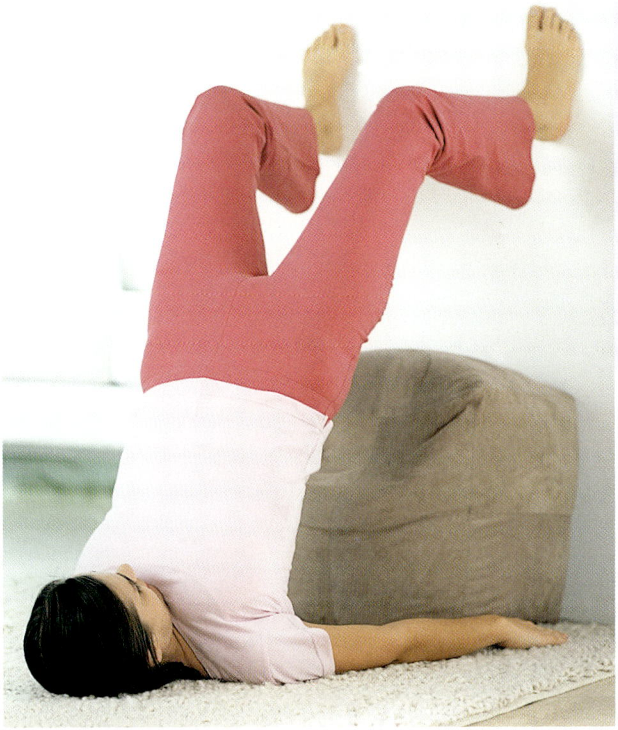

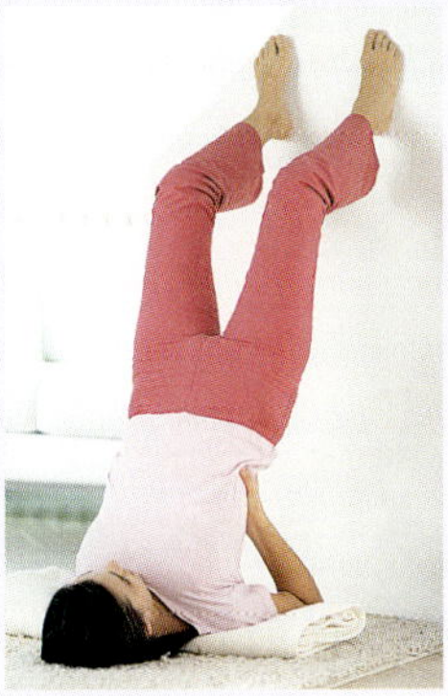

POSITION POUSSÉE

Si vous êtes familiarisée avec cette posture classique, placez une couverture pliée sous vos épaules et montez vos jambes en expirant. Appuyez vos pieds contre le mur et maintenez votre dos avec les mains.

3 Si vous vous sentez sûre de vous, adoptez la posture simple du Pont en appui sur les épaules : inspirez en poussant vos pieds contre le mur pour soulever vos hanches. Si vous vous sentez bien et ne ressentez aucune gêne au niveau du cou et des yeux, maintenez la pose pendant quelques respirations. Redescendez en expirant lentement.

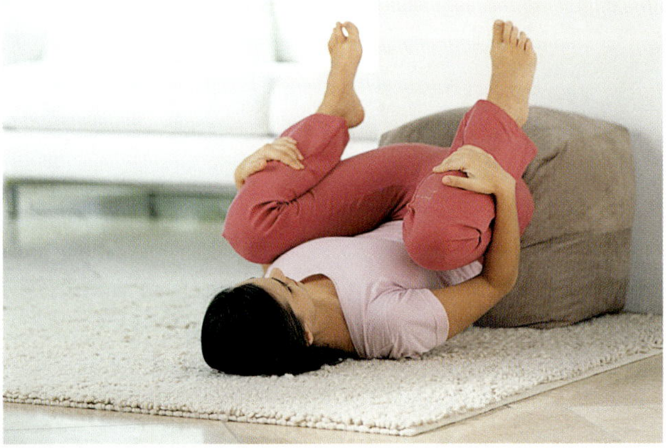

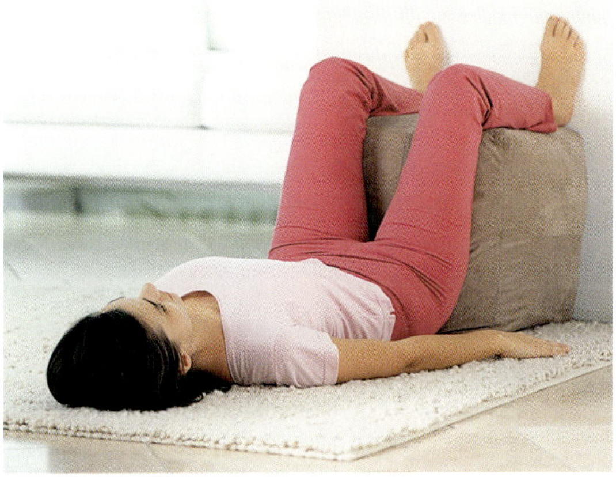

4 Pliez les jambes et ramenez les genoux de chaque côté de la poitrine. Posez les mains sur les tibias. Inspirez en contractant les muscles de l'abdomen et, si possible, ceux du plancher pelvien. Relaxez-vous et expirez. Puis dégagez-vous du support et, une fois les hanches sur le sol, détendez vos bras et vos jambes.

5 Reposez-vous en respirant profondément. Gardez les jambes surélevées et détendues. C'est une position idéale pour se ressourcer : vous vous sentez pesante et légère, concentrée et libre. Dégagez-vous de tout souci et accordez-vous le temps d'accueillir l'enfant au sein de votre vie.

ÉTIREMENTS EN POSITION DEBOUT

Cette séquence d'étirements dynamiques, qui développe la poitrine et détend les épaules, est relativement facile et très amusante à faire. Ces mouvements s'exécutent debout, genoux légèrement fléchis afin d'éviter que les reins ne se cambrent pendant les étirements. Vous pouvez aussi essayer de faire les exercices assise sur un tabouret ou à genoux, comme dans la posture du Diamant *(p. 24–25)*. Amusez-vous à les faire dès que vous avez un moment dans la journée.

BIENFAITS Lorsque vous vous sentez lasse, ces exercices sont faits pour vous stimuler et vous remonter le moral. Les étirements d'épaules aident aussi à :

- soulager les brûlures d'estomac ;
- affermir le maintien ;
- développer la région du cœur ;
- détendre les épaules.

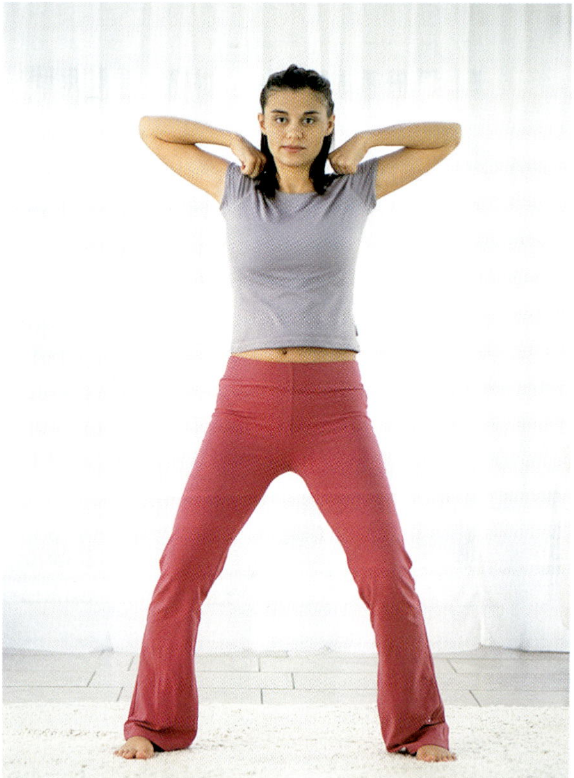

1 Écartez bien les pieds et placez les jointures de vos mains à la base de votre cou. Levez les coudes, puis inspirez en ramenant les coudes devant votre poitrine. Expirez en tirant les coudes vers l'arrière aussi loin que possible. Répétez le mouvement plusieurs fois.

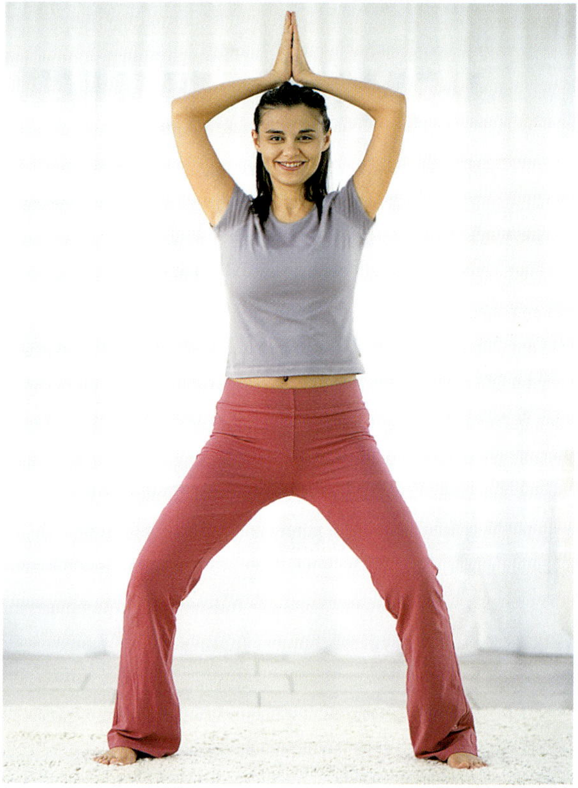

2 Joignez vos mains dans la position de la Prière et placez-les au sommet du crâne. Tirez vos coudes vers l'arrière et, si cela vous paraît facile, levez alternativement chaque coude au rythme qui vous convient. Faites cet exercice le cœur léger, tout en vous amusant.

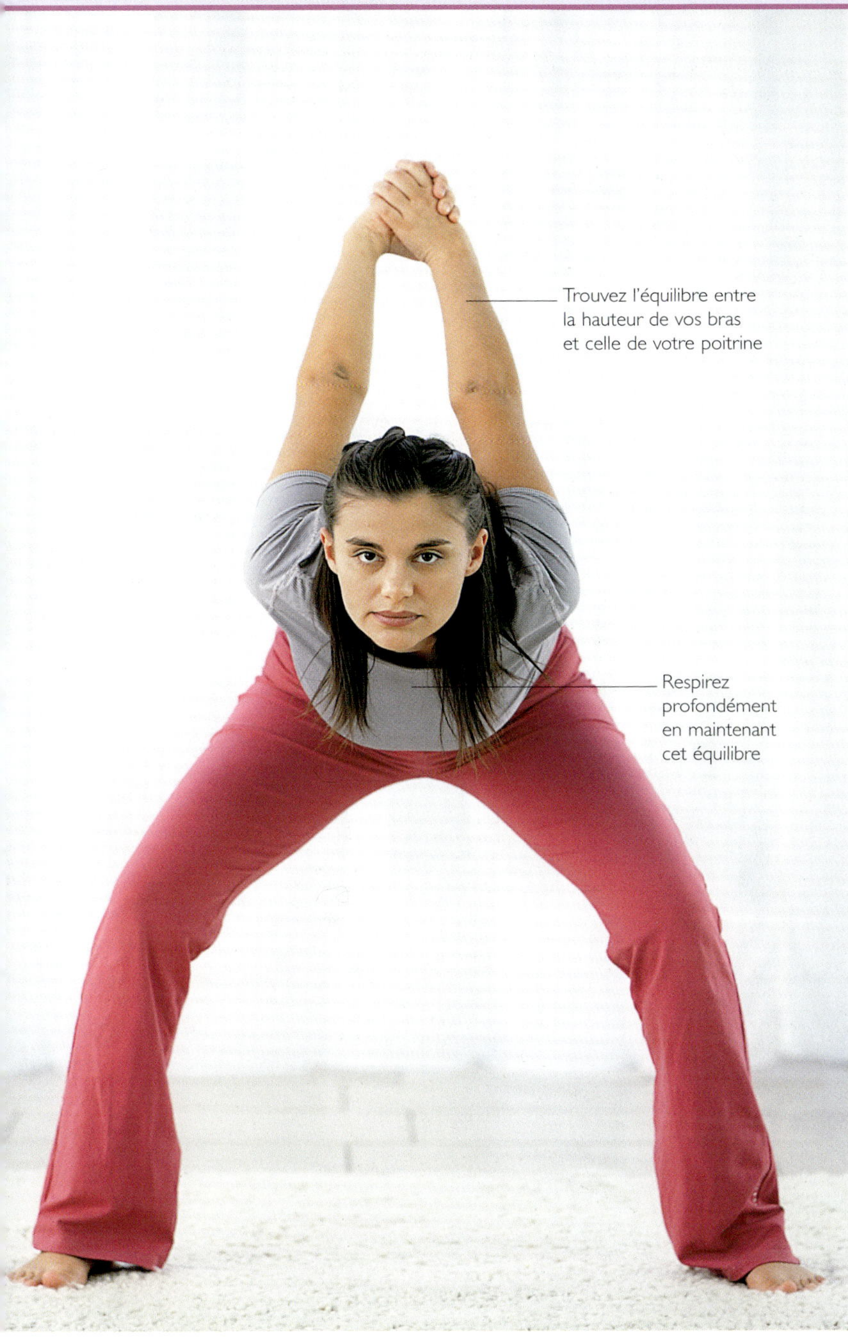
Trouvez l'équilibre entre
la hauteur de vos bras
et celle de votre poitrine
Respirez
profondément
en maintenant
cet équilibre

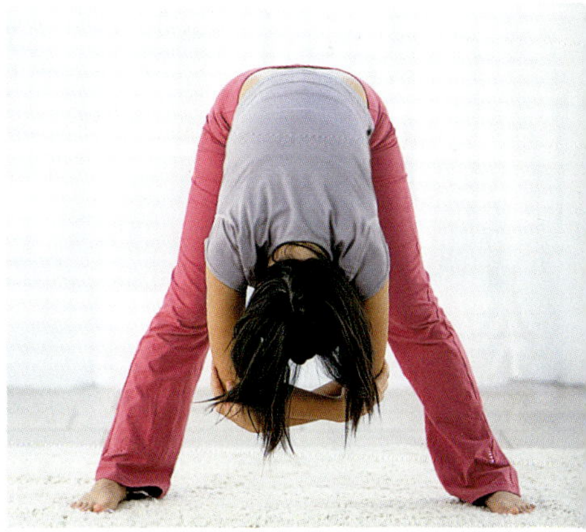

4 Genoux fléchis ou jambes tendues si vous y parvenez, relâchez vos bras tout en maintenant vos coudes de vos mains, puis tirez vos épaules vers le bas. Respirez profondément. En cas de vertige, redressez-vous.

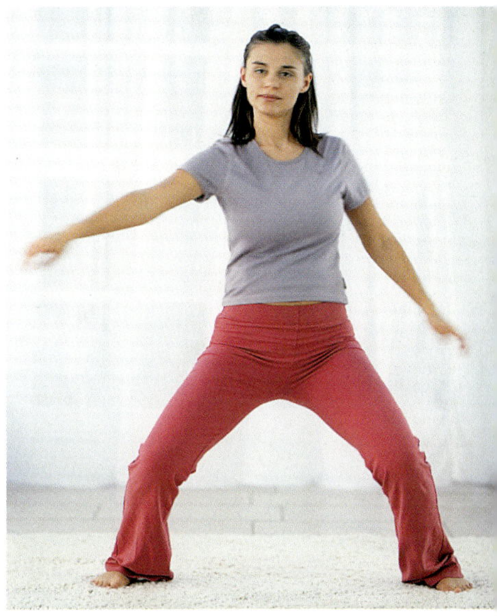

3 Penchez le bassin vers l'avant et saisissez votre poignet gauche de la main droite. Tout en gardant le dos droit, tendez les bras le plus loin possible du corps. Penchez-vous un peu plus en écartant lentement les genoux vers l'extérieur pour mieux remonter les bras et redresser la poitrine tout en regardant vers l'avant. Recommencez en changeant de poignet.

5 Remettez-vous en position debout, genoux fléchis. Commencez à imprimer à vos bras un balancement lâche et amplifiez peu à peu le mouvement.

EN POSITION ASSISE

Ces étirements faciles vous aideront à prendre conscience, à mesure que le poids de votre bébé se fera plus perceptible, des muscles sollicités lorsque vous marchez et vous vous asseyez. Cette combinaison d'étirements et de torsions, qui s'exercent sur toute la colonne, est idéale si vous travaillez assise ou si vous avez besoin d'une pause dans une journée chargée. Même les plus chevronnées seront surprises de la détente qu'elle procure.

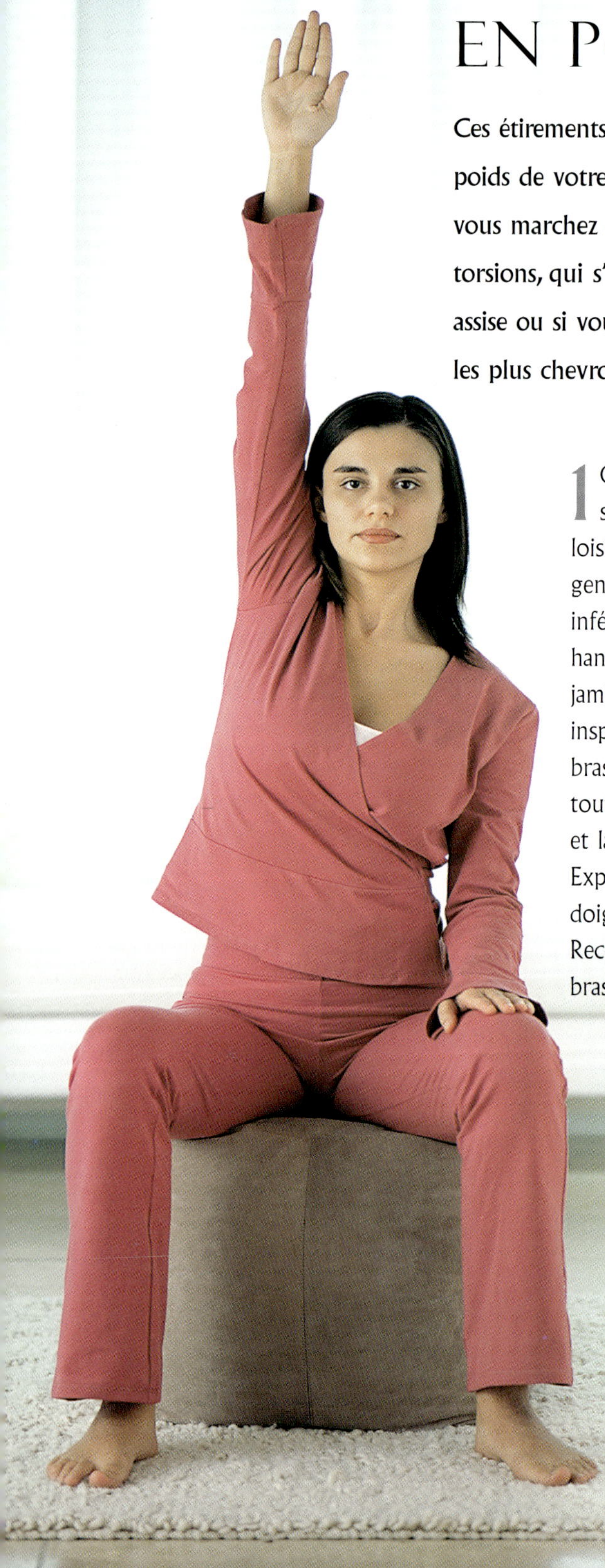

1 Choisissez un siège sur lequel il vous est loisible de maintenir vos genoux à un niveau inférieur à celui de vos hanches. Asseyez-vous jambes écartées et inspirez en étirant votre bras droit vers le haut tout en gardant le torse et la nuque souples. Expirez en raidissant vos doigts, puis relaxez-vous. Recommencez avec le bras gauche.

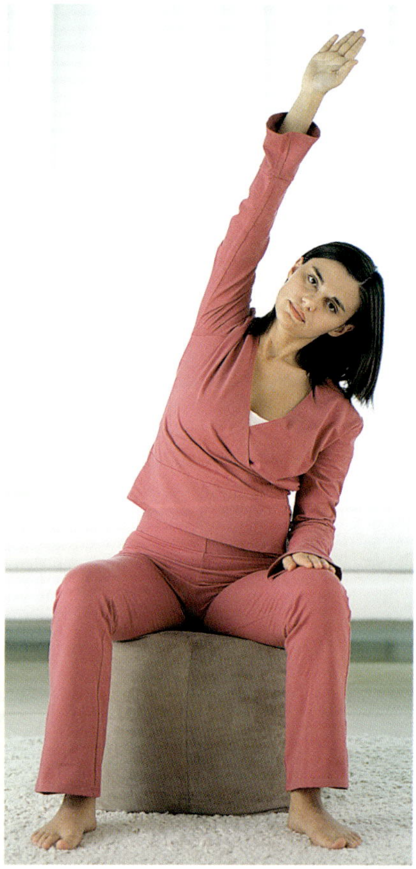

2 Inspirez en étirant le bras droit vers le haut. Expirez en déplaçant le bras lentement vers la gauche sans bouger les hanches. Recommencez avec l'autre bras.

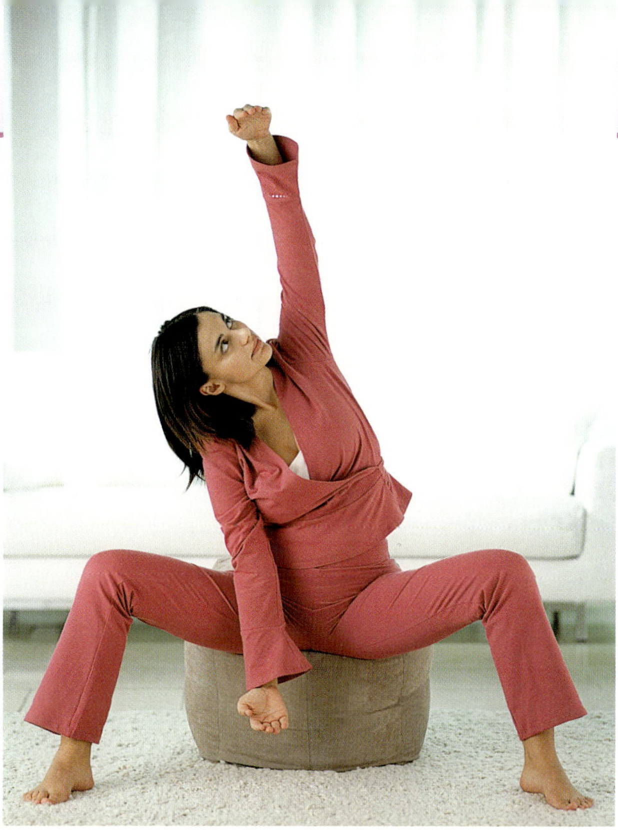

3 Prolongez l'étirement le long de votre colonne : genoux bien écartés et bras déployés, faites tourner lentement un globe imaginaire que vous êtes censée maintenir au niveau des pôles. Déplacez-le d'abord dans un sens, puis dans l'autre. Utilisez toute votre imagination pour « sentir » le globe.

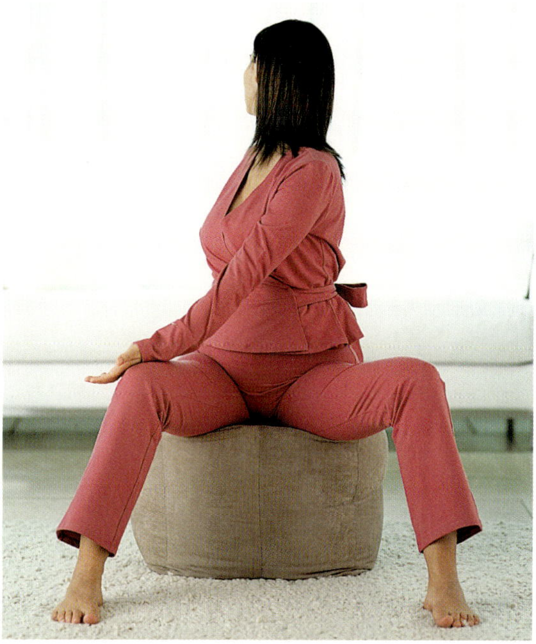

4 Tournez votre torse vers la droite. Placez le dos de votre main gauche sur la partie externe de votre genou droit et le dos de votre main droite contre votre fesse gauche. Expirez en vous servant de ces appuis pour accentuer la torsion.

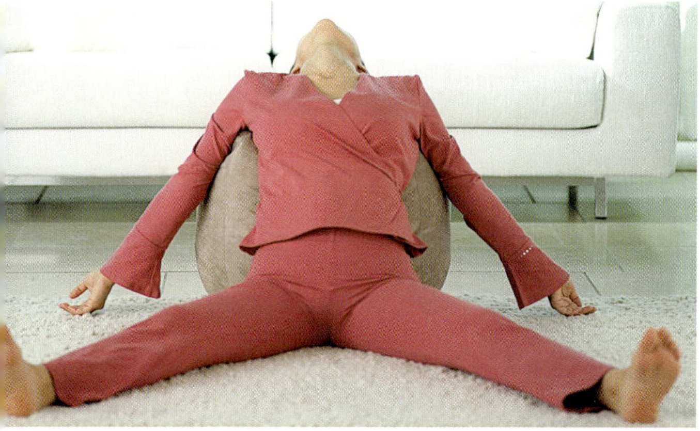

5 Asseyez-vous à même le sol, le dos contre le siège et les jambes bien écartées. Penchez-vous en arrière pour ouvrir votre poitrine au maximum. Détendez vos bras et, si vous vous sentez bien, inclinez la tête sur le support.

LA VISUALISATION

Entraînez-vous à la technique yogique consistant à n'étirer qu'une partie du corps tandis que le reste continue à se détendre. Concentrez-vous sur chacun des exercices ci-contre et exécutez-les lentement.

- Détendez d'abord vos reins, puis prenez conscience de la propagation de l'élongation le long de votre colonne à mesure que vous respirez.
- Gardez les muscles de la tête et du visage décontractés durant toute la séquence.
- Prenez conscience de la contraction souple de vos muscles profonds en utilisant efficacement la respiration profonde.
- Les muscles longs de la colonne sont les clefs de votre maintien et de votre confort pendant la grossesse. Sachez que l'enfant bénéficie bien avant la naissance de ce soutien fort et souple.

RESPIRATION ET CONSCIENCE

L'action physiologique du yoga se manifeste essentiellement par le biais de la respiration et de la conscience. Sans elles, postures et mouvements ne sont que de simples exercices. La conscience de votre propre rythme respiratoire peut vous aider à relier vos émotions et vos pensées à des sensations physiques. En état de sérénité consciente, la respiration devient un puissant outil de transformation.

BIENFAITS Techniques efficaces permettant de relier le corps à l'esprit par le biais de la respiration et de quelques gestes, ces simples pratiques vous seront utiles durant votre grossesse pour :

- vous concentrer et accéder à votre force intérieure ;
- vous calmer dès que vous aurez recours à la respiration profonde ;
- vous donner conscience de l'alignement de votre colonne qui, une fois réalisé, rend la respiration, les mudras et la méditation plus efficaces ;
- prendre soin de vous et du bébé ;
- prendre conscience des tensions qui contractent les muscles de votre plancher pelvien et les soulager ;
- découvrir le pouvoir des intentions exprimées par vos gestes ;
- vous initier au pouvoir régénérateur de la méditation.

LA RESPIRATION

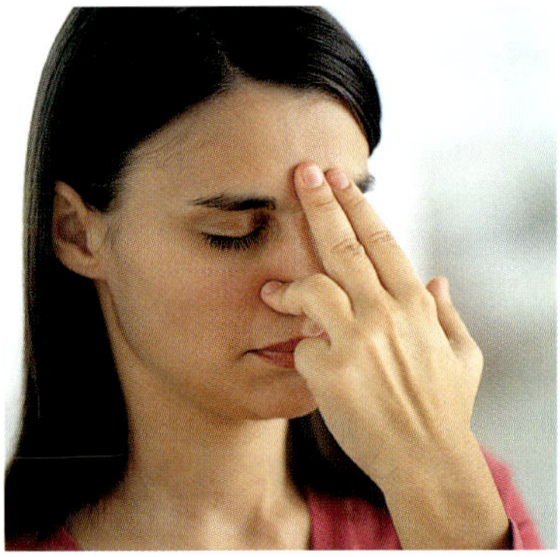

Respiration par narine alternée Fermez les yeux et posez l'index et le majeur de votre main gauche entre vos sourcils. Bouchez votre narine gauche avec le pouce et inspirez par la narine droite. Bouchez cette dernière avec l'annulaire, retirez le pouce de votre narine gauche et expirez. Recommencez plusieurs fois.

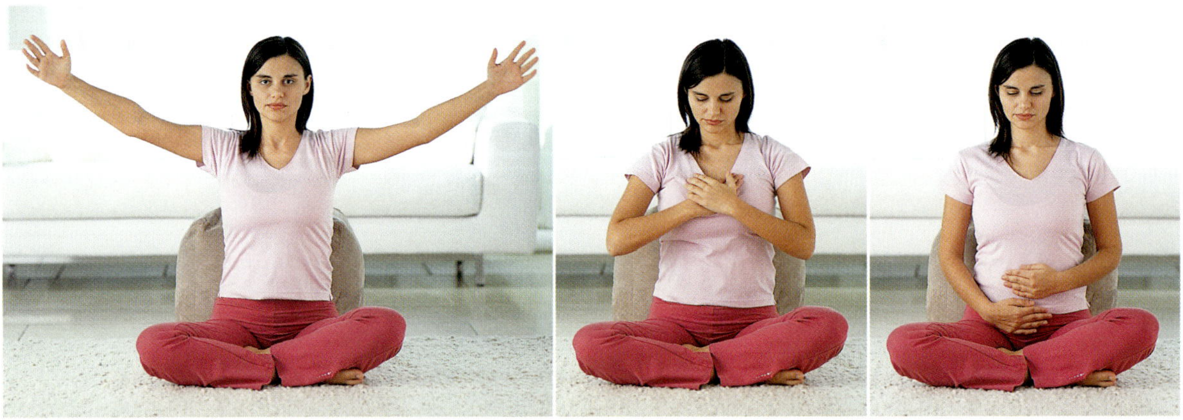

Prana Dans cet exercice lent, vous allez amplifier votre respiration pour puiser le *prana* (énergie universelle) que vous dirigerez sur vous et l'enfant. Asseyez-vous sur le sol, dos maintenu par un support, jambes croisées ou tendues. Inspirez en déployant vos bras, paumes ouvertes. Expirez en croisant vos mains sur la poitrine. Inspirez, posez vos mains sur l'abdomen et expirez. Recommencez en approfondissant chaque fois votre respiration.

LES MUDRAS

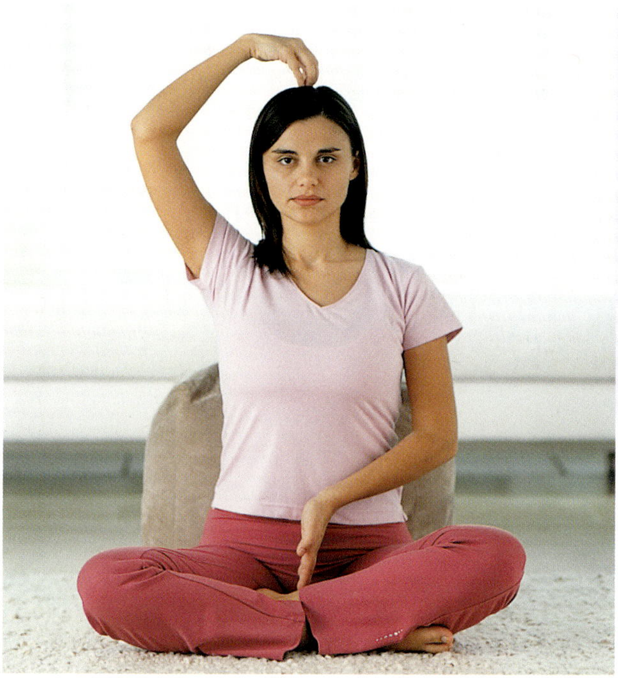

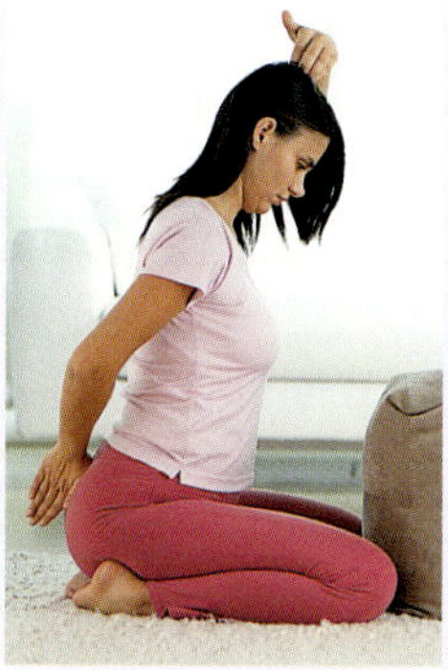

VARIANTE

Si vous préférez travailler à genoux, placez votre main inférieure sur le coccyx. Expirez lentement en basculant légèrement votre bassin vers l'arrière pour étirer le bas de votre colonne. Recommencez quatre fois.

Axe vertical Les mudras sont des positions des mains exprimant la conscience et l'intention. Assise sur le sol, dos maintenu par un support, posez les doigts d'une main sur le crâne et le tranchant de l'autre main sur le pubis. Respirez profondément quatre fois le long de cet axe vertical.

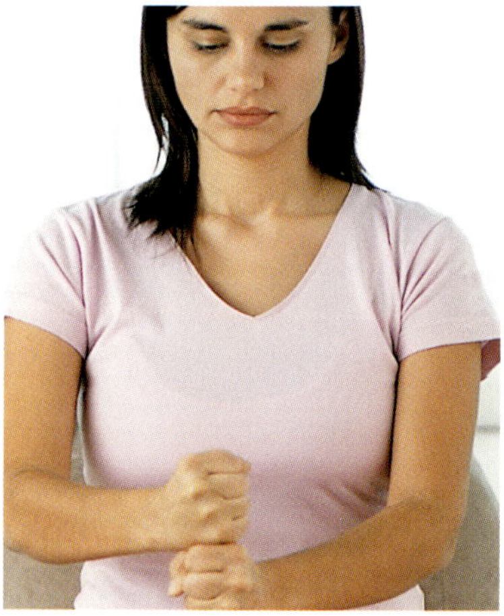

Mudra générateur d'énergie Placez vos poings l'un au-dessus de l'autre à hauteur des coudes sans emprisonner les pouces. Respirez profondément sans serrer les poings pour renouveler votre énergie.

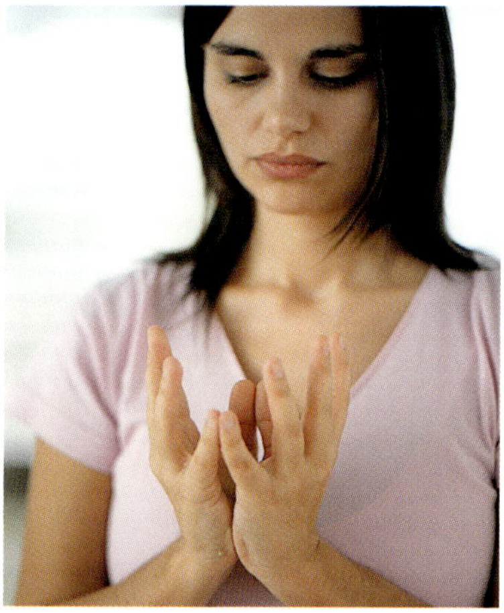

Mudra du Lotus Formez un bourgeon de lotus en joignant vos poignets, vos pouces et vos auriculaires tout en déployant les autres doigts. Respirez quatre fois profondément et relaxez-vous.

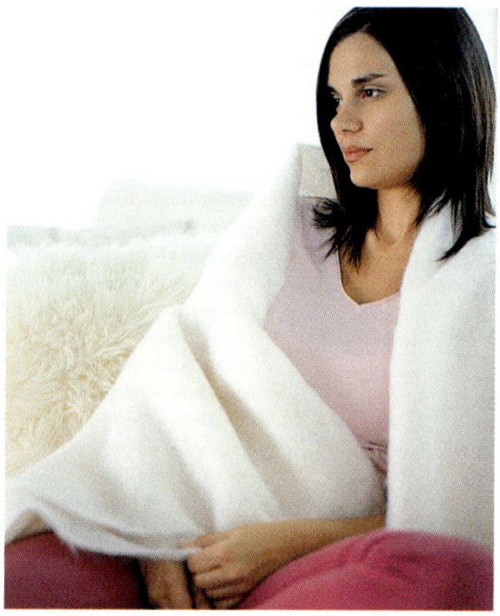

Méditation Asseyez-vous au calme pour méditer et bénéficier des effets induits par la respiration et les mudras. Enveloppez-vous d'un châle qui vous offrira une chaleur rassurante et protectrice.

RELAXATION ET OUVERTURE

La relaxation est une composante essentielle de la pratique du yoga, car elle donne aux étirements toute leur efficacité. Les positions nécessitant un soutien proposées ici vous aideront à vous ouvrir et à prendre soin de vous, tandis que vous vous préparerez à la maternité. Dès que vous vous sentez accablée par votre grossesse, ayez recours

POSTURE DU CADAVRE

Dans cette posture de relaxation, placez un coussin sous chacun de vos genoux pour assurer le parfait alignement de votre colonne. Laissez vos genoux s'ouvrir de chaque côté et placez vos mains sur l'abdomen en joignant vos pouces et vos index de manière à former un triangle. Fermez les yeux pour bien prendre conscience de votre féminité et de votre future maternité.

REPOS DES YEUX

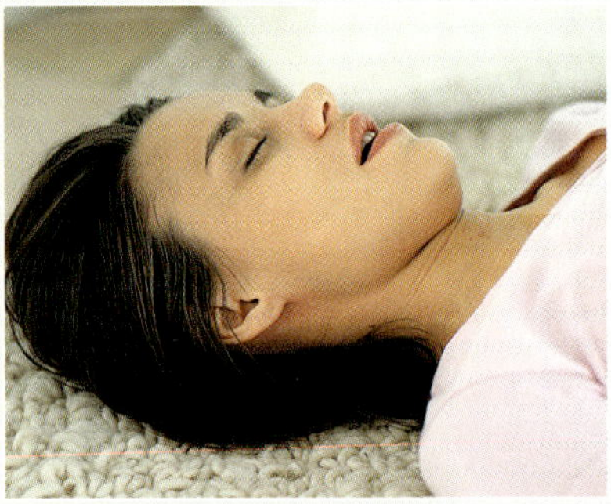

Gardez la tête droite et la nuque souple, le regard parfaitement vertical. Fermez les yeux et calmez leur activité en détendant votre visage et en relâchant votre mâchoire inférieure. Respirez régulièrement.

MUDRA DU MAHA SACRÉ

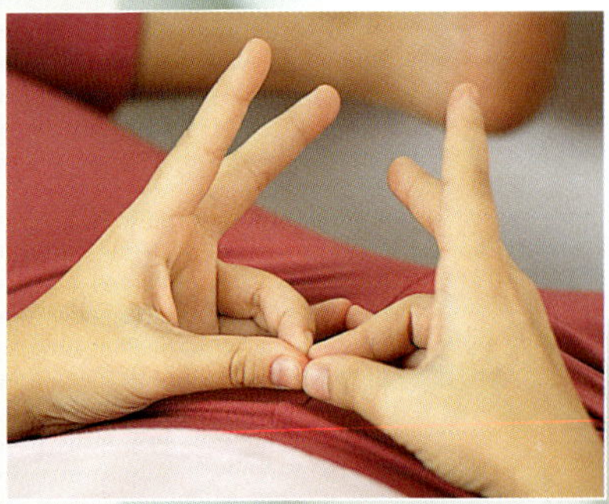

Joignez les extrémités de vos auriculaires, d'une part, celles de vos pouces et de vos annulaires, d'autre part. Respirez dix fois. Ce grand mudra pelvien est réputé pour son pouvoir relaxant et équilibrant.

Pressez vos lombaires contre le sol et faites un peu de respiration abdominale profonde pour mieux vous détendre

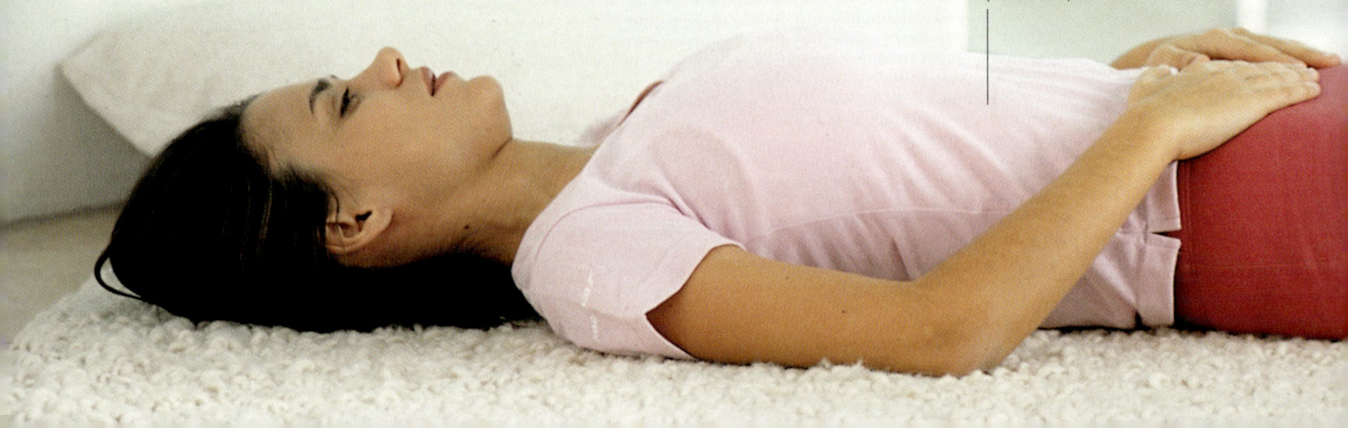

POSTURE DU PAPILLON COUCHÉ

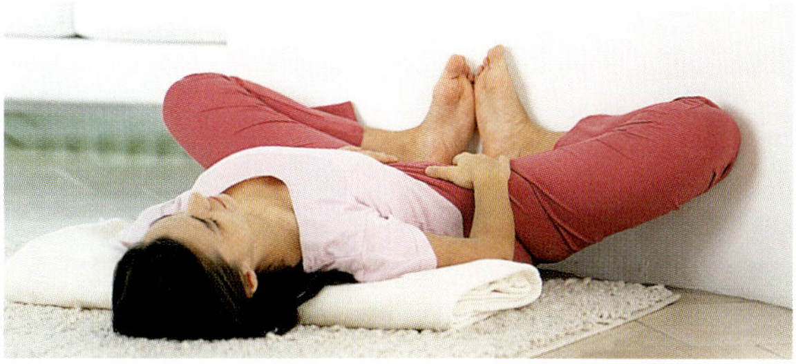

La posture classique du Papillon est connue pour ses effets positifs sur les organes reproducteurs féminins. Elle est exécutée ici contre un mur pour faciliter l'ouverture du bassin. Aidez-vous en glissant une couverture repliée sous votre cage thoracique et, si besoin, des coussins sous vos genoux. Allongez-vous sur le sol, face au mur. Joignez vos plantes de pieds et ouvrez vos genoux au maximum mais sans forcer.

LE TRAVAIL DE FOND

- Assurez-vous que vous ne serez pas dérangée, puis choisissez avec soin une posture dans laquelle vous êtes sûre de n'éprouver aucune gêne.
- Ne vous découragez pas si vous ne trouvez pas instantanément le calme ; la perfection s'obtient par la pratique.
- Maintenez chaque posture cinq à dix minutes – plus si vous le pouvez. Changez de position dès que vous ressentez une gêne.
- Relaxez-vous quelques minutes avant de pratiquer un mudra.
- Avant de reprendre une activité normale, respirez profondément, ouvrez lentement les yeux et roulez sur le côté avant de vous relever.

RELAXATION AVEC MAINTIEN DU TORSE

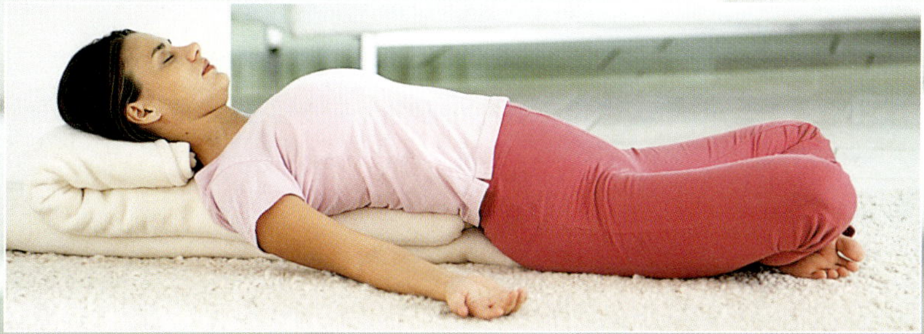

Superposez deux couvertures de manière qu'elles supportent votre colonne de bas en haut. Repliez la couverture supérieure pour y poser votre tête. Étendez-vous dessus, jambes croisées ou allongées. Sur les côtés, les bras restent souples, paumes tournées vers le haut.

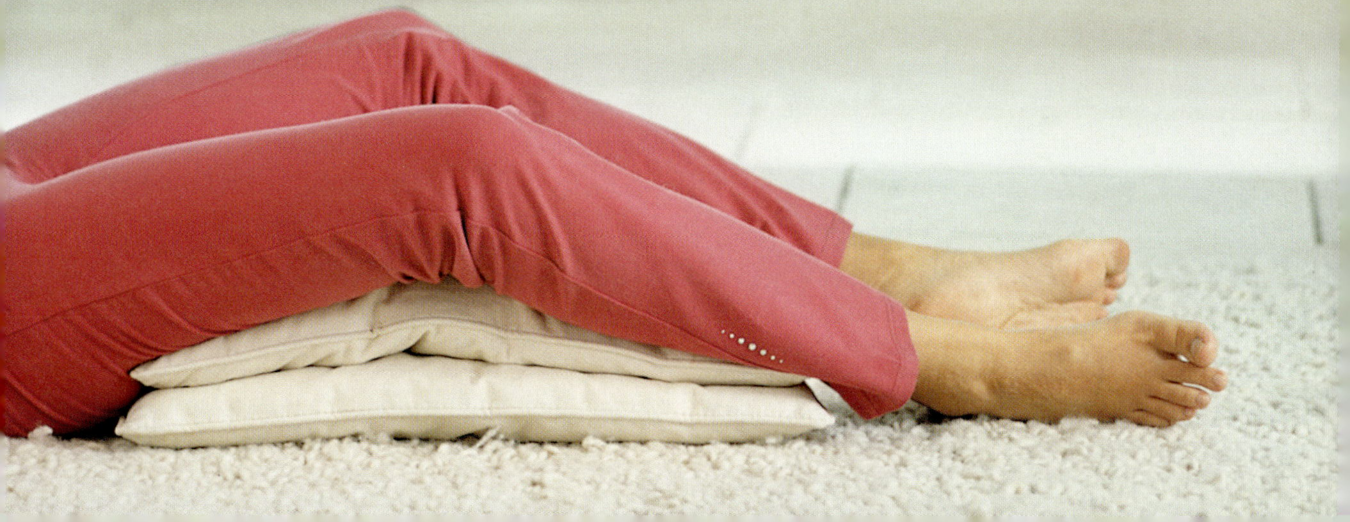

EXERCICES PARTICULIERS

Beaucoup de femmes estiment que le début de grossesse est la période la plus difficile à passer. Le yoga soulage rapidement les malaises dus aux changements hormonaux tels que la fatigue ou la nausée, mais l'anxiété, la tension du bassin et le mal de reins peuvent durer plus longtemps et nécessitent une pratique préventive. Voici des exercices simples fondés sur la respiration, qui agissent à la fois sur les glandes endocrines et sur le système nerveux. Leurs effets sont cumulatifs et, si vous les pratiquez régulièrement, vous obtiendrez d'excellents résultats pour le traitement de chacun de ces troubles.

FATIGUE

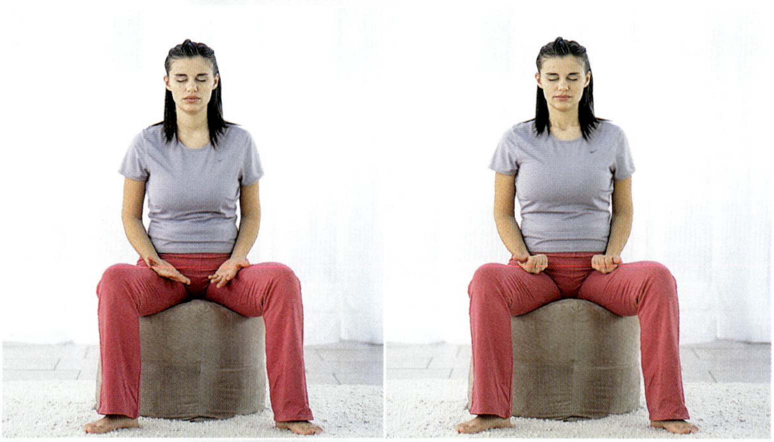

Asseyez-vous, dos droit et genoux écartés. Placez vos mains, paumes vers le haut et doigts se faisant face, contre votre abdomen. Respirez profondément de manière à sentir votre abdomen se gonfler. Concentrez votre énergie et respirez lentement six fois de suite. Fermez les poings, ouvrez les poignets vers l'extérieur et respirez intensément par la poitrine six fois de plus.

BRÛLURES D'ESTOMAC

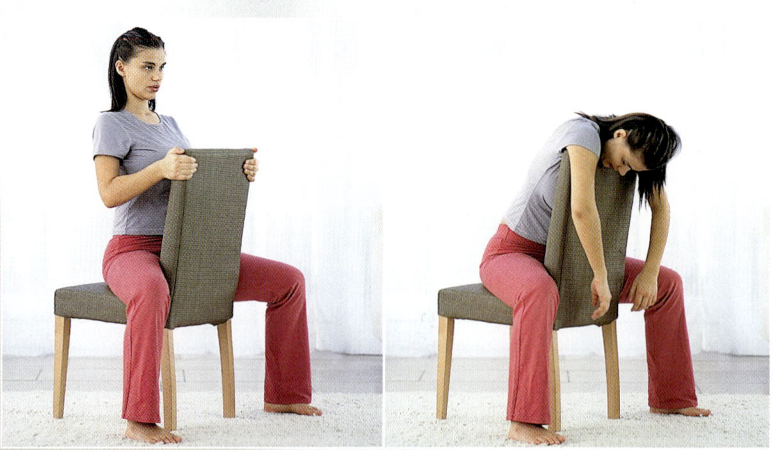

Le soulèvement du sternum et l'écartement des omoplates soulagent les brûlures d'estomac. Asseyez-vous à califourchon sur une chaise et saisissez le dossier de vos deux mains. Tirez vos épaules vers l'arrière et respirez régulièrement six fois. Puis étirez vos épaules en laissant pendre vos bras au-dessus du dossier et en laissant votre tête tomber vers l'avant. Respirez profondément six fois de plus.

TROUBLE DE LA SYMPHYSE PUBIENNE

Pour soulager les premières douleurs pubiennes, travaillez les muscles du bassin associés à ceux du plancher pelvien. Asseyez-vous à califourchon sur une chaise, les pieds bien à plat sur le sol. Pesez sur votre assise et respirez profondément en levant le bras gauche. Respirez quatre fois. Recommencez avec le bras droit.

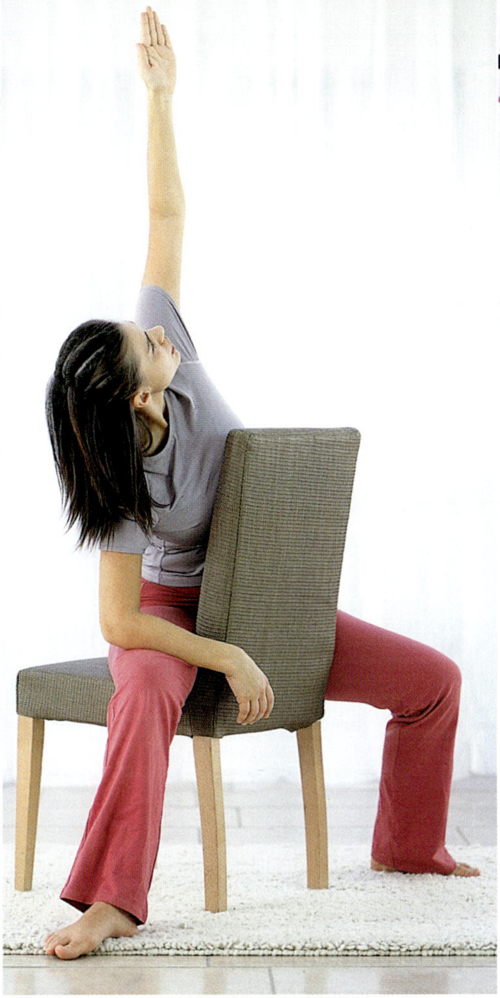

ANXIÉTÉ

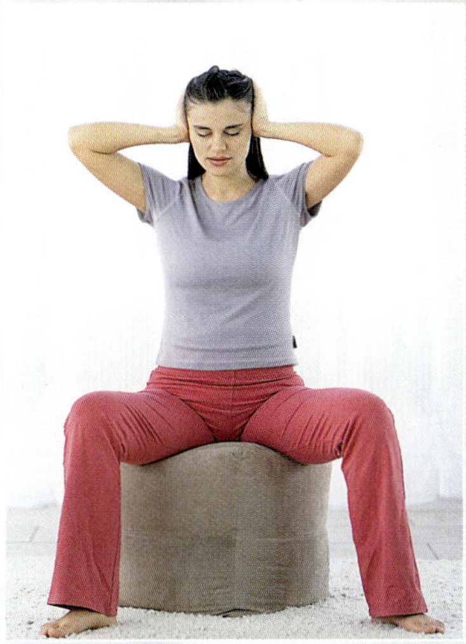

La respiration de l'Abeille soulage l'anxiété. Asseyez-vous, posez les mains sur vos oreilles et fermez les yeux. Inspirez profondément. Expirez doucement en émettant un léger son qui résonne dans votre tête. Recommencez quatre fois.

SOULAGEMENT DES TENSIONS

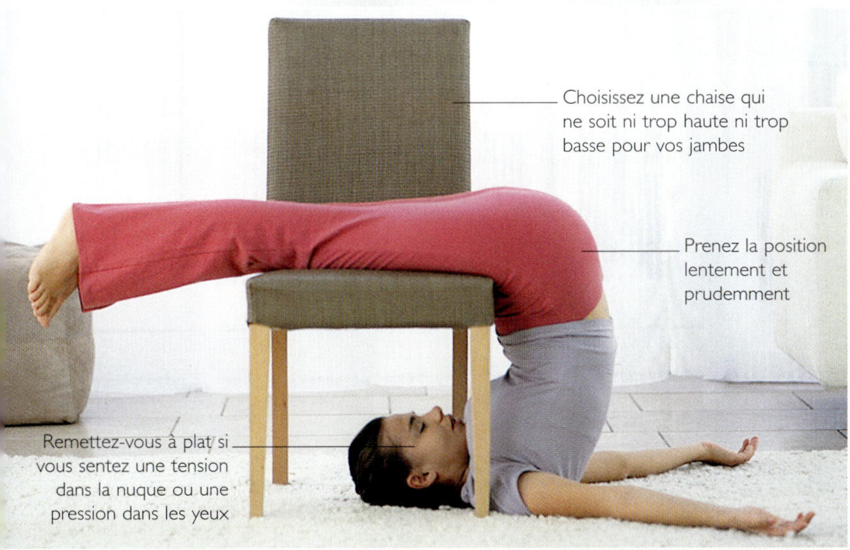
Choisissez une chaise qui ne soit ni trop haute ni trop basse pour vos jambes
Prenez la position lentement et prudemment
Remettez-vous à plat si vous sentez une tension dans la nuque ou une pression dans les yeux

Si la position jambes au-dessus de la tête ne vous gêne pas, utilisez un support pour prendre la posture de la Charrue et soulager vos tensions. Allongez-vous sur le sol, la tête sous une chaise, et élevez vos jambes de manière que le haut de vos cuisses repose sur le siège. Placez éventuellement une couverture pliée sous vos épaules pour vous surélever légèrement. Laissez vos bras sur le sol et relaxez-vous pendant cinq ou dix minutes en respirant régulièrement.

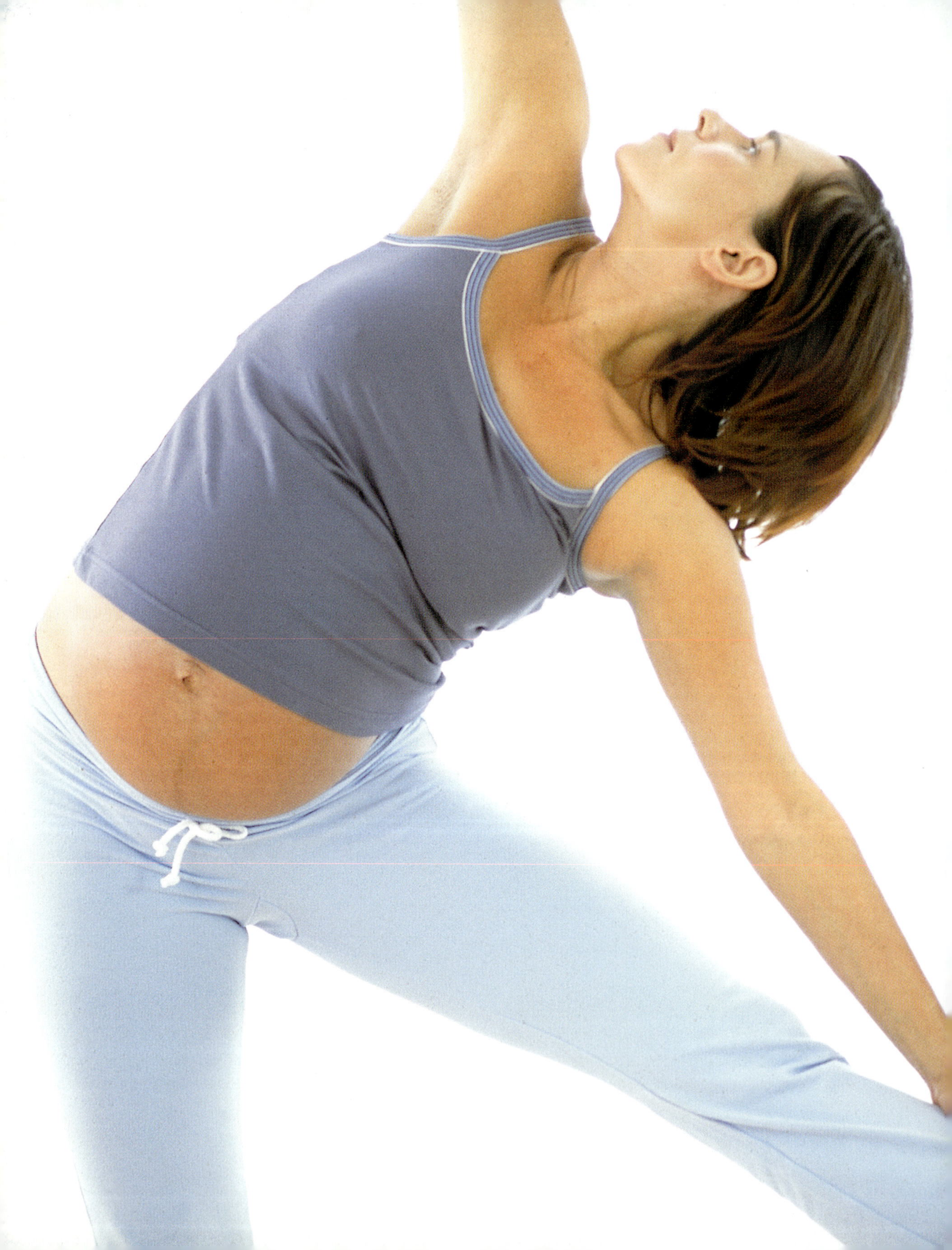

MILIEU DE LA GROSSESSE

SEMAINES 16 À 31

C'est la période où vous allez profiter de votre grossesse avec un corps en pleine forme. Après le repos et les soins exigés au cours des premières semaines, le yoga va maintenant vous dynamiser pour vous permettre de porter votre enfant en toute confiance. La grossesse est une période de transformations, et le yoga peut vous aider, grâce à de courtes séances quotidiennes suivies de relaxation, à trouver l'équilibre entre ce qui évolue et ce qui reste stable autour de vous. Il est maintenant capital de créer, avec vos mouvements, vos caresses, votre respiration et votre voix, des liens avec l'enfant que vous portez. Le père sera aussi le bienvenu dans cette nouvelle relation.

« La lune du cinquième mois projette son ombre. Une vie secrète s'agite en moi.
Ô mon chéri, je peux entendre les battements de ton cœur. »
Chant de naissance indien

ALIGNEMENT DE LA COLONNE

L'extension de votre abdomen affecte inévitablement la cambrure de votre dos, et il est important de conserver une bonne position. Dérivés de la posture de la Montagne, ces exercices permettent de corriger l'alignement de la colonne. Les alignements pelviens *(p. 20–21)* peuvent aussi se pratiquer jusqu'à la trentième semaine. Au-delà, la pression en position couchée risque de perturber le flux sanguin allant à l'enfant.

PRÉCAUTIONS La première fois que vous ferez ces exercices, mettez-vous contre un mur, face à un miroir, pour contrôler votre alignement ; vous verrez qu'il ne suffit pas de se sentir droite pour l'être. Si vous faites de l'hypertension, oubliez l'exercice 2.

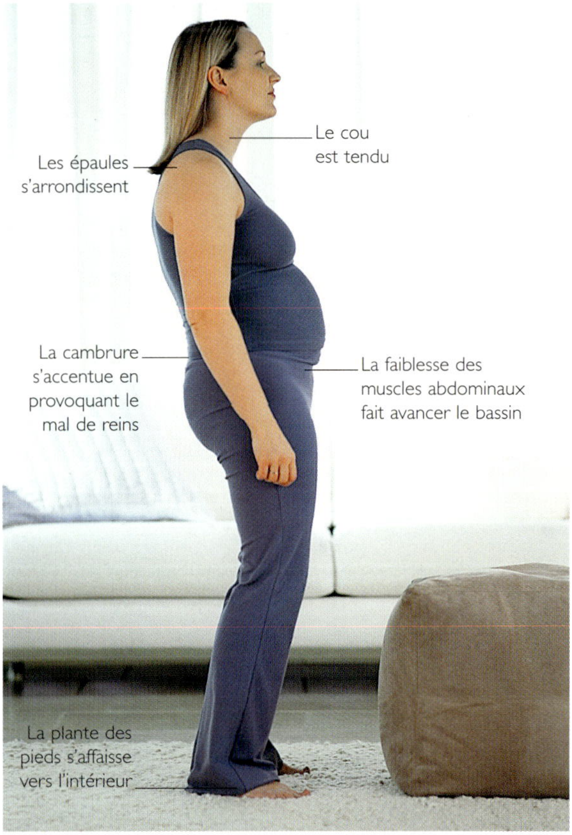

Mauvaise position À mesure que le bébé grandit, votre dos se creuse et, pour compenser, vous tirez votre nuque vers l'avant, créant un alignement illusoire. L'excédent de poids écrase le côté interne des voûtes plantaires et peut provoquer le dandinement.

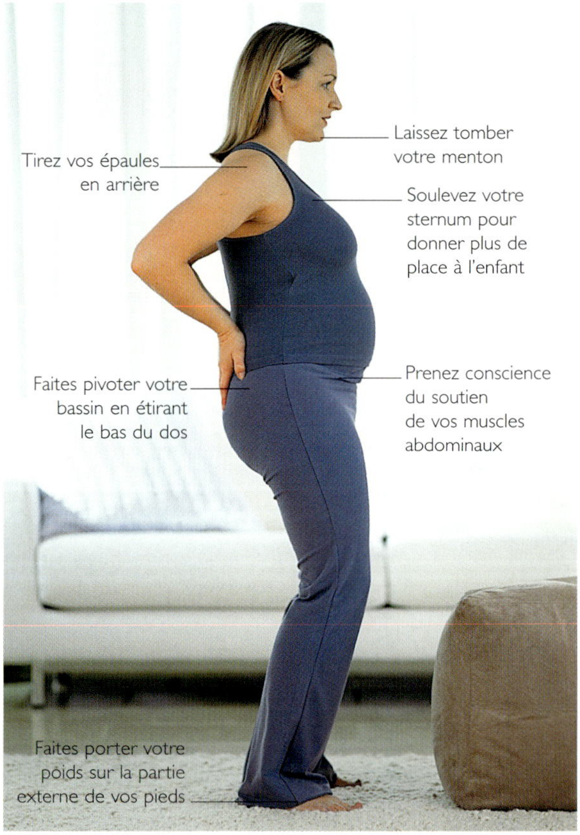
Tirez vos épaules en arrière
Laissez tomber votre menton
Soulevez votre sternum pour donner plus de place à l'enfant
Faites pivoter votre bassin en étirant le bas du dos
Prenez conscience du soutien de vos muscles abdominaux
Faites porter votre poids sur la partie externe de vos pieds

Bonne position Prenez la posture de la Montagne, pieds écartés, genoux fléchis et mains sur les reins pour guider votre bassin dans la bonne position. Respirez librement en vous alignant le long d'un axe passant par le crâne, le périnée et les pieds.

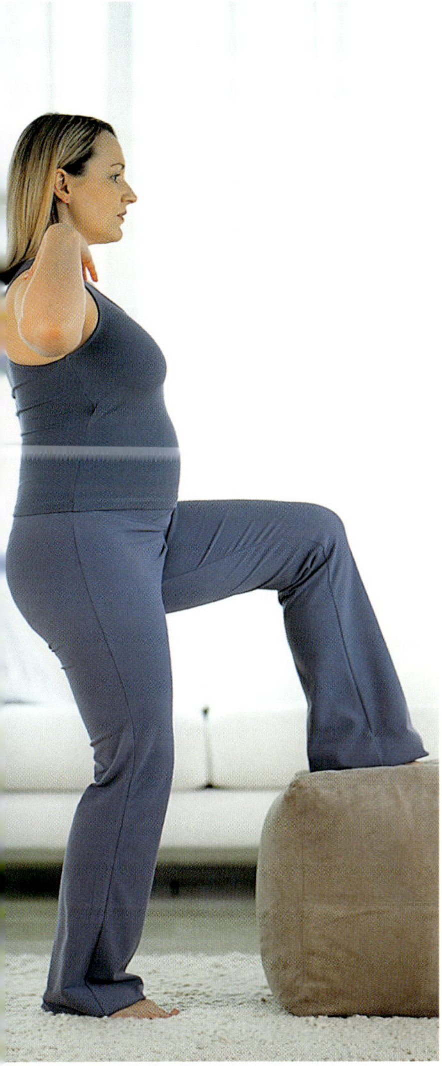

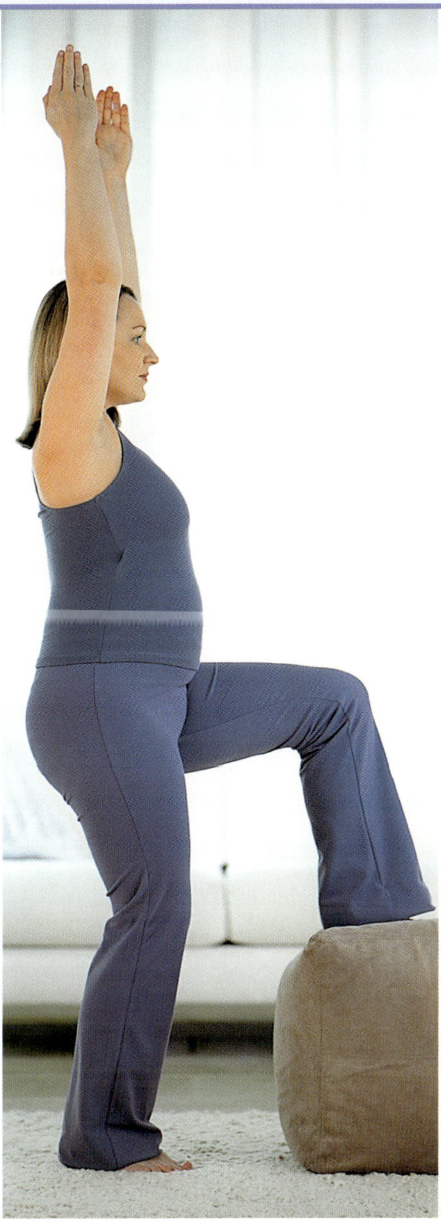

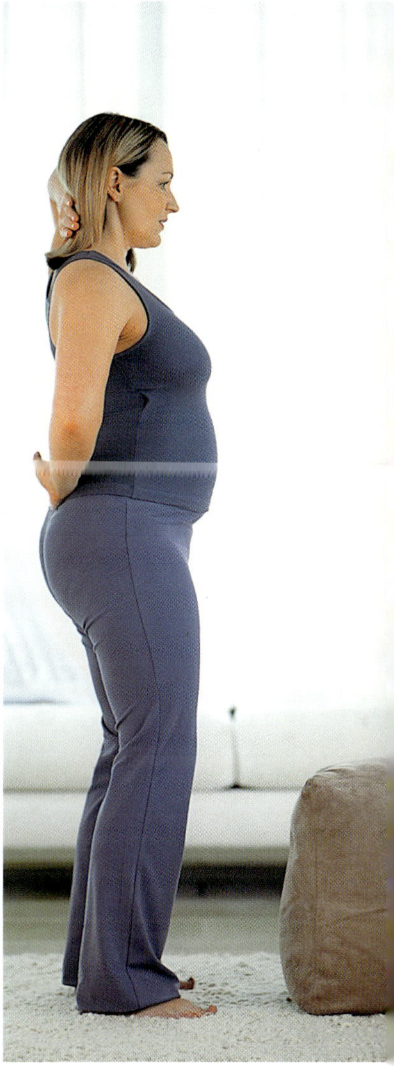

1 Prenez la posture de la Montagne. Posez le pied gauche sur un pouf ou un support et fléchissez légèrement le genou droit. Mettez vos mains sur vos épaules et gardez les coudes au niveau des épaules. Décrivez quatre petits cercles avec vos coudes en respirant régulièrement.

2 Tenez la tête bien droite et tendez les bras vers le haut en gardant les doigts bien serrés. Abaissez la hanche gauche en étirant les muscles du dos. Si cette position ne vous pose pas de problème, conservez-la sur quatre respirations. Recommencez les exercices 1 et 2 en changeant de côté.

3 Pour contrôler rapidement votre alignement, mettez-vous en posture de la Montagne en plaçant une main sur votre nuque et l'autre sur la cambrure de vos reins.

SALUTATION AU SOLEIL

Surya Namaskar

Les salutations au Soleil sont des étirements revigorants qui vous mettront en forme pour toute la journée. Cet enchaînement, spécialement adapté pour les femmes enceintes, dynamise le corps rapidement et sans effort tout en renforçant les systèmes respiratoire et cardio-vasculaire. Allez à votre rythme et modifiez la séquence en fonction de vos besoins pour améliorer votre endurance.

PRÉCAUTIONS

- Si vous souffrez de la symphyse pubienne, passez les exercices 7 et 10.
- Si vous souffrez de sciatique, remplacez l'exercice 11 par un exercice de la page 93.
- Travaillez sur un tapis de sol.

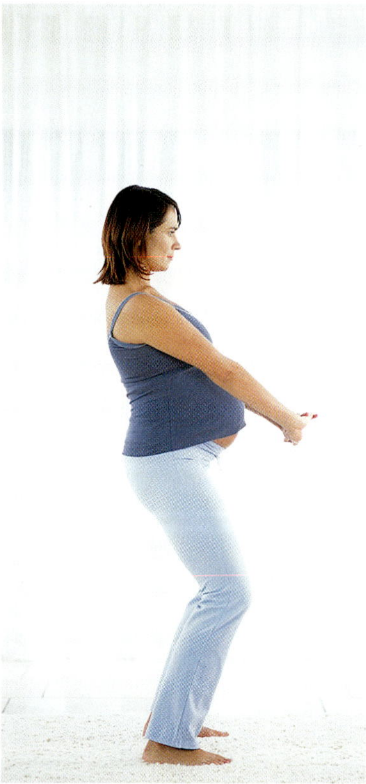

1 Prenez la posture de la Montagne, pieds écartés et genoux légèrement fléchis. Croisez vos doigts et expirez en tendant les bras, paumes tournées vers l'extérieur.

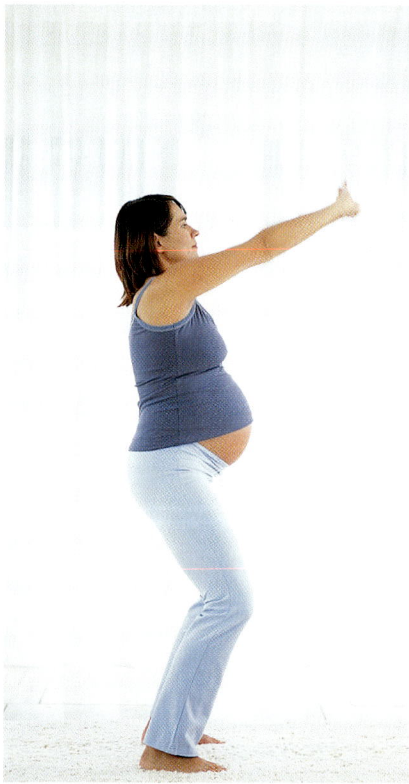

2 Inspirez profondément en levant lentement les bras au-dessus de la tête sans bouger le bas du corps. Gardez la tête souple, le regard droit devant, et restez ainsi enracinée.

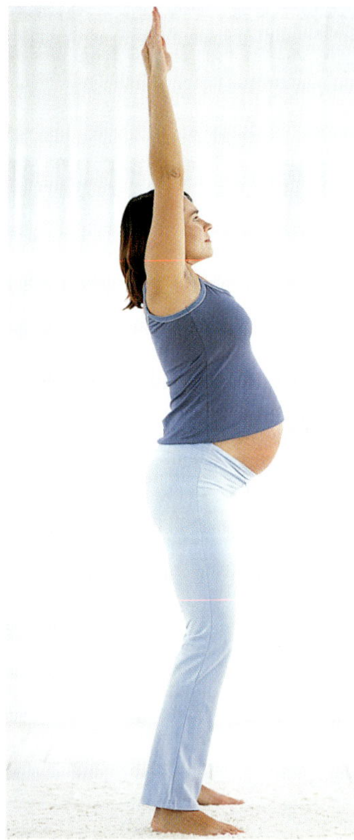

3 Décroisez les doigts et tournez les paumes vers l'avant. Expirez en pesant sur vos talons pour accentuer l'étirement. Inspirez en soulevant la cage thoracique.

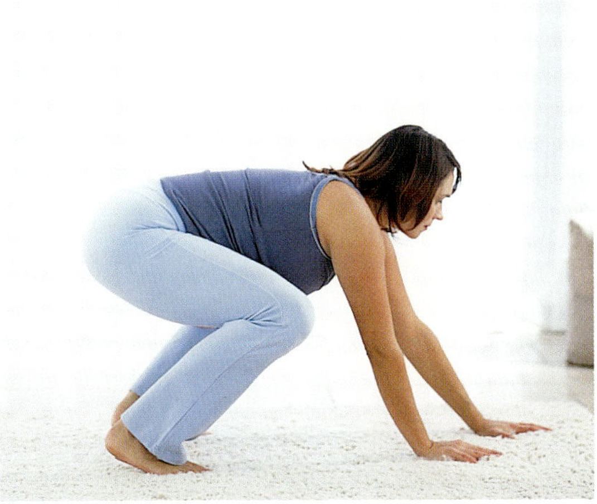

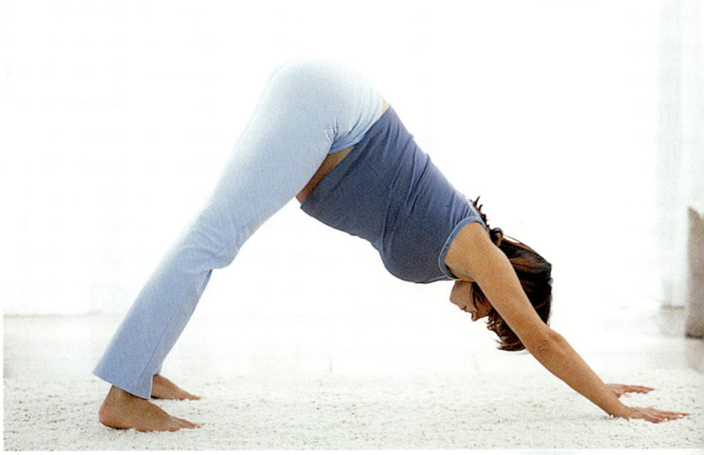

4 Pliez les genoux, posez vos mains sur le sol et expirez en avançant les mains l'une après l'autre sans bouger les pieds. Tendez les jambes, si vous le pouvez, à mesure que vous avancez les mains. ***Variez en démarrant le mouvement à genoux.***

5 Inspirez en étirant les jambes et en levant les fesses le plus haut possible dans la posture du Chien. Essayez de garder les talons au sol, quitte à fléchir les genoux. Expirez en pressant vos index sur le sol de manière à raidir la ligne passant par vos poignets et vos hanches. Inspirez.

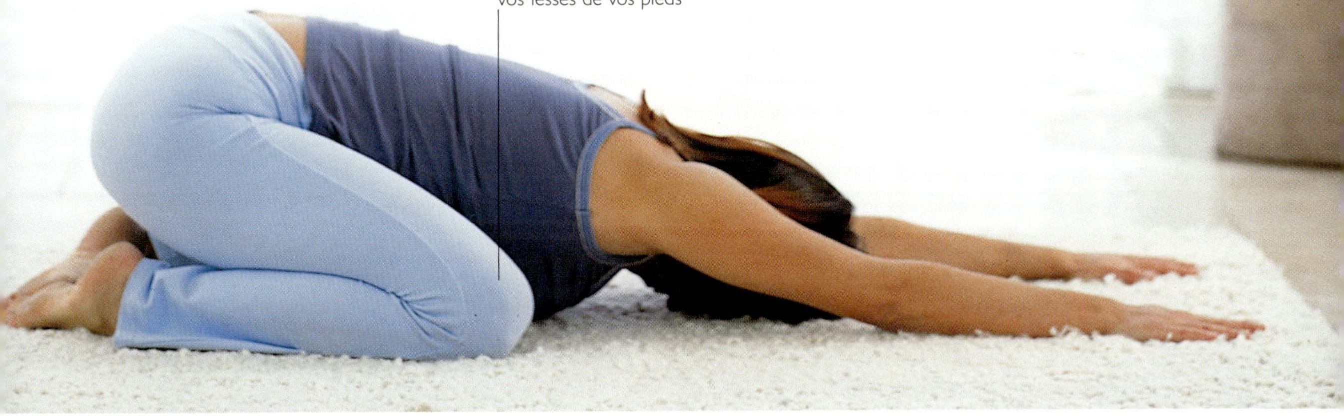
Pliez les genoux de manière à rapprocher le plus possible vos fesses de vos pieds

6 Expirez en pliant les genoux et en les tenant écartés pour vous étirer plus confortablement dans la posture de l'Enfant. Posez le front sur le sol et relaxez-vous en respirant plusieurs fois. ***Si vous vous vous sentez fatiguée, terminez ici les salutations au Soleil. Sinon, continuez l'enchaînement comme indiqué page suivante.***

LE RYTHME DE LA SÉQUENCE

Les exercices de cette séquence de salutation au Soleil s'enchaînent de manière continue en gardant une respiration régulière. Vous pouvez ralentir la séquence en respirant plusieurs fois entre chaque posture. L'important est de conserver un rythme régulier, rapide ou lent, durant tout l'enchaînement.

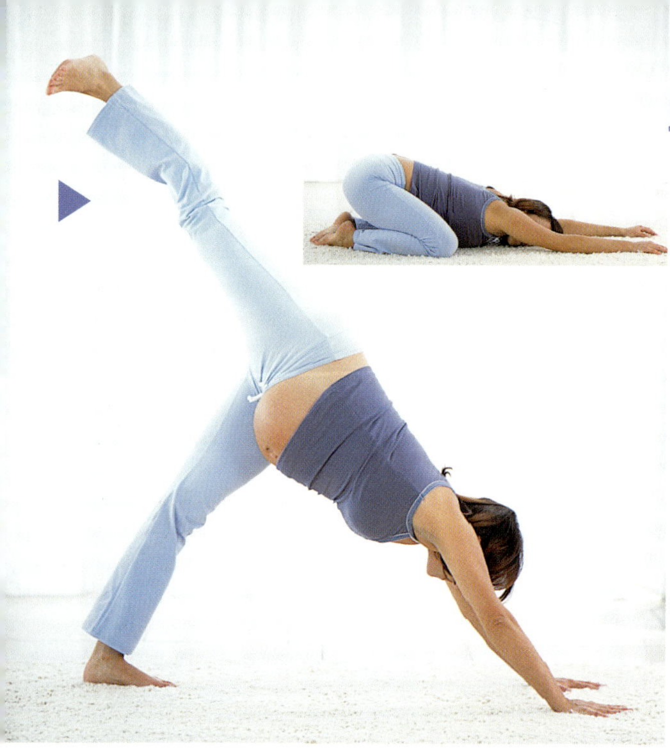

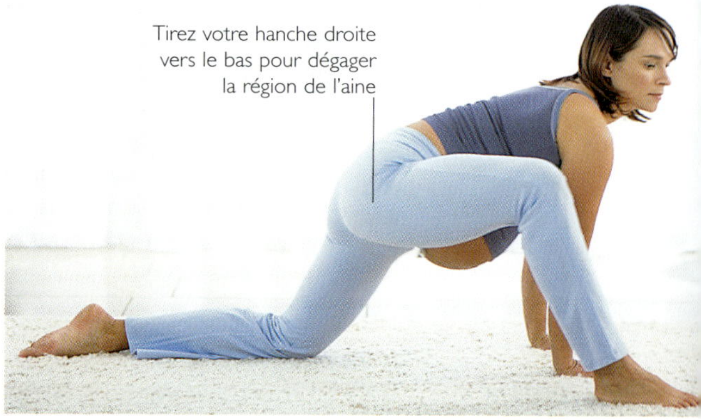
Tirez votre hanche droite vers le bas pour dégager la région de l'aine

7 Prenez la posture de l'Enfant, retournez vos orteils puis inspirez en vous levant dans la posture du Chien. Fermement ancrée sur vos mains et vos pieds, expirez en levant la jambe droite et en l'étirant, quitte à fléchir les genoux. Reprenez la posture de l'Enfant et reposez-vous en respirant profondément deux ou trois fois.

8 Déplacez votre centre de gravité vers l'avant en vous mettant à quatre pattes. Inspirez en avançant la jambe droite de manière à placer le pied droit sur le sol à côté de vos mains. Expirez en tirant la hanche droite vers le bas pour dégager la zone du sacrum et soulager toute gêne due à la croissance du bébé.

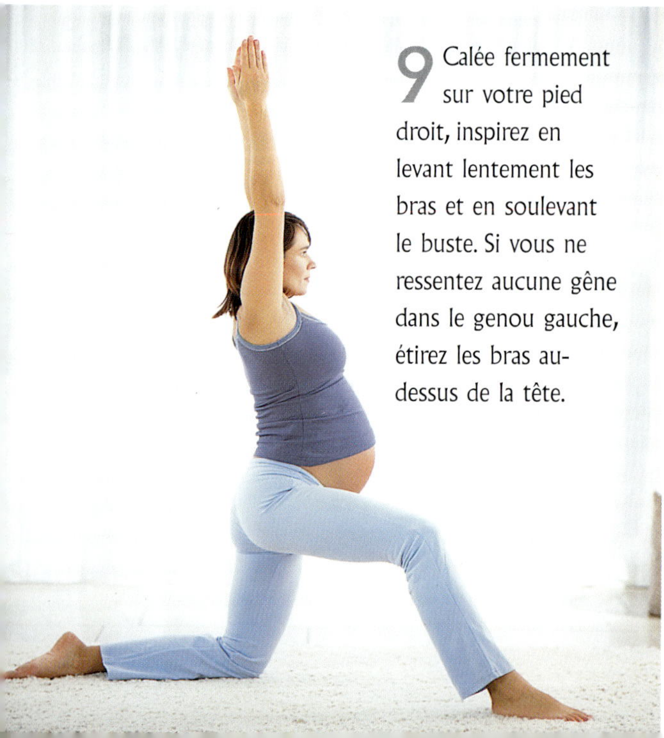

9 Calée fermement sur votre pied droit, inspirez en levant lentement les bras et en soulevant le buste. Si vous ne ressentez aucune gêne dans le genou gauche, étirez les bras au-dessus de la tête.

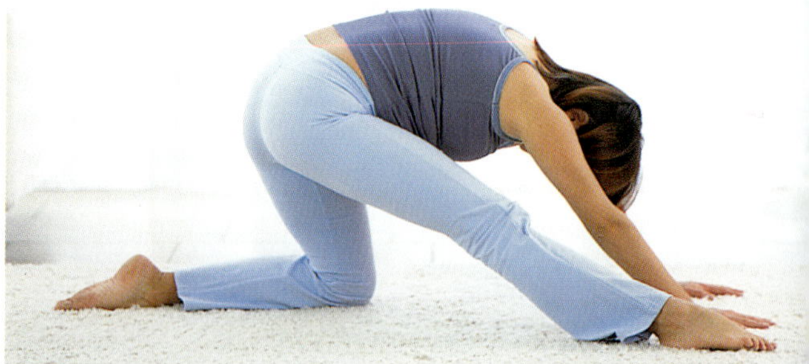

10 Expirez en tendant la jambe droite et en vous penchant vers l'avant pour poser les mains à côté du pied droit. Relâchez la tête. Reposez-vous dans la posture de l'Enfant, et recommencez les exercices 7 à 10 avec la jambe gauche.

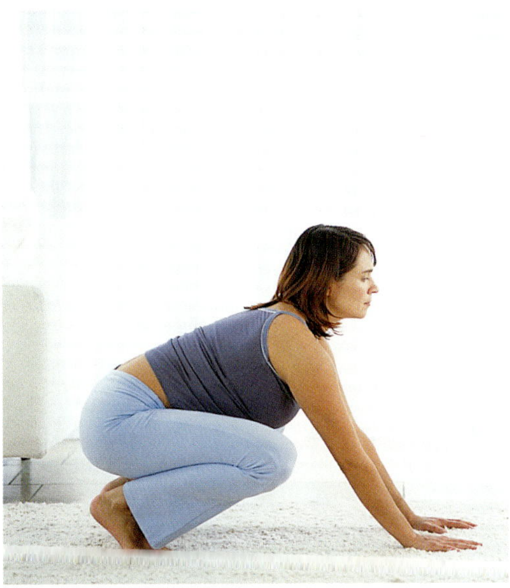

11 Toujours dans la posture de l'Enfant, retournez vos orteils et redressez-vous en position accroupie. Inspirez en reculant les mains une à une le plus près possible de votre corps. Gardez la tête droite et pressez vos talons sur le sol pour étirer votre colonne.

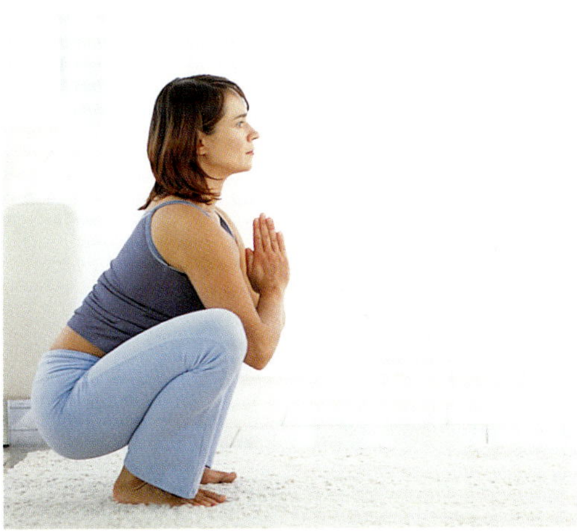

12 Si vous vous sentez à l'aise dans cette position accroupie, respirez deux fois, mains jointes dans la position de la Prière et coudes entre les genoux. Sinon, redressez-vous.

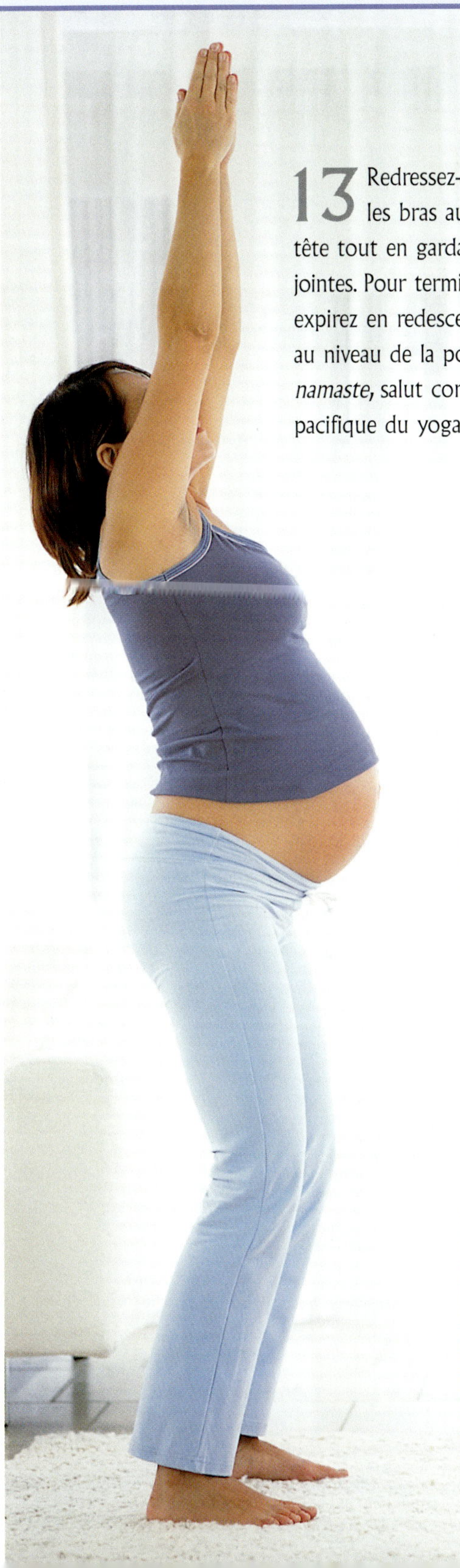

13 Redressez-vous en levant les bras au-dessus de la tête tout en gardant les paumes jointes. Pour terminer la séquence, expirez en redescendant les mains au niveau de la poitrine pour un *namaste*, salut concentré et pacifique du yoga.

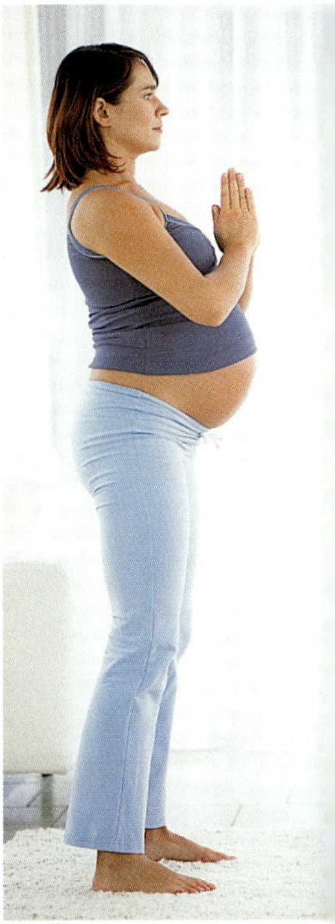

TORSIONS DEBOUT

Ces torsions diagonales qui sollicitent tous les muscles du buste, des hanches aux épaules, soulageront les tensions au niveau de vos reins. Elles renforceront efficacement les muscles abdominaux qui soutiennent votre utérus en rapide expansion. Selon votre humeur, alternez balancements rythmiques et relaxation par étirements depuis le bas de votre colonne jusqu'à l'extrémité de vos doigts. Ces mouvements vous régénéreront en stimulant aussi bien votre respiration que votre coordination physique et mentale.

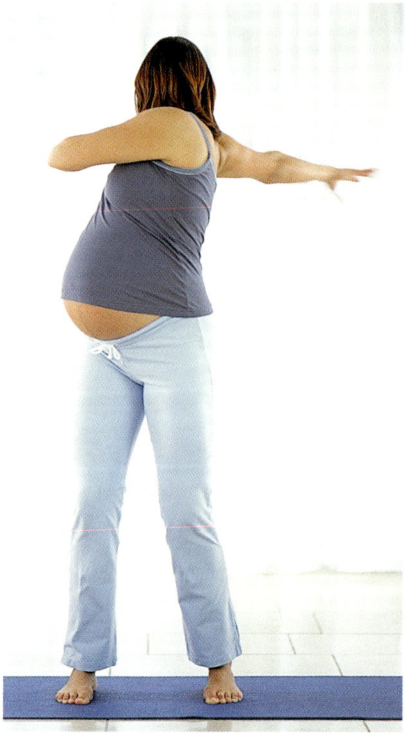

1 Prenez la posture de la Montagne, genoux légèrement fléchis. Respirez normalement en balançant vos bras alternativement de chaque côté du corps le plus loin possible vers l'arrière.

2 Écartez davantage les pieds et accentuez la torsion pour amplifier l'extension du corps. Lorsque vous pivotez vers la droite, levez le bras gauche en tirant le bras droit vers l'arrière. Vous devez sentir l'étirement dans tout le corps, depuis le talon gauche jusqu'à l'extrémité des doigts de la main gauche. Fléchissez les genoux avant de pivoter à gauche et recommencez l'étirement de l'autre côté.

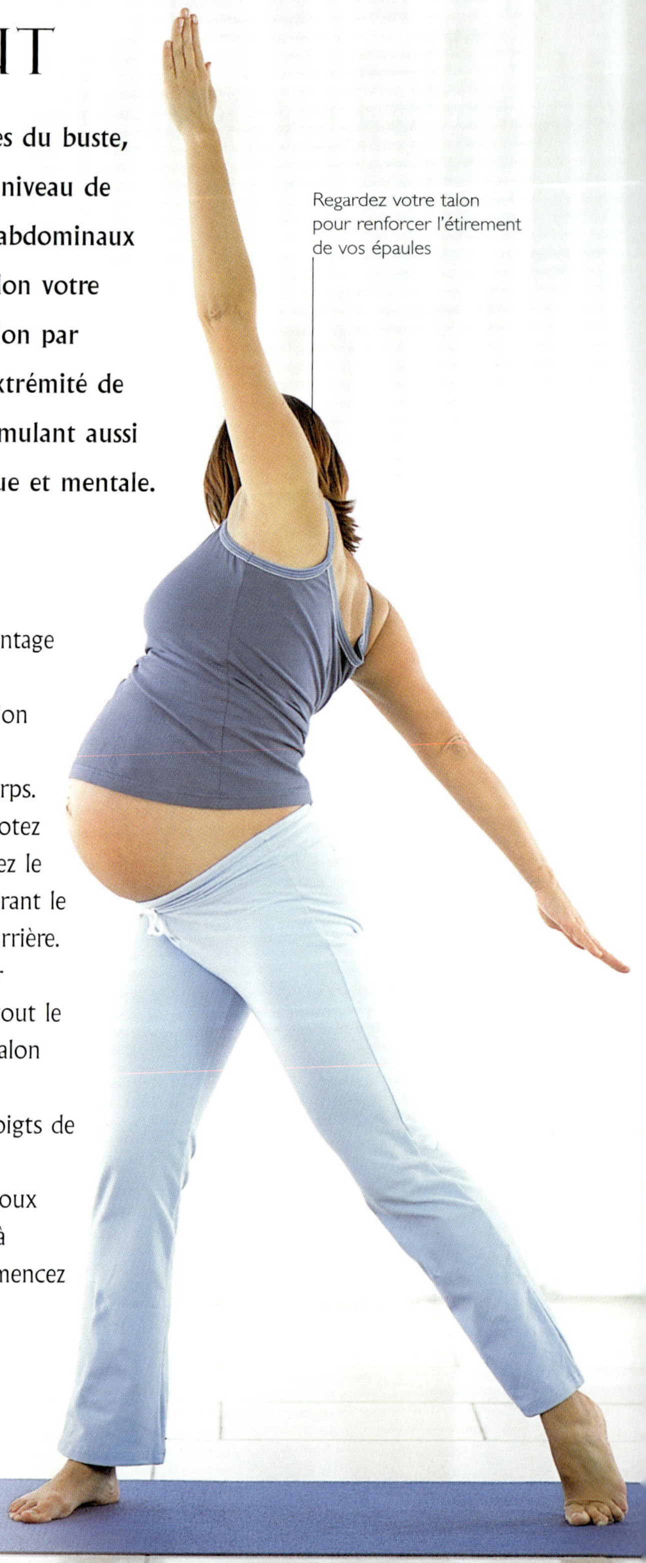

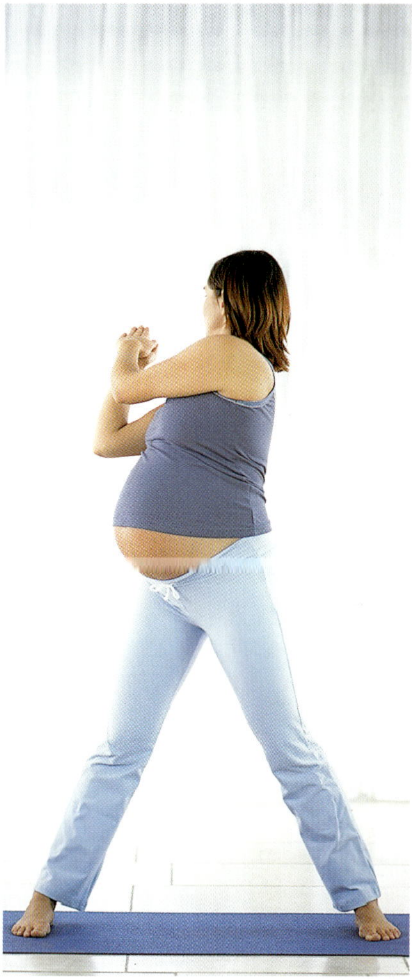

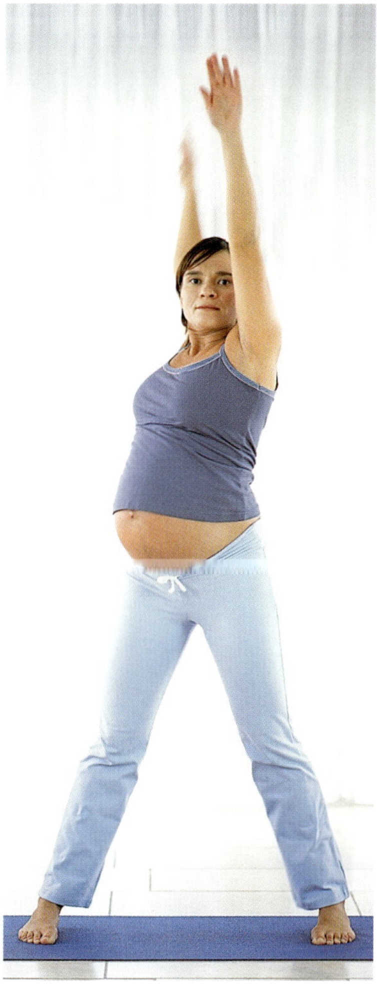

LE TRAVAIL DE FOND

Il y a différentes façons de respirer en effectuant ces mouvements. En règle générale, inspirez en vous étirant et expirez en fléchissant les genoux pour changer de côté. Bien sûr, si vous maintenez une position, vous pouvez inspirer er expirer pendant l'extension, à condition que vous expiriez en relâchant la posture.

Il est important de fléchir les genoux pour transmettre la torsion à tout le buste et pas seulement aux épaules, ce qui risquerait d'affaiblir les lombaires durant la grossesse.

3 Calez-vous fermement sur vos pieds, parallèles et bien écartés. Joignez les paumes et tournez le buste vers la droite en tirant le coude droit vers l'arrière. Respirez normalement durant l'exercice, en accentuant l'extension à chaque expiration. Recommencez quatre fois de chaque côté en alternant.

4 Pieds toujours parallèles, tournez le buste vers la droite en levant simultanément le bras gauche devant vous et le bras droit derrière vous. Expirez en fléchissant les genoux et en redescendant les bras pour vous recentrer. Recommencez de l'autre côté en levant les bras latéralement de plus en plus haut jusqu'à ce que vos mains se rencontrent au-dessus de votre tête. Respirez énergiquement tout au long de l'exercice.

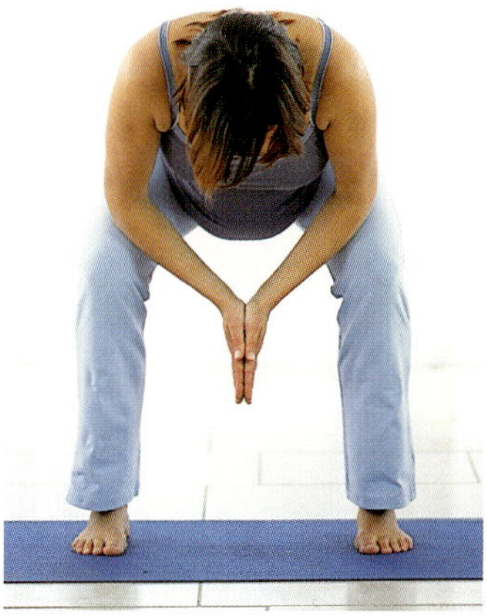

5 Prenez la contre-pose en vous mettant en position semi-accroupie, pieds parallèles et genoux pliés. Appuyez les coudes sur les genoux et relâchez la tête vers l'avant. Joignez éventuellement les mains en pointant les doigts vers le sol.

DU TRIANGLE À LA DEMI-LUNE POSTURES SIMPLIFIÉES

Ces superbes postures classiques permettent d'étirer tous les muscles de votre colonne et vous aident à donner plus d'espace au bébé qui grandit. Servez-vous d'une chaise comme support pour faciliter le mouvement de vos hanches et de votre cage thoracique. Même si vous êtes une praticienne expérimentée, travaillez ces séquences spécialement adaptées au bien-être de la femme enceinte.

PRÉCAUTIONS

- Pour éviter les tensions du cou, gardez toujours la tête dans l'alignement de votre colonne.
- Gardez la hanche de la jambe d'appui en arrière pour bien étirer les ligaments du bassin.

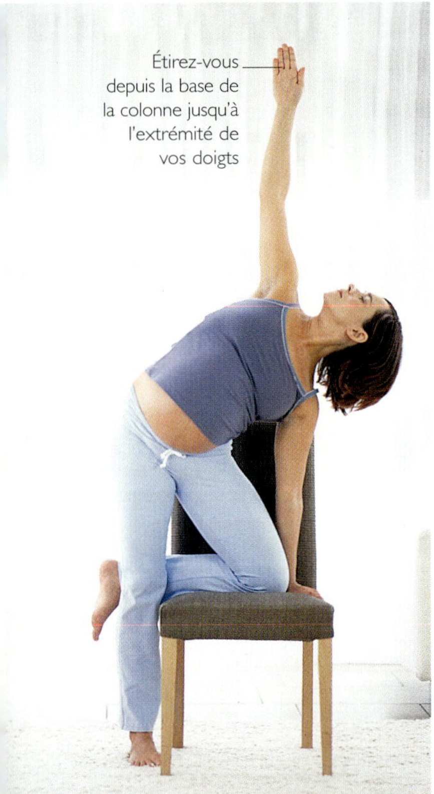
Étirez-vous depuis la base de la colonne jusqu'à l'extrémité de vos doigts

1 Debout sur la jambe droite, posez le genou gauche sur la chaise. Levez le bras droit, puis descendez lentement la main gauche sur le siège sans vous pencher en avant.

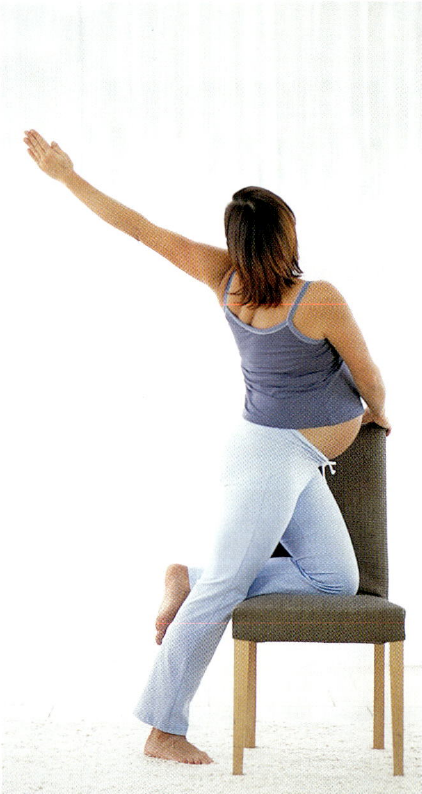

2 Sans bouger les jambes, pivotez vers la gauche et saisissez le dossier de la chaise de votre main droite. Inspirez en tendant lentement le bras gauche dans le prolongement de votre épaule droite. Respirez profondément.

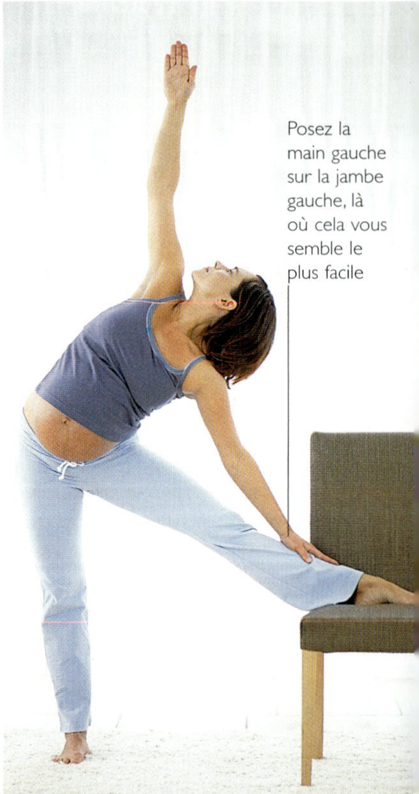
Posez la main gauche sur la jambe gauche, là où cela vous semble le plus facile

3 Écartez-vous de la chaise et posez le pied gauche sur le siège en gardant la jambe tendue. Levez le bras droit pour vous étirer jusqu'à la base de la colonne. Expirez en tournant votre buste vers la droite.

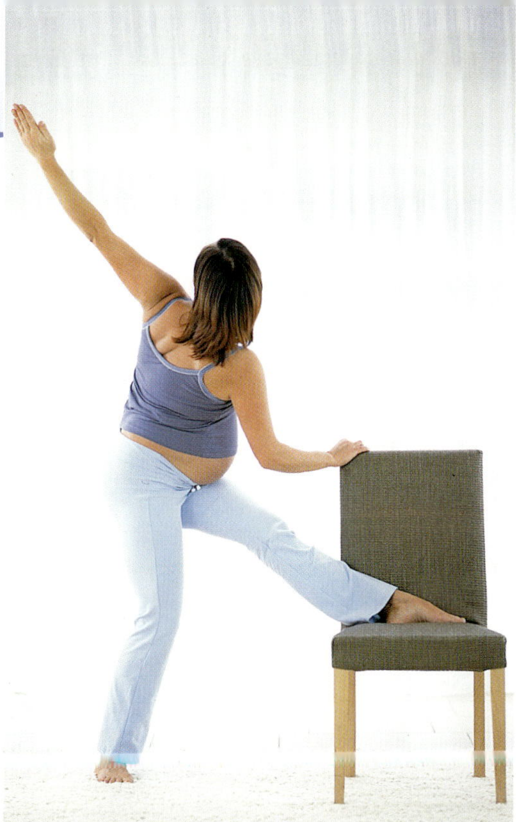

4 Gardez les jambes dans la même position et pivotez vers la gauche pour poser la main droite sur le dossier de la chaise. Inspirez en étirant le bras gauche vers l'arrière pour amplifier la rotation des hanches. Fléchissez le genou droit pour faciliter le mouvement. Sans forcer sur la nuque, suivez de la tête la torsion de la colonne et regardez votre main gauche.

5 Placez le genou et l'avant-bras gauches sur le siège et levez le bras droit dans cette adaptation de la posture de la Demi-lune. Placez les épaules contre le dossier et transférez votre poids sur le coude et le genou gauches. Appuyez la hanche droite et le buste contre le dossier pour créer plus d'espace dans votre corps. Respirez profondément.

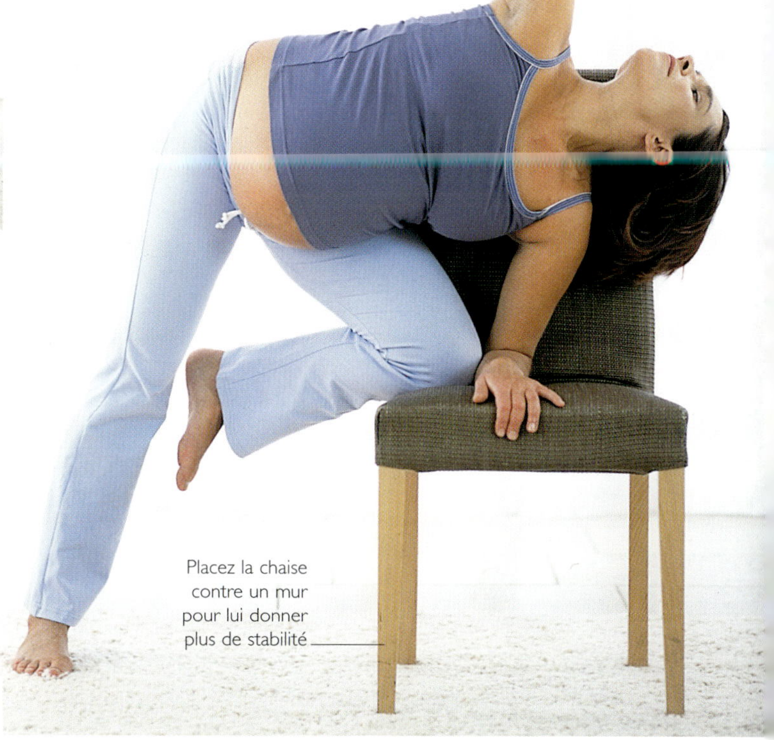

Placez la chaise contre un mur pour lui donner plus de stabilité

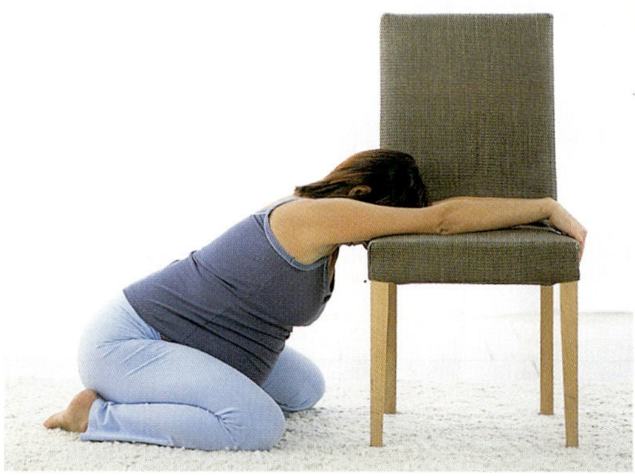

6 Cette position à genoux permet de s'étirer en gardant le dos droit. Asseyez-vous sur vos talons, face à la chaise, les genoux bien espacés. Posez les bras et le front sur le siège pour un étirement relaxant. Respirez profondément et profitez de la sensation d'ouverture qu'offrent ces postures. Recommencez toute la séquence en changeant de côté.

DU TRIANGLE À LA DEMI-LUNE POSTURES AVANCÉES

Ardha Chandrasana

Ces postures classiques permettent des extensions élégantes vers le ciel, équilibrées par les forces de gravité qui garantissent un support physique. Une fois que votre corps sera bien enraciné depuis les pieds jusqu'aux hanches, vous pourrez étirer le haut de votre corps dans une torsion de la colonne avec la posture du Triangle, puis recouvrer un sentiment de liberté dans la posture de la Demi-lune.

BIENFAITS Ces postures créent en vous un sens de l'espace. De plus, elles :

- préparent les muscles de l'abdomen à l'étirement auquel ils seront soumis jusqu'à ce que le bébé ait atteint sa taille de naissance ;
- préviennent la constipation.

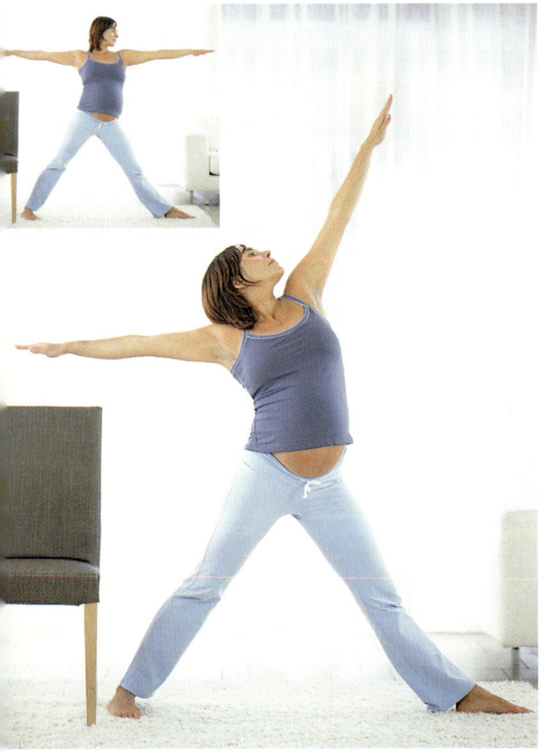

1 Formez la base du Triangle en écartant bien les pieds. Tournez le pied gauche vers l'extérieur et tendez les bras latéralement au niveau des épaules. Inspirez en levant votre bras gauche, puis expirez en regardant votre main gauche.

2 Penchez-vous lentement aussi loin que possible sur la gauche, dans la posture du Triangle. Respirez deux fois dans cette position et remontez aussi lentement que vous êtes descendue.

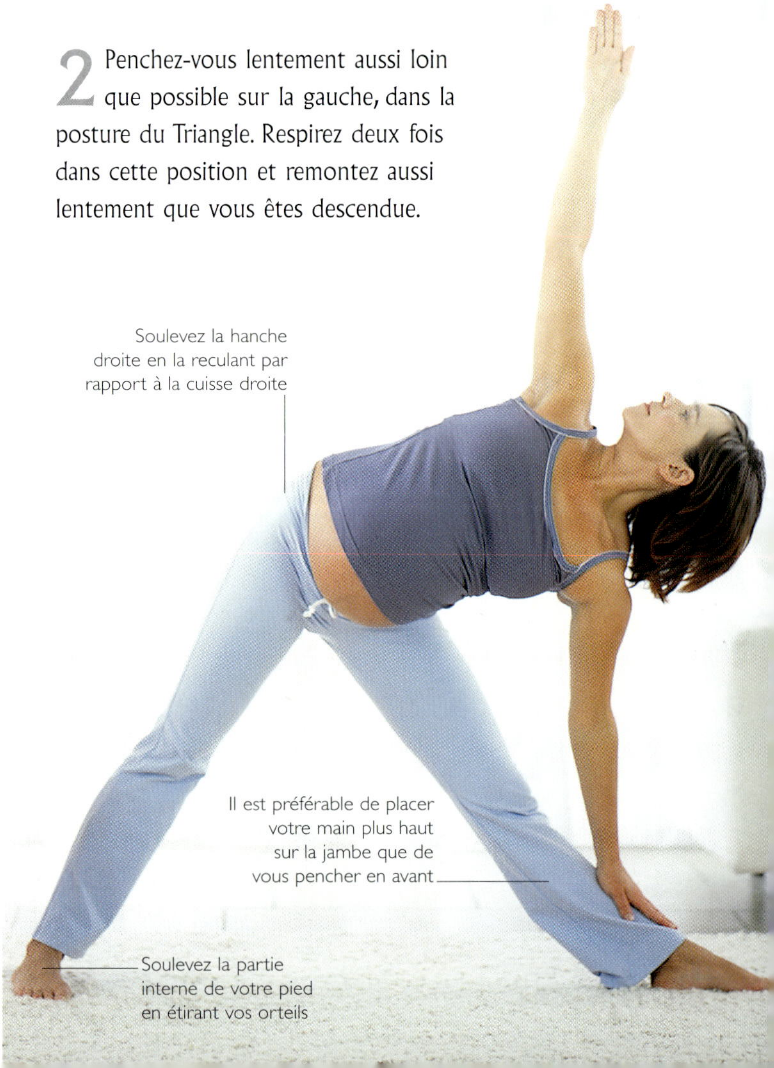

Soulevez la hanche droite en la reculant par rapport à la cuisse droite

Il est préférable de placer votre main plus haut sur la jambe que de vous pencher en avant

Soulevez la partie interne de votre pied en étirant vos orteils

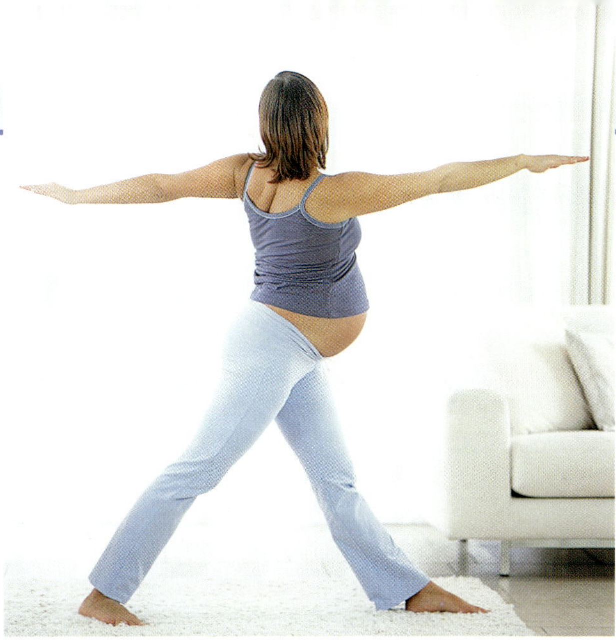

3 Sans bouger les jambes ni les pieds, tendez les bras sur les côtés et inspirez en tournant votre torse vers la gauche. Expirez en appuyant sur le pied droit et en tirant le bras gauche vers l'arrière. Revenez lentement.

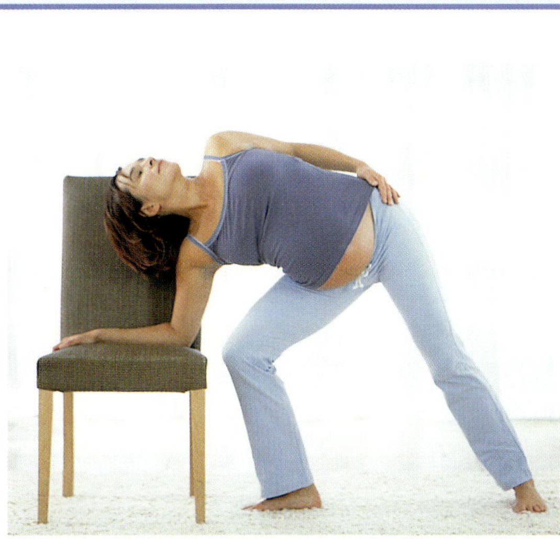

4 Placez-vous à gauche de la chaise et reformez avec vos pieds la base du Triangle. Pliez le genou droit et posez votre avant-bras droit sur le siège. Tournez lentement le buste vers la gauche.

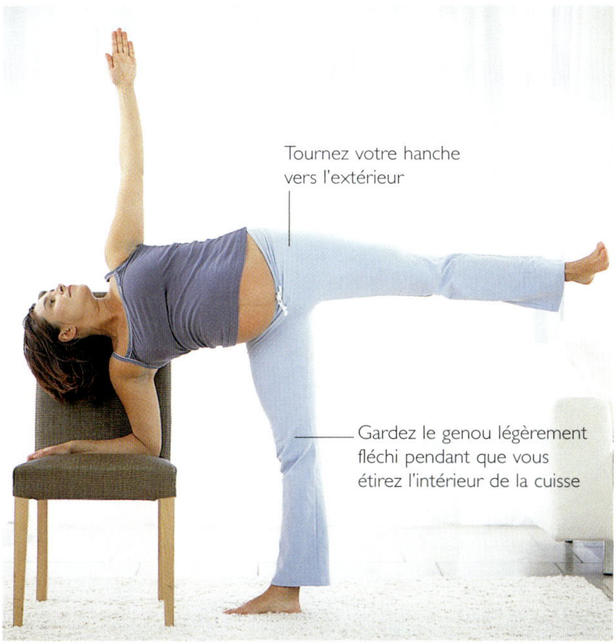
Tournez votre hanche
vers l'extérieur
Gardez le genou légèrement
fléchi pendant que vous
étirez l'intérieur de la cuisse

5 Tendez votre jambe gauche horizontalement en mettant votre hanche gauche dans le prolongement de votre jambe droite. Pressez votre épaule droite contre le dossier de la chaise et levez le bras gauche. Respirez profondément.

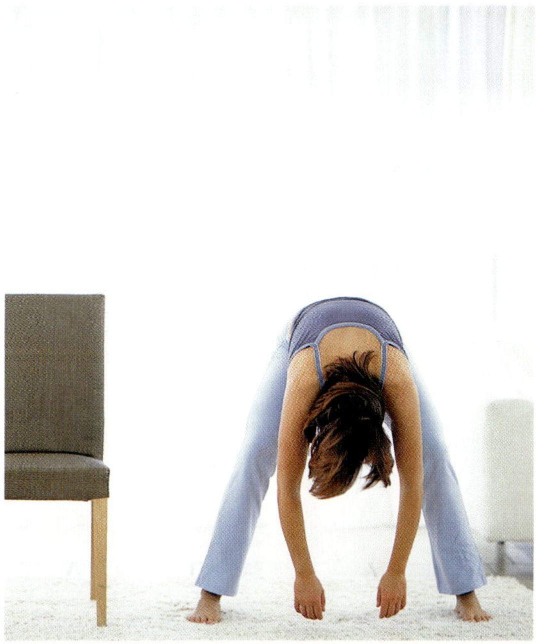

6 Relaxez-vous en vous penchant vers l'avant *(p. 27)*, tête et bras ballants. Fléchissez les genoux pour plus de confort. Respirez profondément. Recommencez la séquence en changeant de côté.

DE L'ARCHER AU GUERRIER

POSTURES SIMPLIFIÉES

Ces exercices sont des adaptations de deux postures classiques de yoga qui développent la puissance, la concentration et la force du guerrier. Nombre de cultures, en effet, comparent le courage des mères à celui des guerriers. Pour profiter de cette séquence sans tension des ligaments pelviens, utilisez une chaise pour maintenir votre corps et faciliter la respiration abdominale profonde.

PRÉCAUTIONS

- Utilisez une chaise pour cette séquence. Pour rendre la chaise plus stable, placez-la contre un mur.
- Faires attention en vous plaçant au bord du siège. Raidissez la jambe arrière pour renforcer votre stabilité.

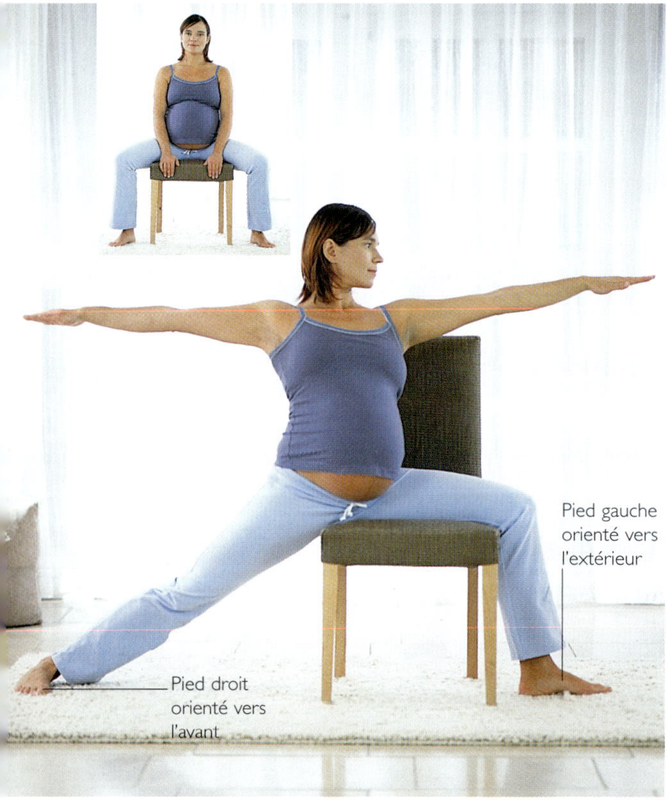
Pied gauche orienté vers l'extérieur
Pied droit orienté vers l'avant

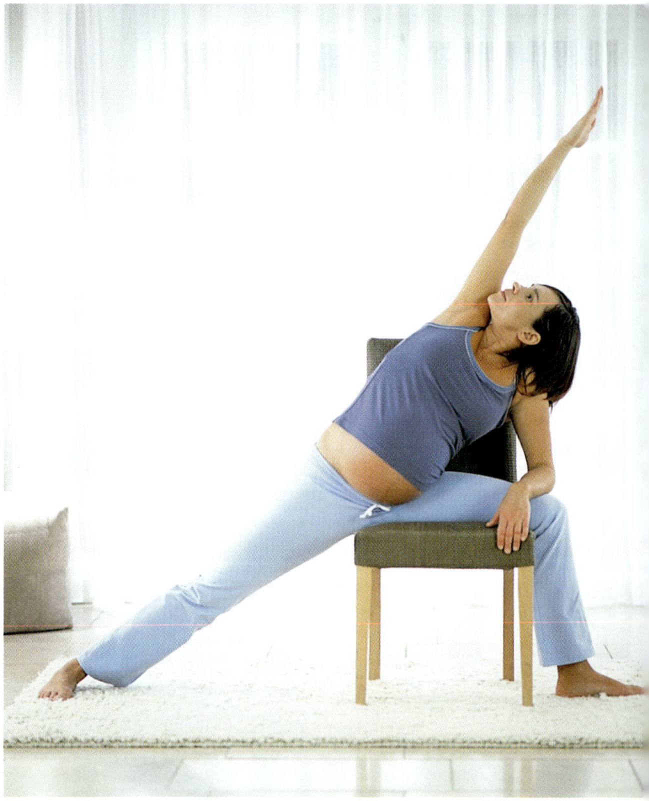

1 Asseyez-vous dos droit, genoux bien écartés et pieds placés de façon à avoir un maximum de stabilité. Posez les mains sur le siège et respirez profondément. Tournez-vous sur la gauche et raidissez votre jambe droite. Tendez les bras au niveau des épaules et regardez votre main gauche. Respirez trois fois.

2 Posez votre coude gauche sur votre cuisse gauche et tendez le bras droit par-dessus l'oreille droite de manière à former une ligne allant du talon droit à la main droite. Bombez le torse durant l'étirement et respirez en gardant votre cage thoracique ouverte au maximum.

3 S'il vous reste suffisamment d'énergie, prenez la posture de l'Archer. Gardez les jambes dans la même position de base et redressez le buste. Tirez le coude droit vers l'arrière à hauteur des épaules en tendant le bras gauche devant vous. Respirez trois fois.

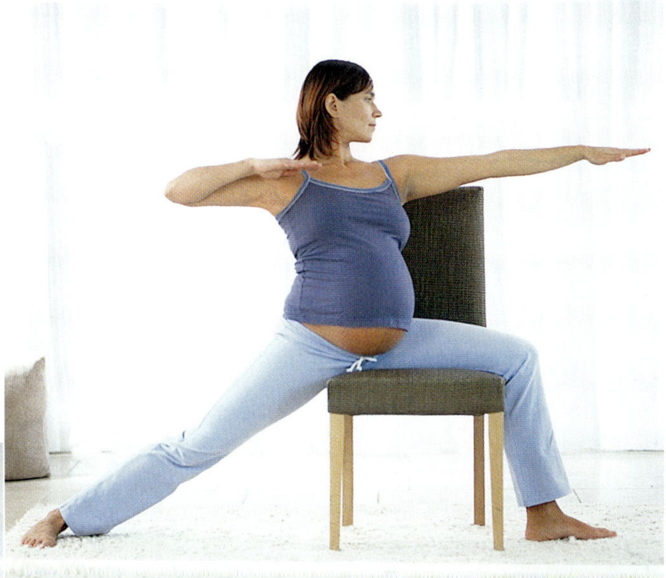

4 Joignez les mains dans la posture de la Prière. Inspirez en tendant les bras au-dessus de la tête, coudes serrés, et regardez vos mains. Étirez-vous pendant l'expiration en focalisant votre attention sur votre talon arrière. Baissez les bras et placez vos mains devant la poitrine.

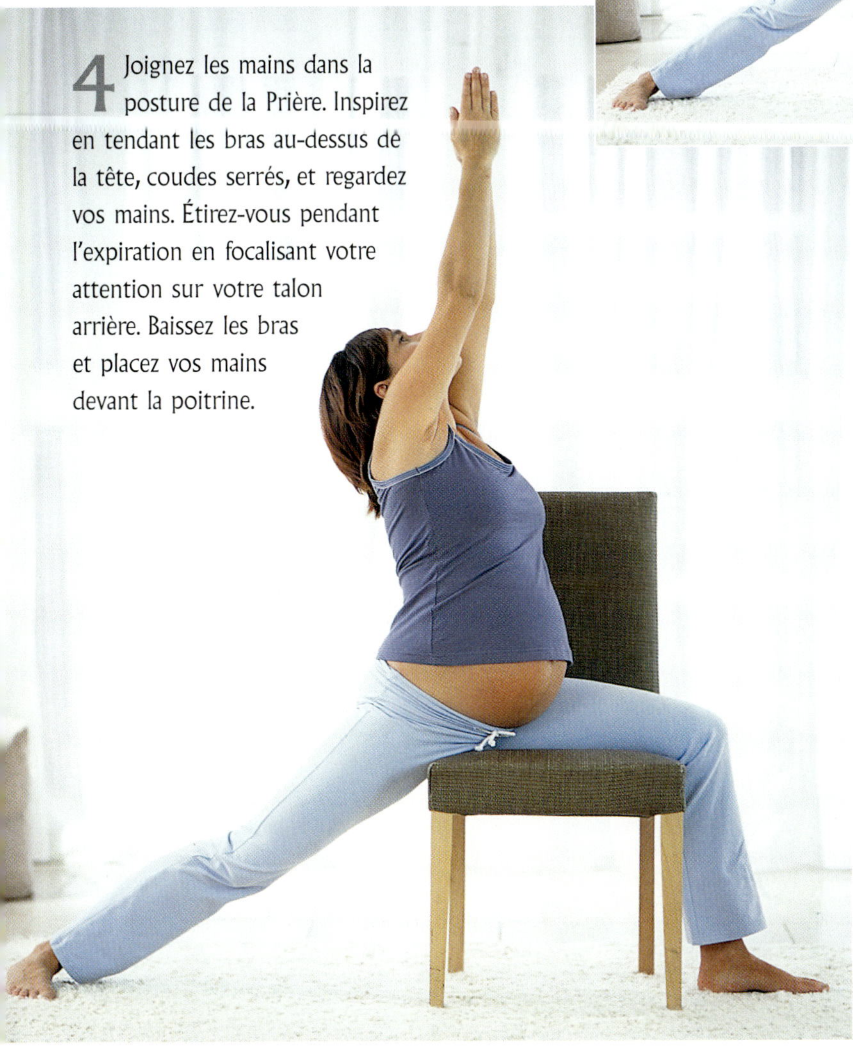

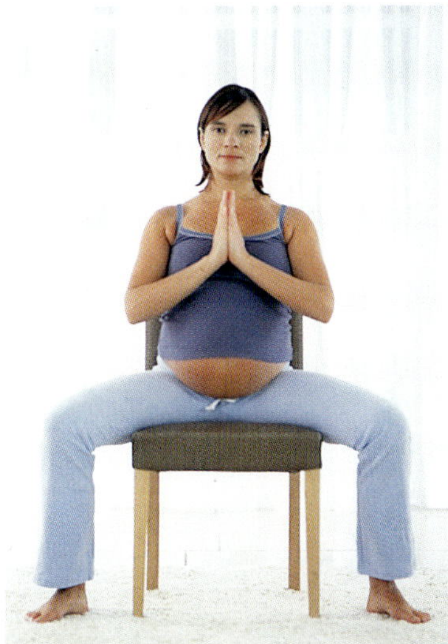

5 Reprenez la position assise de base, mains jointes dans la Prière. Respirez brièvement pour vous enraciner et renouveler votre force. Pensez au bébé et stockez ces énergies pour les semaines à venir. Recommencez les exercices 1 à 5 en changeant de côté.

DE L'ARCHER AU GUERRIER

POSTURES AVANCÉES

Virabhadrasana

Dans cette séquence dynamique, les mouvements énergiques et souples menant à des postures classiques favorisent un maximum d'étirement, de liberté et de précision dans la pleine jouissance de votre activité physique et mentale. En quelques instants, vous vous sentirez revitalisée, légère et forte, et reprendrez la journée avec un regain d'énergie. Dans la posture de l'Archer (étape 5), visualisez la flèche imaginaire que vous envoyez dans le ciel et ressourcez-vous à cette immobilité dynamique.

BIENFAITS ET PRÉCAUTIONS

Cette séquence renforcera votre physique et votre mental. Commencez par faire chaque exercice séparément pour améliorer votre endurance.

Ne faites pas cet enchaînement si vous souffrez de la symphyse pubienne ou de l'abdomen.

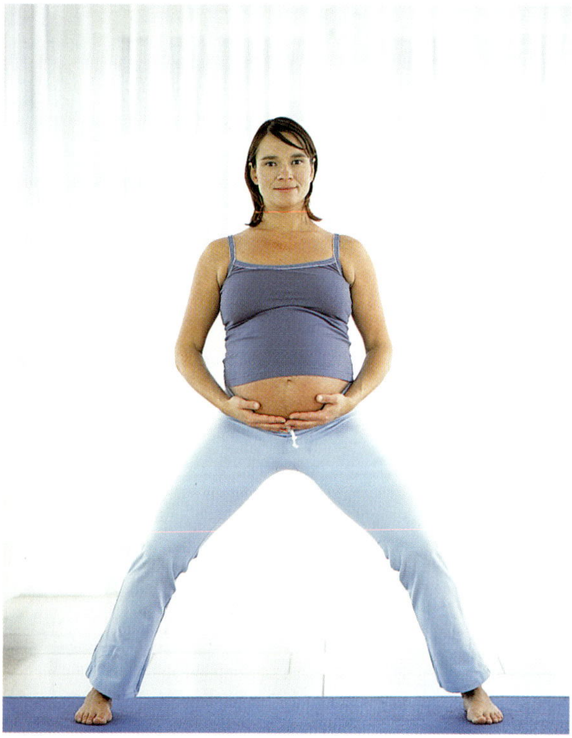

1 Prenez la posture de la Montagne, pieds très écartés. Fléchissez légèrement les genoux et appuyez sur vos talons pour aligner votre colonne. Relâchez la mâchoire et placez les mains sous l'abdomen. Respirez profondément et expirez en fléchissant les genoux un peu plus chaque fois.

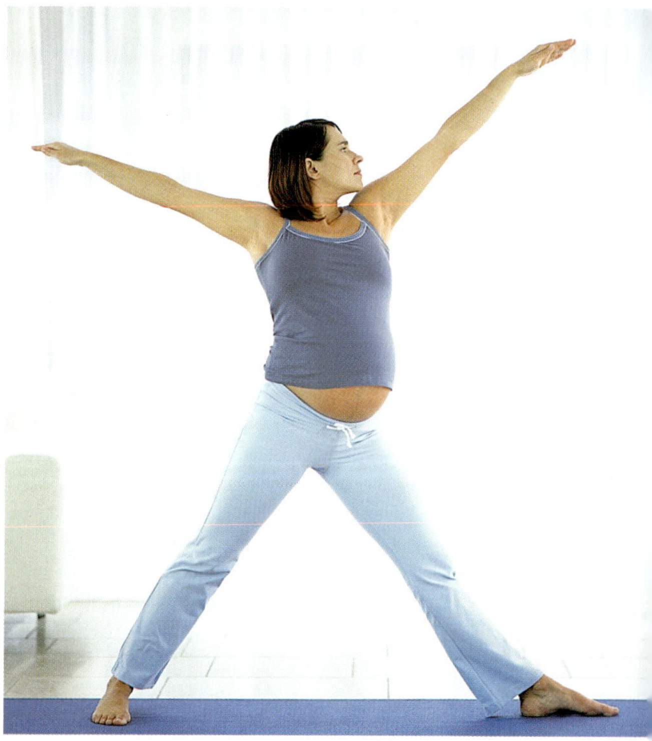

2 Tournez le pied gauche vers l'extérieur. Inspirez en écartant les bras et en les étirant souplement au-dessus des épaules jusqu'à former un grand V. Regardez votre main gauche. Expirez en fléchissant les genoux, en baissant les bras et en tournant le buste vers la gauche.

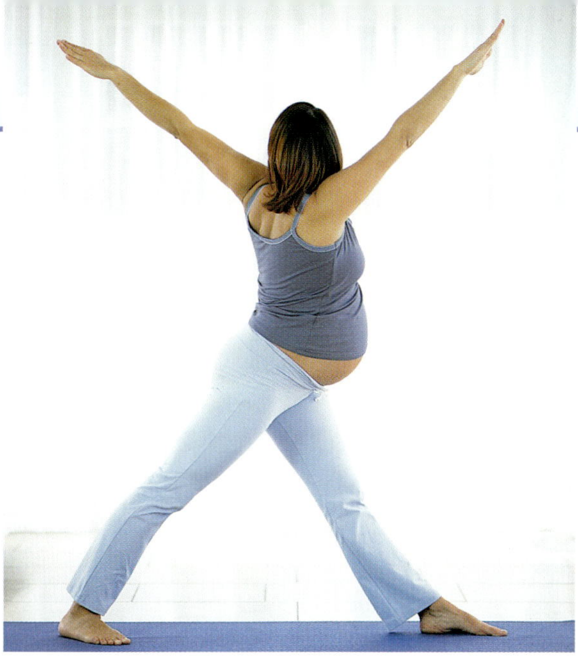

3 Inspirez en levant les bras en V et en regardant derrière vous. Expirez en fléchissant les genoux et en vous remettant de face. Inspirez à nouveau en levant les bras et en vous tournant de l'autre côté. Recommencez ce cycle trois fois de chaque côté.

4 Pour passer dans la posture de l'Archer, pliez le genou gauche en gardant les pieds bien au sol pour éviter que le pied gauche ne rentre vers l'intérieur. Étirez les bras à hauteur des épaules et respirez ainsi trois fois. ***Terminez en reprenant lentement la posture de la Montagne, ou continuez page suivante.***

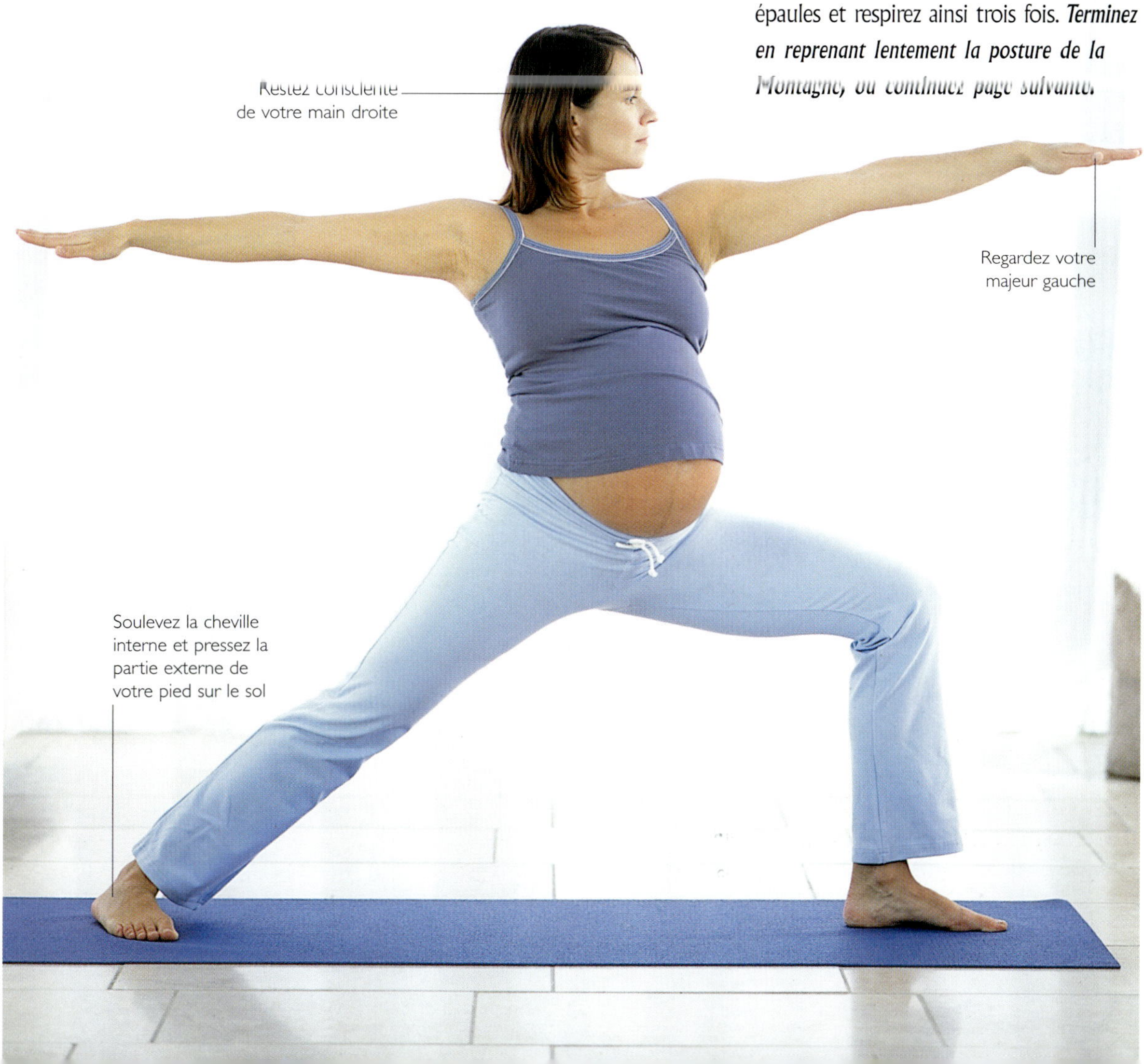
Restez consciente de votre main droite
Regardez votre majeur gauche
Soulevez la cheville interne et pressez la partie externe de votre pied sur le sol

5 Toujours dans la posture de l'Archer, repliez le bras droit en tirant le coude vers l'arrière et en plaçant la main près de l'épaule. Inspirez en relevant le bras gauche parallèlement à votre jambe arrière.

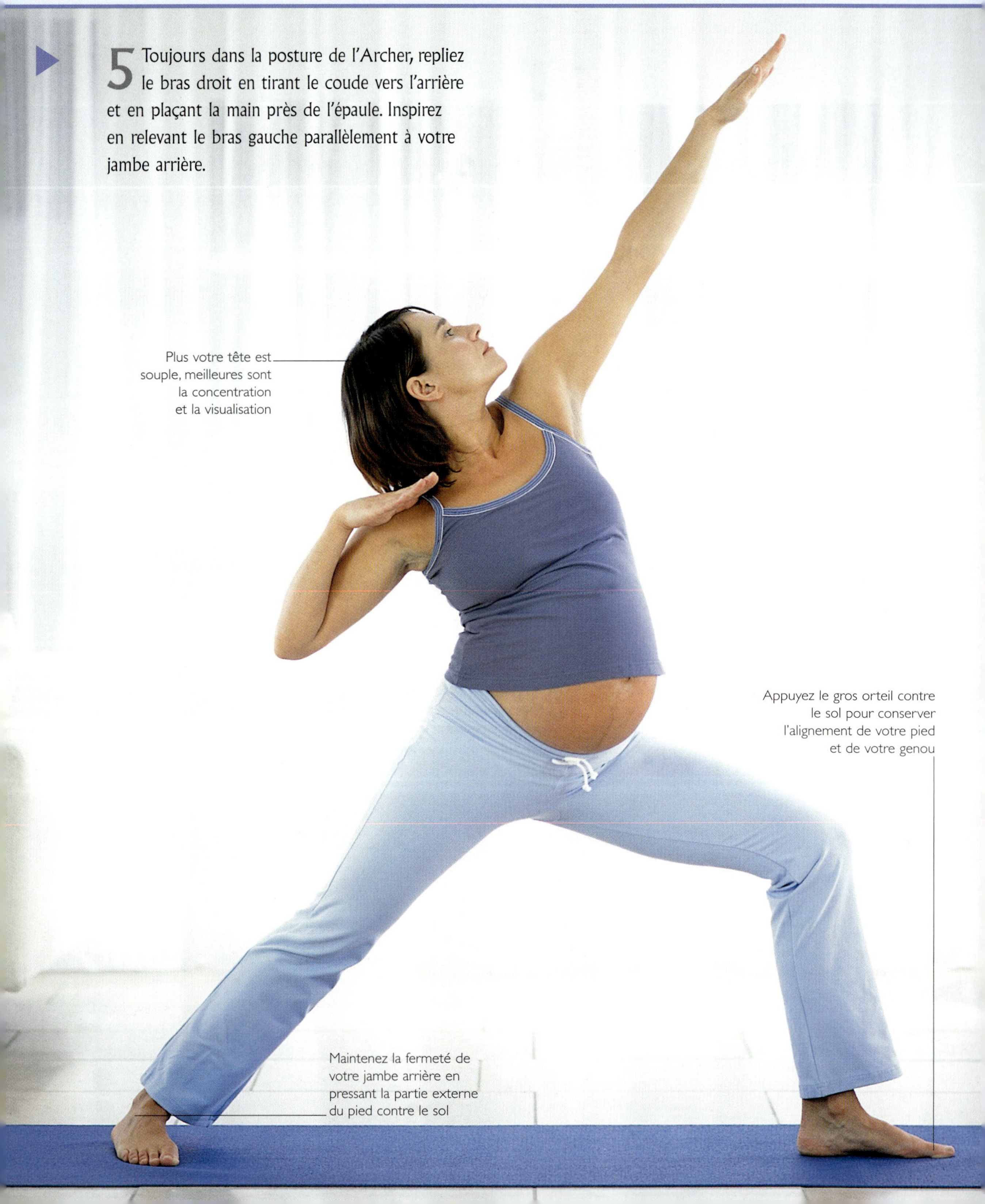
Plus votre tête est souple, meilleures sont la concentration et la visualisation
Appuyez le gros orteil contre le sol pour conserver l'alignement de votre pied et de votre genou
Maintenez la fermeté de votre jambe arrière en pressant la partie externe du pied contre le sol

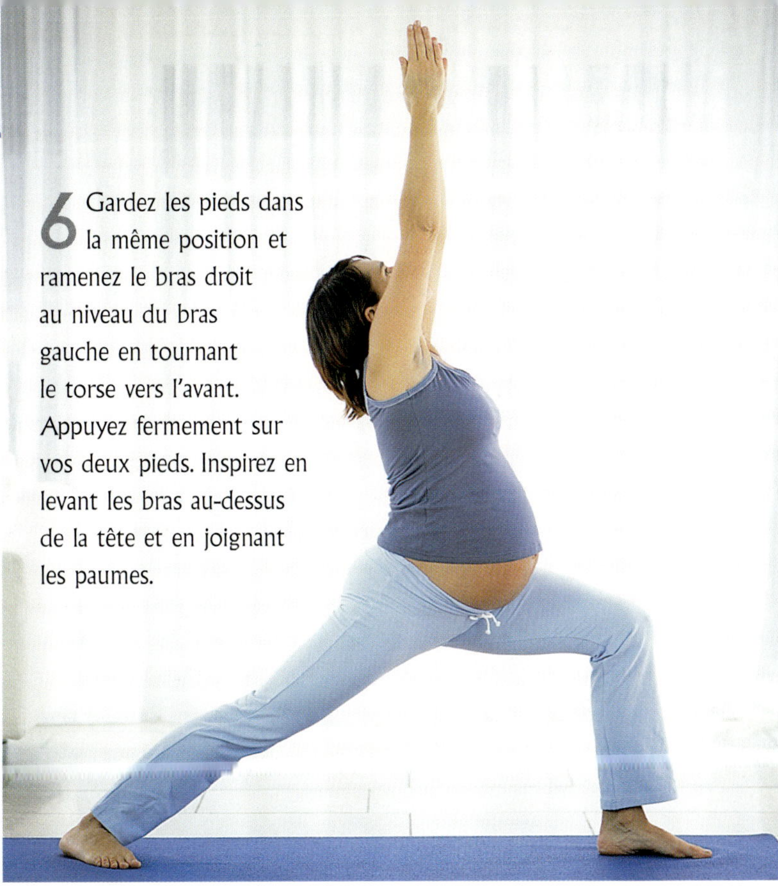

6 Gardez les pieds dans la même position et ramenez le bras droit au niveau du bras gauche en tournant le torse vers l'avant. Appuyez fermement sur vos deux pieds. Inspirez en levant les bras au-dessus de la tête et en joignant les paumes.

LE TRAVAIL DE FOND

La séquence peut s'effectuer en un mouvement continu, énergique et fluide, au rythme de votre respiration. Il peut aussi se pratiquer lentement en prenant votre temps et en refaisant la Montagne après chaque exercice pour vous reposer.

Pour éviter les tensions et approfondir la relaxation par étirement :

- assurez-vous de toujours garder les épaules et le cou souples ;
- respirez par l'abdomen ;
- contrôlez votre centre de gravité dans chaque position ;
- gardez conscience du lien entre votre corps et vos extrémités ;
- rappelez-vous que votre respiration anime chacune de vos postures.

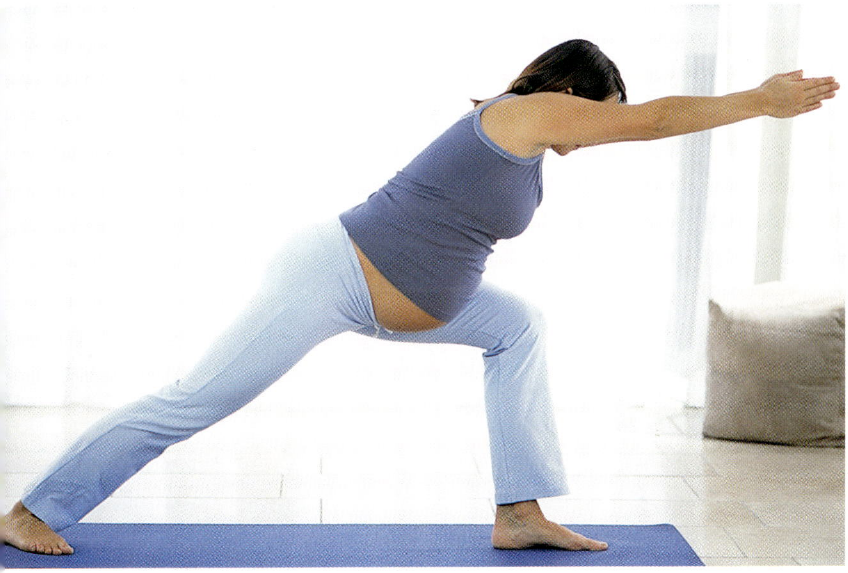

7 Expirez en vous fendant vers l'avant pour adopter la posture du Guerrier et étirer votre colonne dans le prolongement du talon arrière. Gardez les mains jointes sans bouger les pieds. Descendez lentement les bras au niveau des épaules et respirez trois fois en vous étirant.

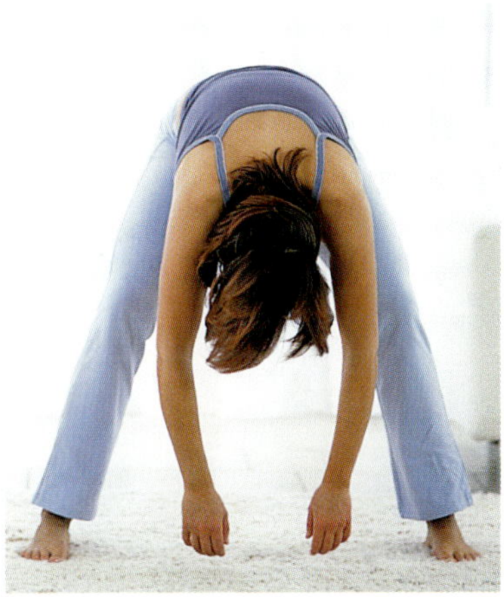

8 Relâchez la nuque et les épaules en vous penchant complètement vers l'avant, bras ballants. Au besoin, fléchissez les genoux. Reprenez lentement la posture de la Montagne. Recommencez la séquence en changeant de côté.

POSTURE DE L'ARBRE

Vrksasana

Recherchez votre équilibre interne en respirant dans cette superbe posture. Que vous soyez débutante ou non, cette séquence vous permettra d'améliorer votre stabilité en contractant les muscles de la jambe d'appui pour vous étirer depuis le bassin. Contrôlez votre centre de gravité et étendez vos racines pour faire de l'espace au bébé qui grandit en vous.

PRÉCAUTIONS Il est préférable de travailler une posture simplifiée plutôt que de compromettre votre équilibre dans la posture classique. Évitez de presser trop fort sur les veines de la jambe d'appui et ne tenez pas la posture plus de 30 secondes.

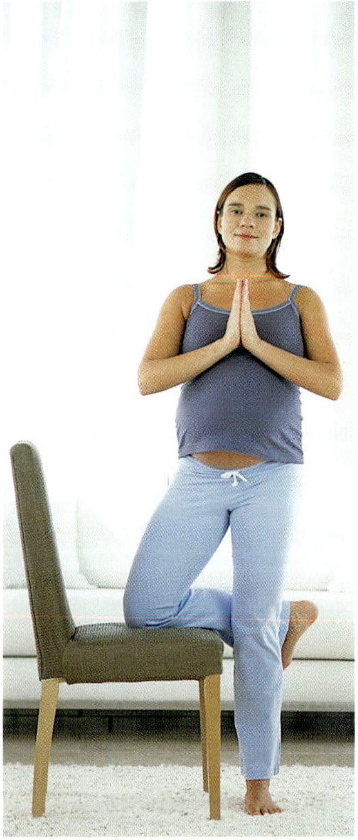

1 Posez votre genou droit sur un siège, joignez les mains dans la posture de la Prière et alignez votre colonne. Respirez normalement.

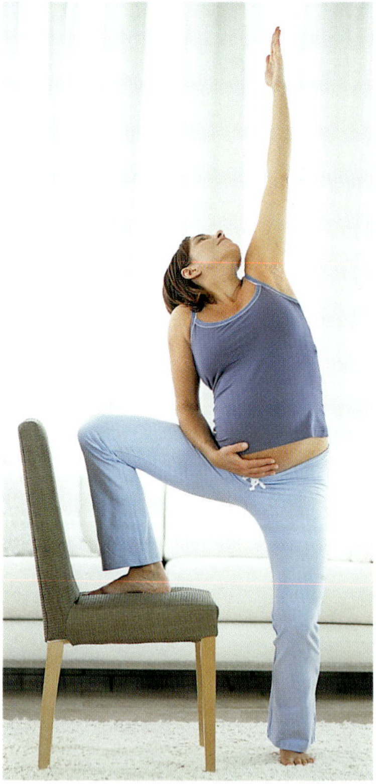

2 Placez le pied droit sur le siège pour approfondir votre respiration abdominale. Levez le bras gauche et étirez-vous, depuis le talon jusqu'à la main.

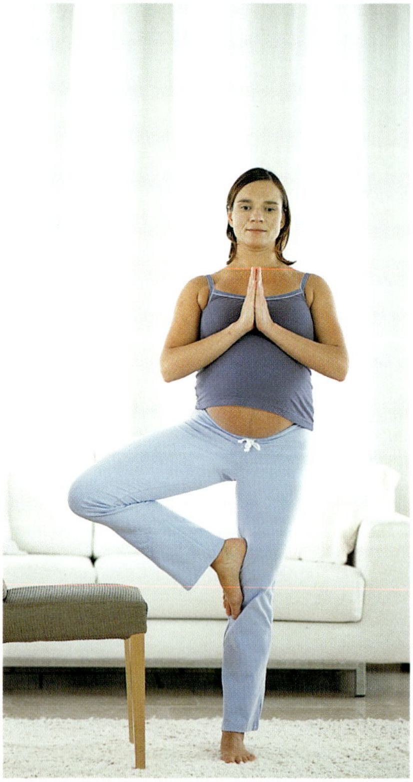

3 Expirez en posant le pied droit contre la jambe gauche, au-dessus du genou. Joignez les mains en Prière. Respirez profondément en regardant devant vous pour créer l'équilibre intérieur.

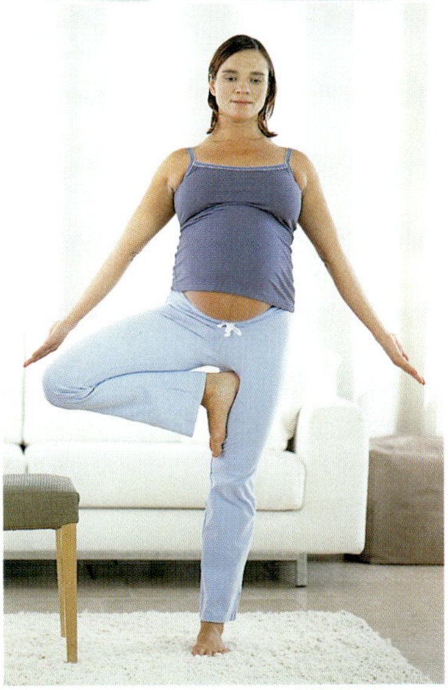

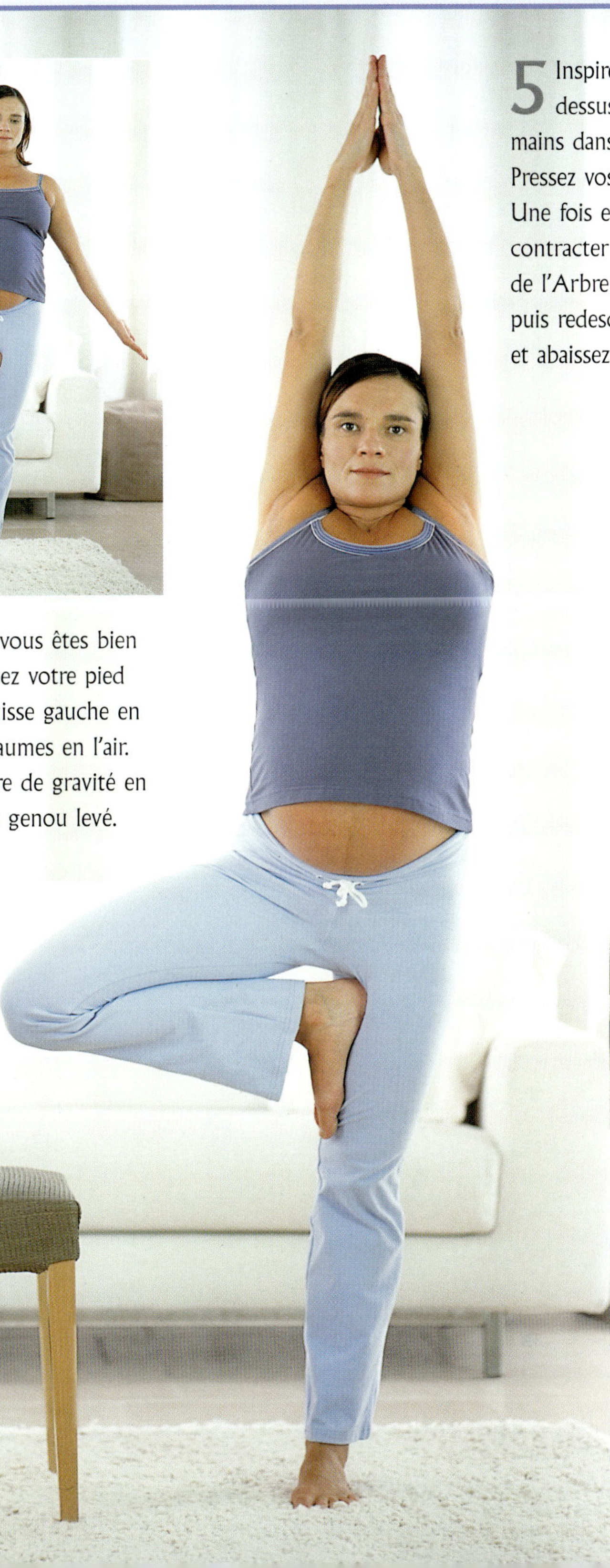

5 Inspirez en levant les bras au-dessus de la tête et joignez les mains dans la posture de la Prière. Pressez vos bras contre vos oreilles. Une fois en confiance, essayez de contracter les coudes. Gardez la posture de l'Arbre durant trois respirations, puis redescendez doucement vos bras et abaissez votre jambe.

4 Une fois que vous êtes bien stable, remontez votre pied le long de votre cuisse gauche en ouvrant les bras, paumes en l'air. Ajustez votre centre de gravité en le déplaçant vers le genou levé.

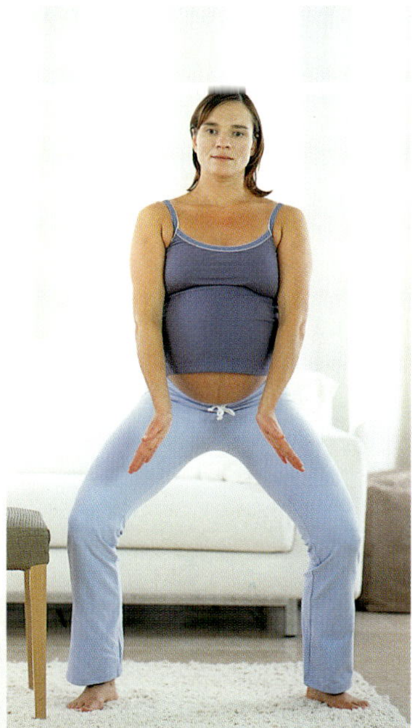

6 Reprenez la posture de la Montagne, genoux fléchis et bien écartés. Terminez par un mudra d'ouverture. Joignez les mains devant l'os pubien, doigts vers le bas. Expirez en ouvrant les mains en forme de V renversé le long des cuisses. Recommencez de l'autre côté.

OUVERTURE DES HANCHES DEBOUT

Il est important pour la femme enceinte d'avoir des articulations pelviennes souples et solides. Les mouvements montrés ici améliorent la circulation sanguine vers tous les organes et en particulier vers l'utérus. Ils vous aideront aussi à vous mouvoir librement, en harmonie avec votre silhouette, et à élargir lentement le diamètre de votre bassin pour encourager le bébé à se positionner tête en bas.

PRÉCAUTIONS Si vous souffrez de la symphyse pubienne, évitez l'exercice 5. Travaillez les exercices 2, 3 et 6 en levant peu le genou et en lui faisant décrire des petits cercles. Tenez la position 4 pendant six respirations pour fortifier les ligaments pelviens.

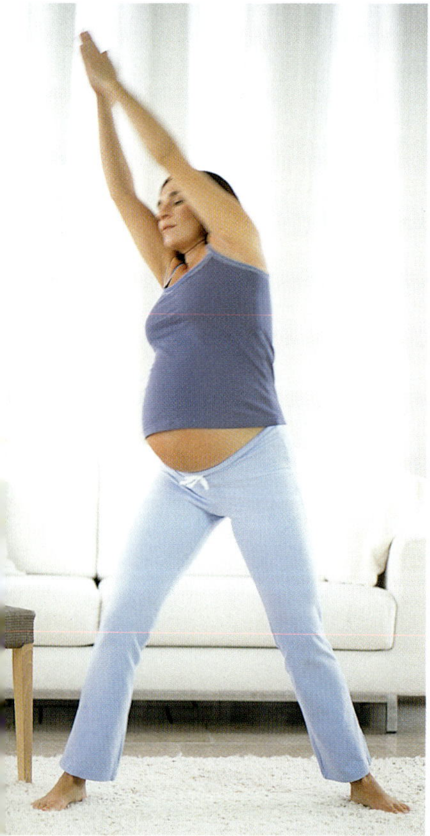

1 Debout, pieds écartés, joignez les mains et inspirez en levant les bras. Expirez en fléchissant les genoux et en baissant les bras. Recommencez trois fois.

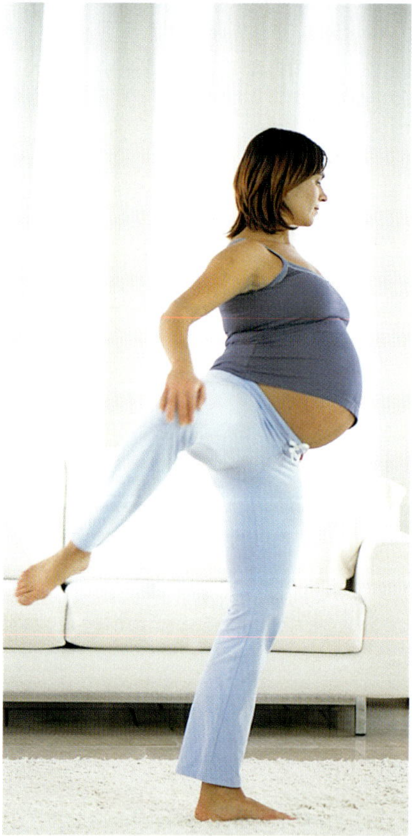

2 Tenez-vous bien droite, pieds écartés. Inspirez en pliant la jambe droite et en levant le genou assez haut. Attrapez le genou avec la main droite si cela vous aide.

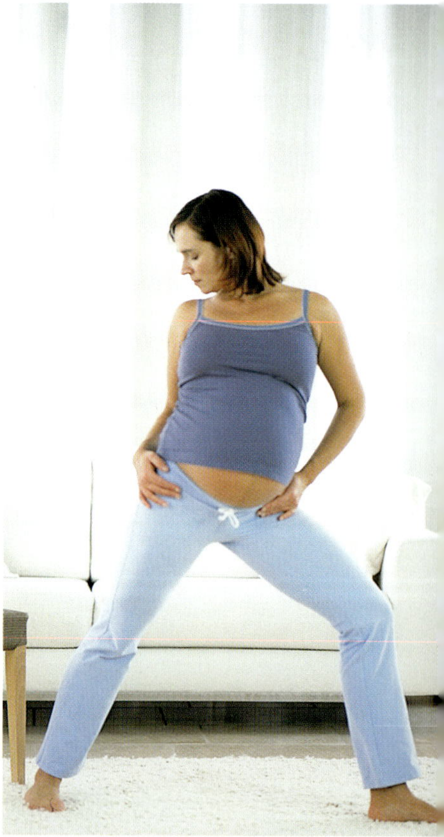

3 Expirez en reposant lentement le pied droit derrière vous et en tournant le buste vers la droite. Ramenez votre jambe. Répétez les étapes 2 et 3 trois fois de chaque côté.

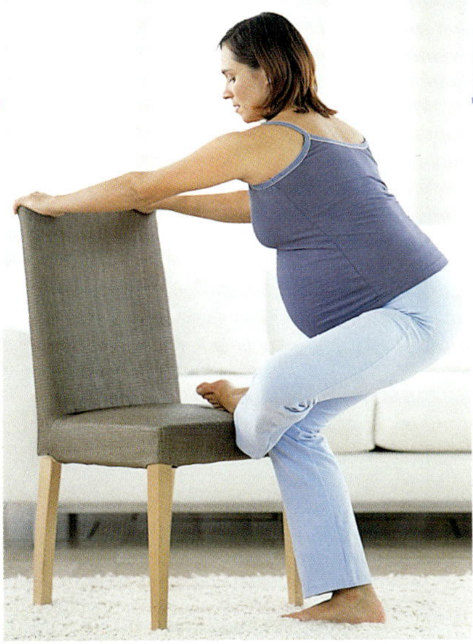

4 Prenez la contre-position en vous plaçant face à une chaise dont vous saisissez le dossier. Pliez les genoux, levez la jambe gauche et posez le dessus du pied sur le siège. Respirez profondément trois fois en baissant la hanche gauche. Recommencez de l'autre côté.

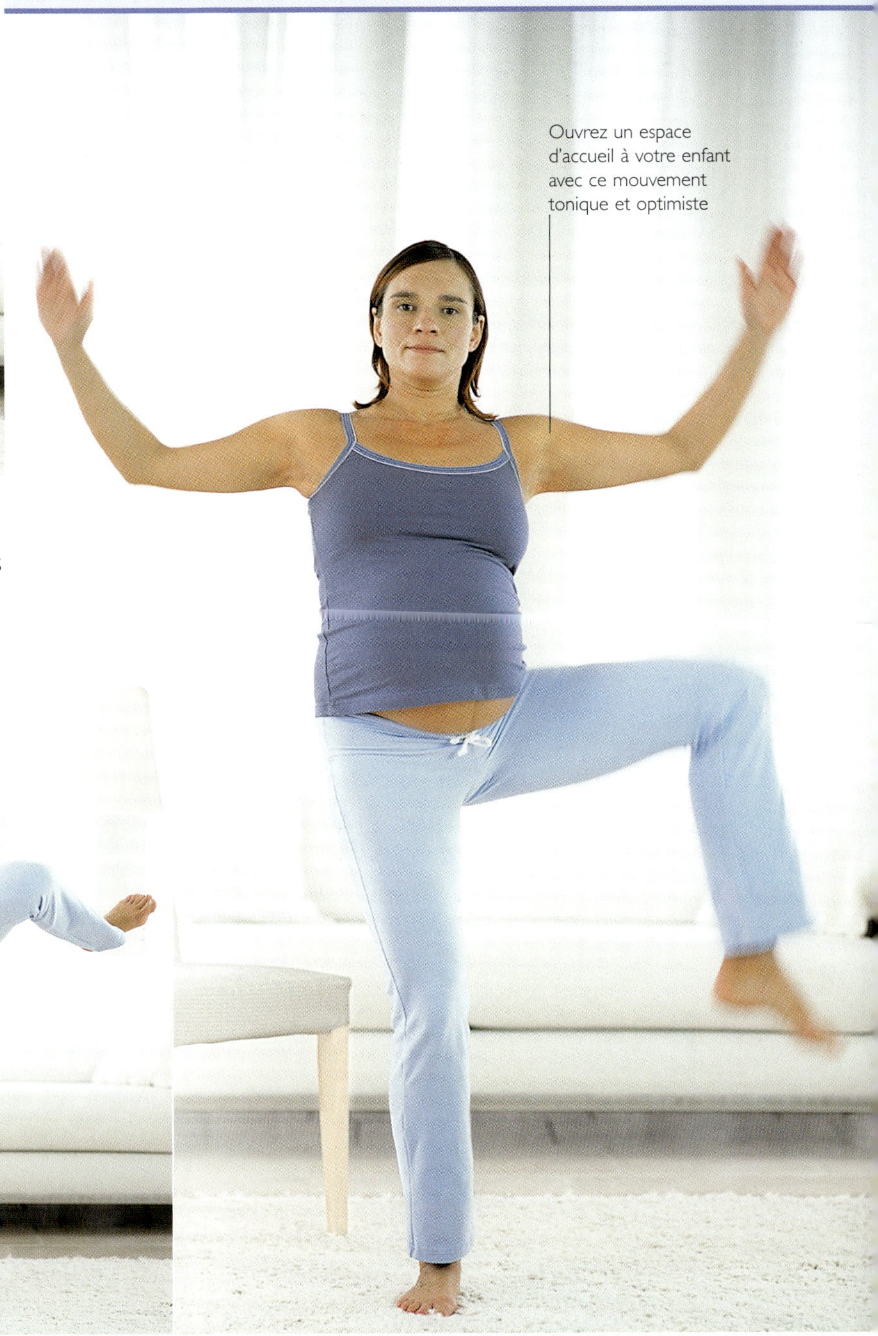

Ouvrez un espace d'accueil à votre enfant avec ce mouvement tonique et optimiste

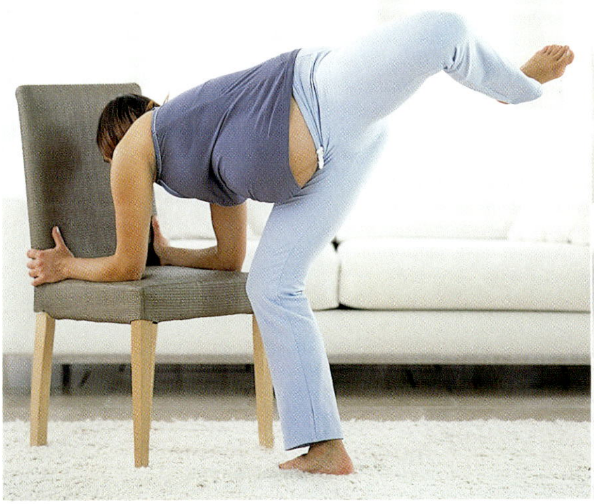

5 Pour créer plus d'espace dans votre bassin, placez-vous devant la chaise, genoux fléchis. Posez vos avant-bras sur le siège en saisissant le dossier. Levez la jambe gauche derrière vous, genou plié, ouvrez la hanche et revenez lentement. Recommencez trois fois de chaque côté.

6 Terminez cette séquence en décrivant de grands cercles dynamiques avec vos mains et, alternativement, avec chacun de vos genoux. Vous pouvez aussi faire des petits sauts ; sautez pour le plaisir, quelle que soit votre humeur.

EXERCICES DE RECENTRAGE

Ces étirements dynamiques, ancrés dans les anciens liens orientaux unissant yoga et arts martiaux, préparent efficacement votre corps et votre esprit à l'accouchement. Plus vous saurez mobiliser vos forces intérieures, mieux vous saurez, le moment venu, vous relaxer et vous abandonner sans perdre d'énergie. Le flux de votre respiration relie les aspects physique, mental et émotionnel de votre personnalité et vous aide à vous recentrer grâce aux forts contrastes entre extension et relâchement, contraction et relaxation.

PRÉCAUTIONS Commencez genoux légèrement fléchis et, si vous souffrez de la symphyse pubienne ou de douleurs dans l'aine, ne restez pas semi-accroupie ou accroupie. Si vous avez du mal à vous relever, mettez-vous à quatre pattes et reposez-vous avant de vous lever. Appuyez-vous contre un mur si vous avez besoin d'un support pour le dos.

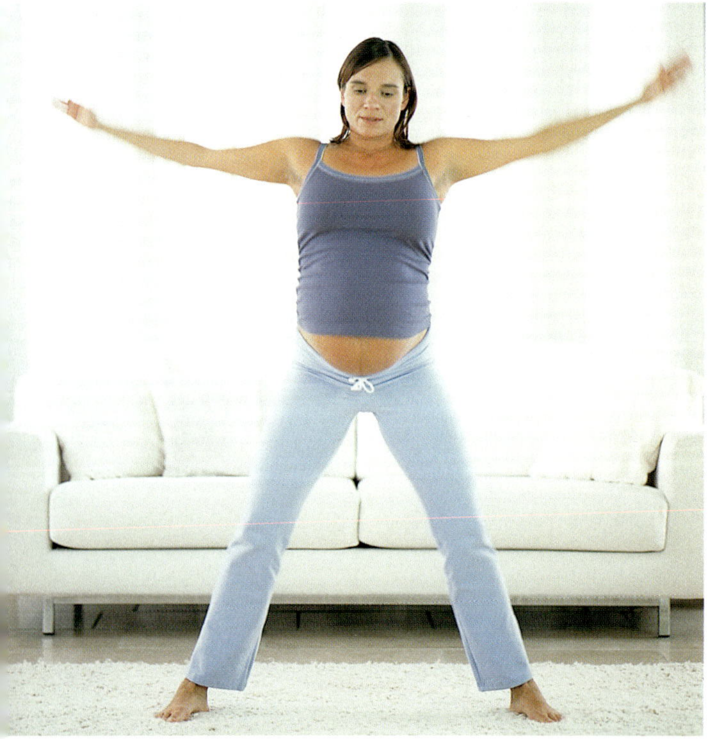

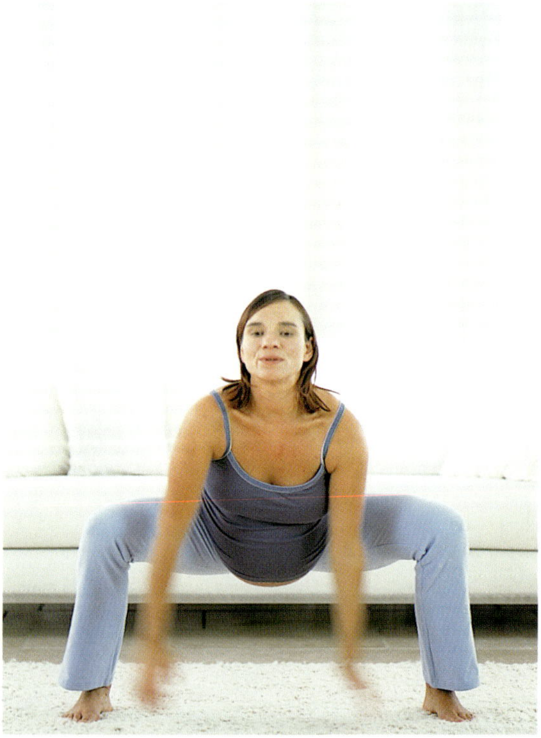

1 Prenez la posture de la Montagne, pieds largement écartés et bras grands ouverts à hauteur des épaules. Expirez en laissant retomber vos bras et en pliant les genoux pour vous accroupir. Inspirez en levant les bras et en contractant les jambes. Recommencez trois fois.

2 Expirez en prenant une position accroupie ou semi-accroupie très ouverte. Joignez les mains et inspirez en vous redressant, bras écartés, et en décrivant un grand cercle jusqu'au-dessus de la tête. Expirez en redescendant et recommencez trois fois.

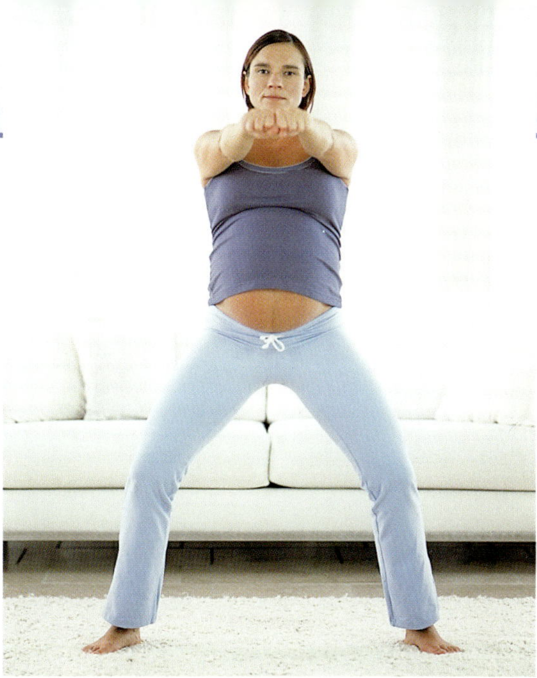

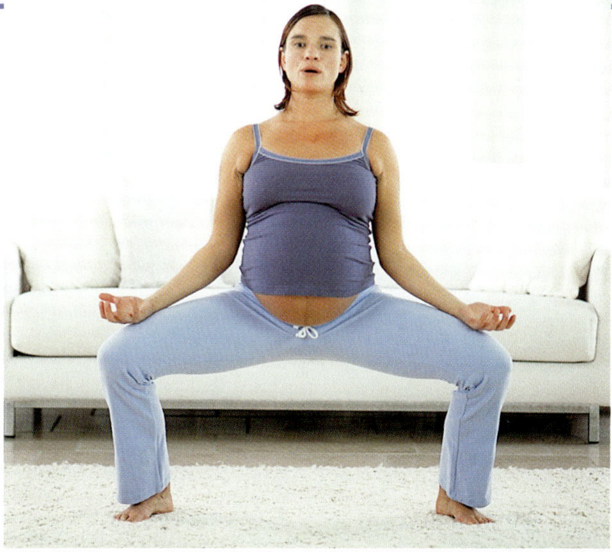

3 Tenez-vous solidement debout, pieds écartés et genoux fléchis. Tendez les mains devant vous, paumes vers le bas, et fermez les poings. Respirez profondément et retenez votre souffle en serrant les poings.

4 Expirez en émettant un profond « Ah » tout en prenant la position semi-accroupie. Gardez le dos droit et conservez votre alignement. Relâchez lentement les bras et posez vos mains, paumes en l'air, sur vos genoux.

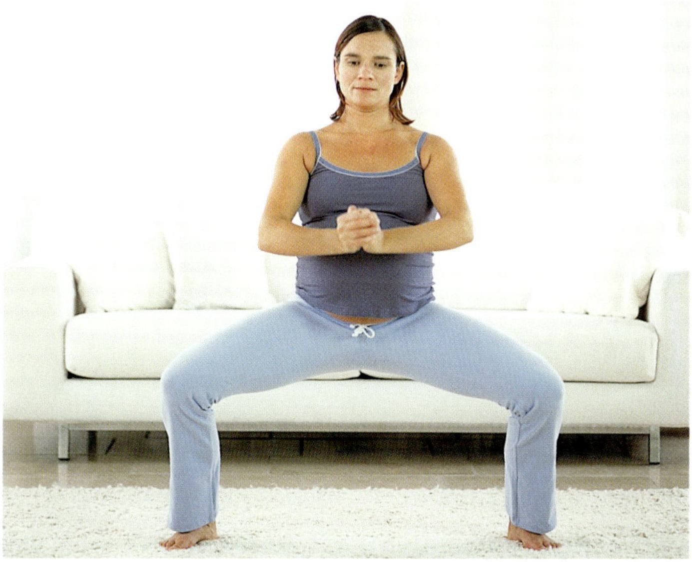

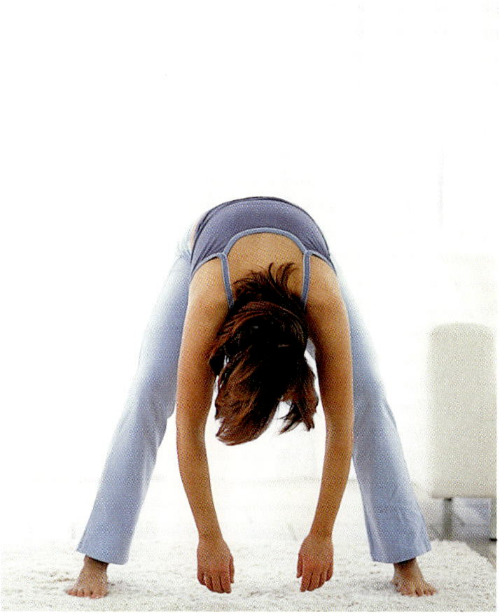

5 Debout, pieds largement écartés et genoux fléchis, fermez l'un de vos poings devant votre poitrine et enveloppez-le avec l'autre main. Inspirez en levant les mains à hauteur du visage. Expirez en pliant les genoux. Inspirez à nouveau en vous relevant lentement. Recommencez trois fois, en rectifiant votre alignement à chaque expiration.

6 Reposez-vous en vous penchant vers l'avant et en laissant pendre vos bras et votre tête. Fléchissez les genoux pour faciliter la pose. Respirez normalement en relaxant les épaules et la nuque.

ÉTIREMENTS SIMPLES À GENOUX

La position à genoux est souvent plus confortable pendant la grossesse que la position assise. C'est aussi une position traditionnelle pour accoucher que les sages-femmes recommandent dans nombre de maternités. Les exercices à genoux permettent d'étirer les muscles pelviens, le bas du dos et les muscles fessiers. Ces étirements simples font travailler les muscles de l'accouchement, généralement peu sollicités même si vous êtes expérimentée en yoga. Ils seront plus efficaces si vous les effectuez de façon relaxée.

BIENFAITS ET PRÉCAUTIONS

Ces exercices sont recommandés pour :

- prévenir les douleurs sciatiques. L'exercice 1 les soulage;
- fortifier les muscles autour de la symphyse pubienne;
- renforcer la ceinture pelvienne des femmes attendant des jumeaux.

Il est inutile de travailler ces exercices genoux trop écartés.

POSTURE DU PIGEON Eka pada Rajakapotasana

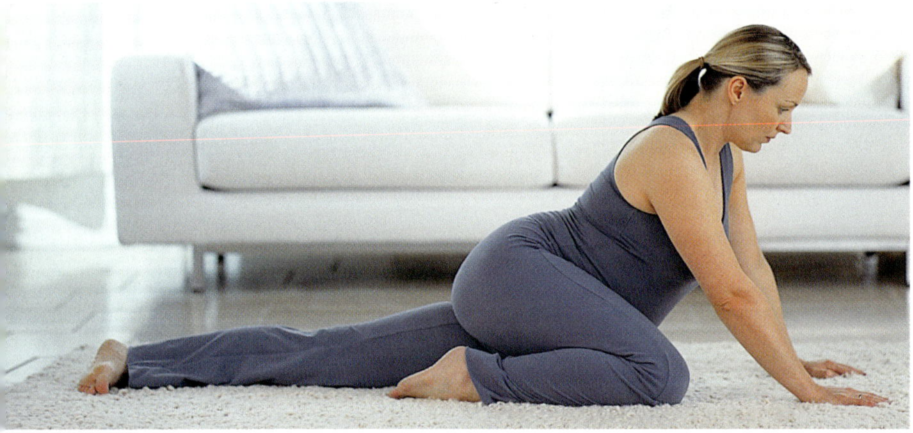

1 Agenouillez-vous confortablement et posez les mains devant vous sur le sol. Tendez les bras pour que votre colonne reste droite. Tendez la jambe gauche derrière vous et tournez le pied vers l'intérieur en baissant la hanche. Respirez quatre fois dans cette position, puis détendez-vous.

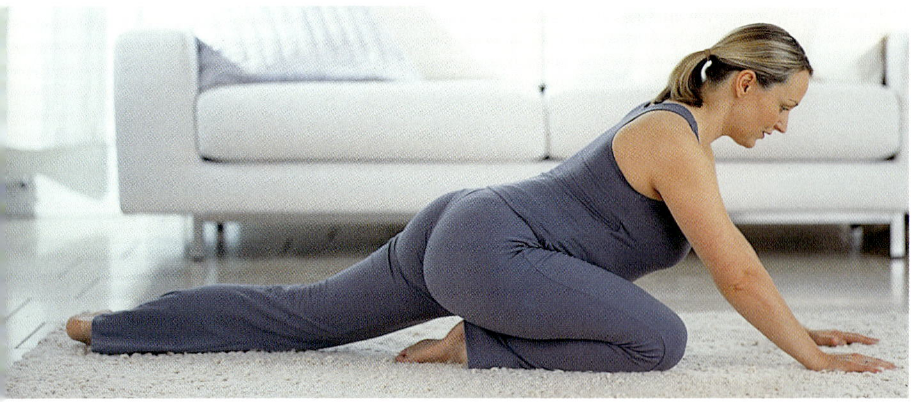

2 Tournez le pied gauche vers l'extérieur en contractant le talon de manière à sentir votre hanche se soulever. Gardez la nuque souple dans la continuité de votre colonne. Respirez profondément quatre fois. Ramenez lentement votre jambe gauche en position à genoux. Recommencez les exercices 1 et 2 en changeant de côté.

PROLONGEMENT DE LA POSTURE DU PIGEON

Agenouillez-vous, les mains devant vous sur le sol. Ramenez votre pied gauche vers l'intérieur et calez-le confortablement sous l'aine. Tendez la jambe droite derrière vous. Lorsque l'alignement est correct, levez le bras gauche et étirez-vous, des orteils droits jusqu'aux doigts gauches. Respirez quatre fois. Recommencez en changeant de côté.

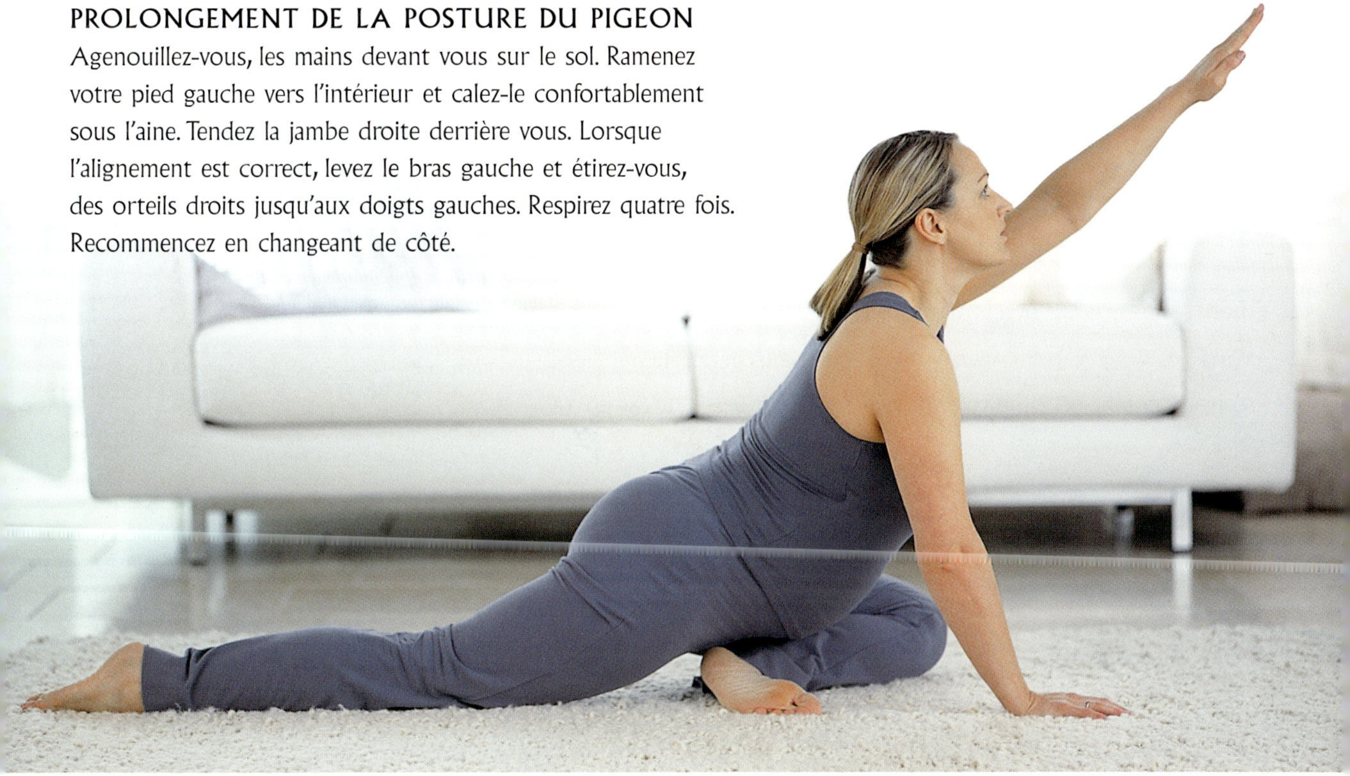

ÉTIREMENT AU SOL

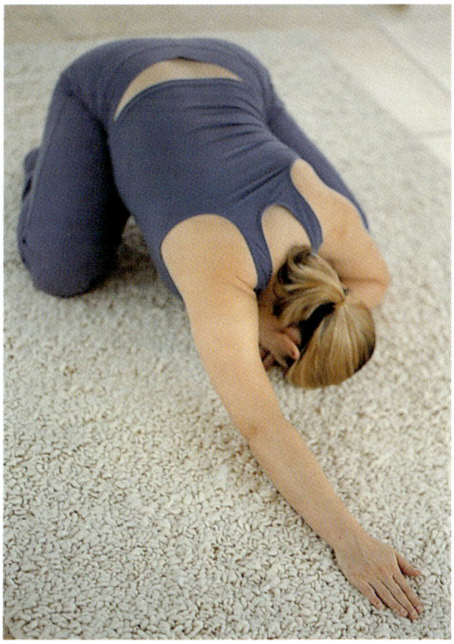

Adoptez la posture du Chat : asseyez-vous sur vos talons, croisez les bras et posez vos avant-bras sur le sol ou sur un coussin. Tendez le bras gauche devant vous en évitant de lever les fesses. Respirez quatre fois en étirant un peu plus la colonne à chaque expiration. Recommencez avec le bras droit.

POSITION DE REPOS

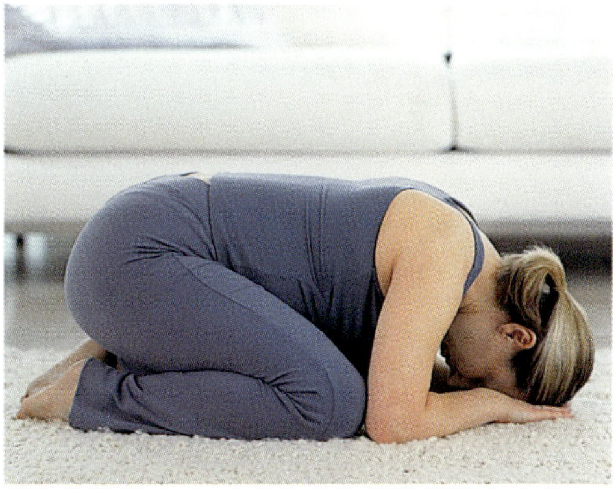

Reposez-vous dans la posture du Chat, genoux écartés. Profitez de la « tanière » formée par vos genoux, vos coudes et vos avant-bras. Respirez profondément dans cet espace délimité par vos cuisses et vos épaules.

ÉTIREMENTS DYNAMIQUES À GENOUX

Ces exercices vous permettent de réaliser des extensions complètes du corps à partir de l'équilibre obtenu sur une main et un genou. Privilégiez ces étirements si vous êtes longtemps assise, chez vous, derrière un bureau, ou en voiture. Ils agrandissent l'espace réservé à l'enfant alors que cet espace ne vous paraît déjà plus extensible. Chez les débutantes, l'attention requise pour réaliser correctement ces étirements développe le sens de l'équilibre.

BIENFAITS Ces étirements à genoux peuvent :

- prévenir et contrôler l'apparition de vergetures;
- assouplir les éventuelles cicatrices abdominales;
- vous remonter le moral si vous vous sentez abattue par votre grossesse.

ÉTIREMENT DIAGONAL SIMPLE

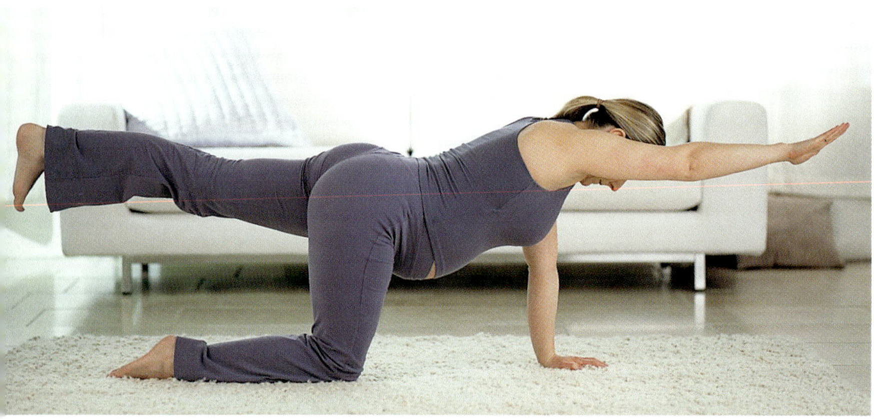

1 Mettez-vous à quatre pattes, les mains sur le sol juste en dessous des épaules. Quand vous vous sentez bien stable, inspirez en tendant horizontalement le bras droit et la jambe gauche. Expirez en gardant le dos bien horizontal, yeux fixés vers le bas.

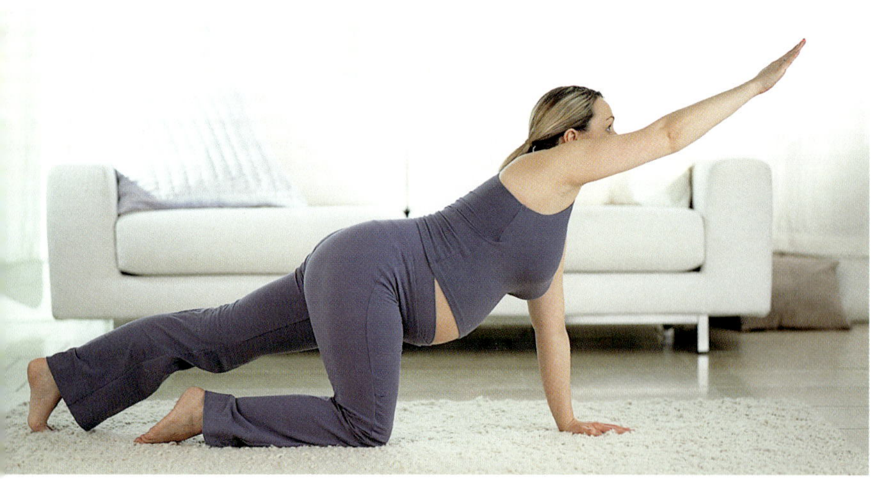

2 Inspirez en posant le pied gauche sur le sol et en relevant la tête et le bras droit. Respirez profondément par l'abdomen trois fois de suite en conservant l'élongation rectiligne entre le pied gauche et la main droite. Reposez-vous éventuellement *(voir page ci-contre)*. Recommencez les exercices 1 et 2 en changeant de côté.

TORSION

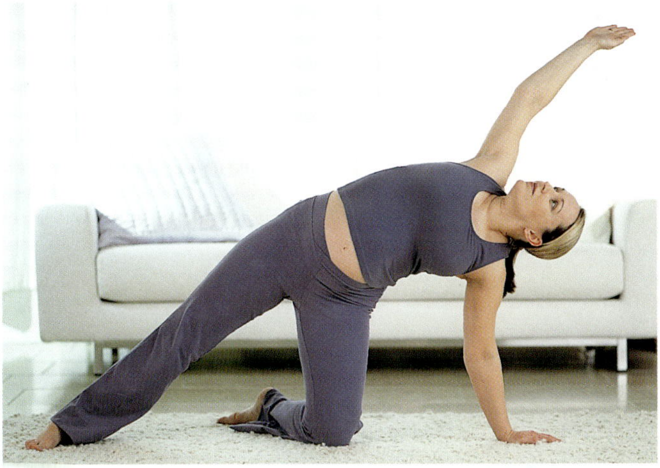

1 Mettez-vous à quatre pattes. Tendez la jambe droite et faites pivoter vos hanches en déplaçant le pied gauche pour garder l'équilibre. Prenez appui sur la main gauche, le genou gauche et le pied droit et inspirez en tendant le bras droit au-dessus de la tête, paume vers le haut. Ouvrez complètement la poitrine en expirant.

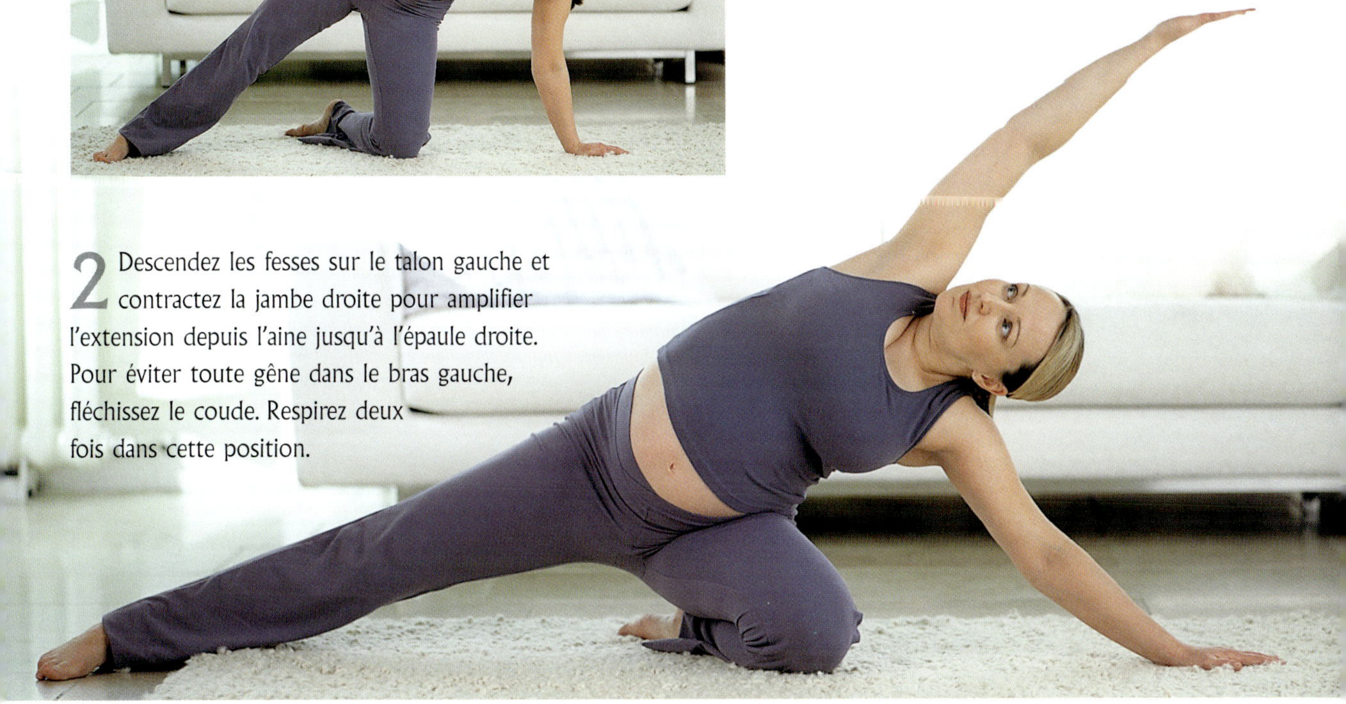

2 Descendez les fesses sur le talon gauche et contractez la jambe droite pour amplifier l'extension depuis l'aine jusqu'à l'épaule droite. Pour éviter toute gêne dans le bras gauche, fléchissez le coude. Respirez deux fois dans cette position.

POSITION DE REPOS

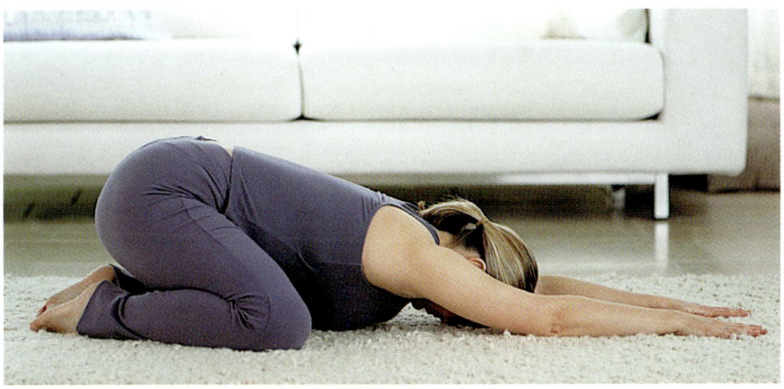

Terminez cette séquence en prolongeant la posture du Chat. Ouvrez confortablement les genoux, allongez les bras devant vous sur le sol et restez ainsi durant six respirations profondes.

ÉTIREMENTS AVANCÉS À GENOUX

Virabhadrasana / Ardha Chandrasana

Laissez votre respiration vous guider dans cette succession de postures classiques qui vous garantissent en quelques minutes la remise en forme de tout votre corps. Il est important de commencer et de terminer la séquence avec un sentiment de paix intérieure et la conscience de l'enfant. Si vous êtes expérimentée, ces postures vous permettront d'aller au bout de votre force, de votre souplesse et de votre équilibre.

BIENFAITS Ces étirements peuvent se pratiquer le soir : la position à genoux protège la symphyse pubienne et les exercices sont aussi efficaces qu'en position debout. On peut séparer les exercices 1 et 2 et les exercices 3 et 4 en deux enchaînements distincts.

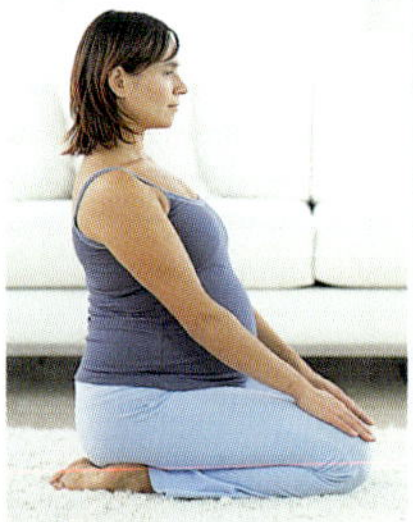

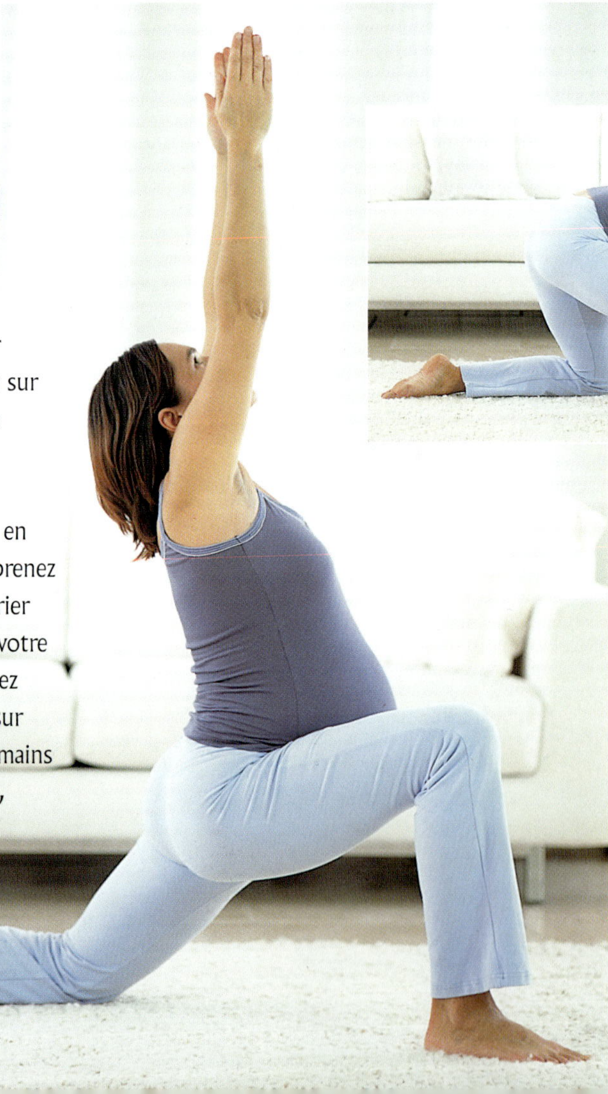

1 Asseyez-vous sur vos talons, mains sur les genoux. Respirez régulièrement en contrôlant votre alignement. Inspirez en vous redressant et prenez la posture du Guerrier à genoux : avancez votre jambe droite et posez le pied fermement sur le sol en levant les mains au-dessus de la tête, paumes face à face.

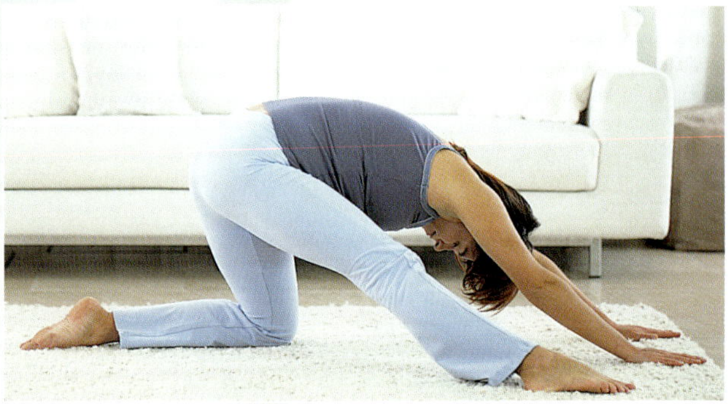

2 Expirez en tendant la jambe droite et penchez-vous vers l'avant. Posez les mains devant vous sur le sol et étirez les hanches vers l'arrière en gardant la tête souple. ***Vous pouvez enchaîner ces exercices lentement en respirant trois fois dans chaque position et en vous reposant entre les deux*** (voir ci-contre).

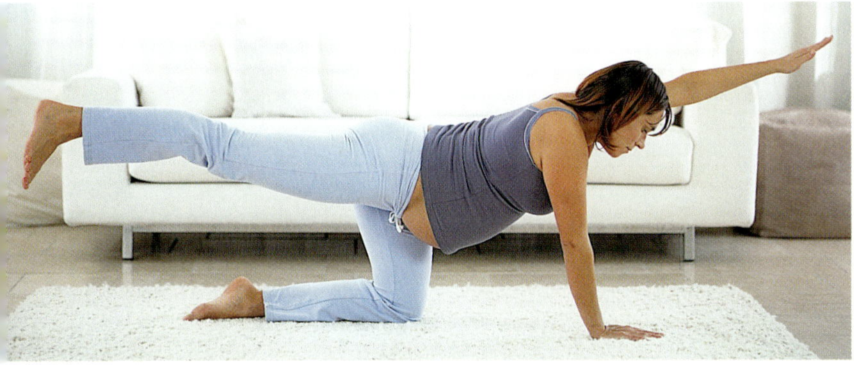

3 Inspirez en repliant le genou droit et en reculant votre centre de gravité pour être en équilibre sur la main droite et le genou gauche. Tendez le bras gauche vers l'avant et la jambe droite vers l'arrière et contractez-les depuis le talon jusqu'à l'extrémité des doigts tout en expirant.

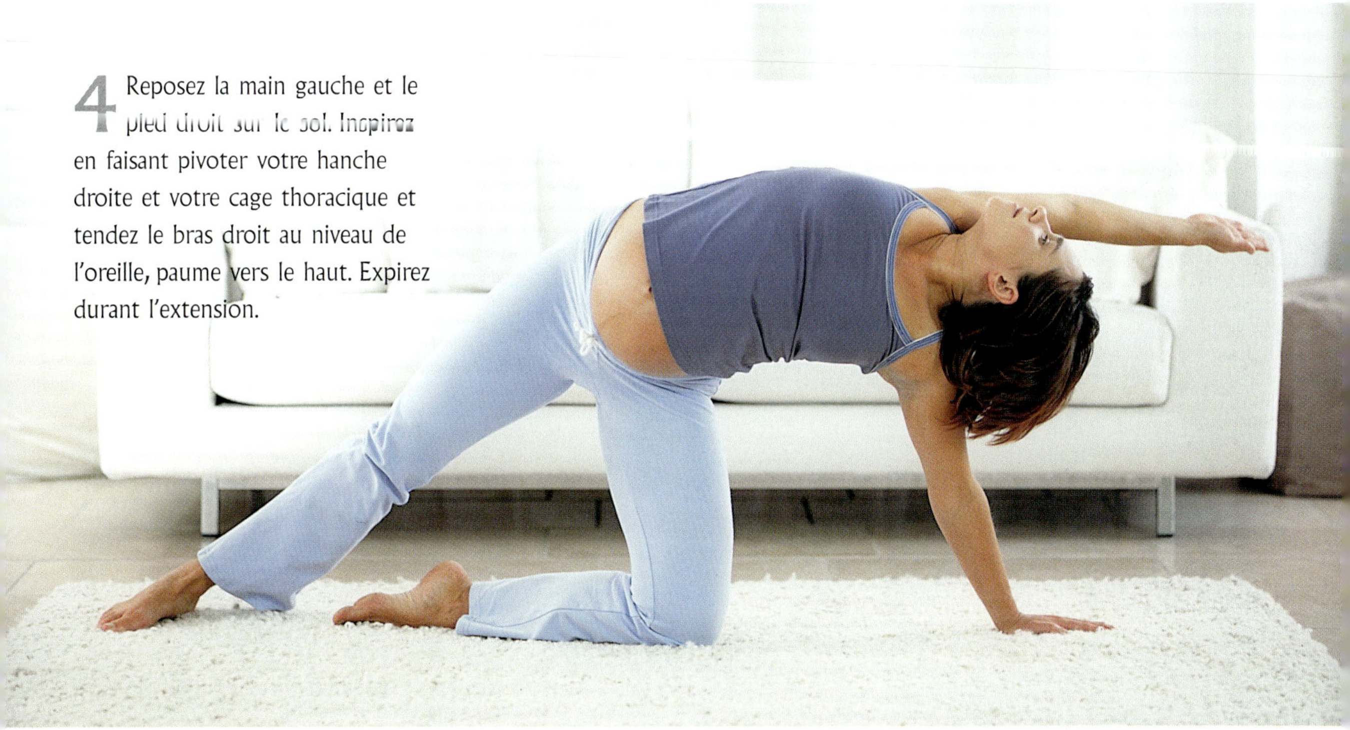

4 Reposez la main gauche et le pied droit sur le sol. Inspirez en faisant pivoter votre hanche droite et votre cage thoracique et tendez le bras droit au niveau de l'oreille, paume vers le haut. Expirez durant l'extension.

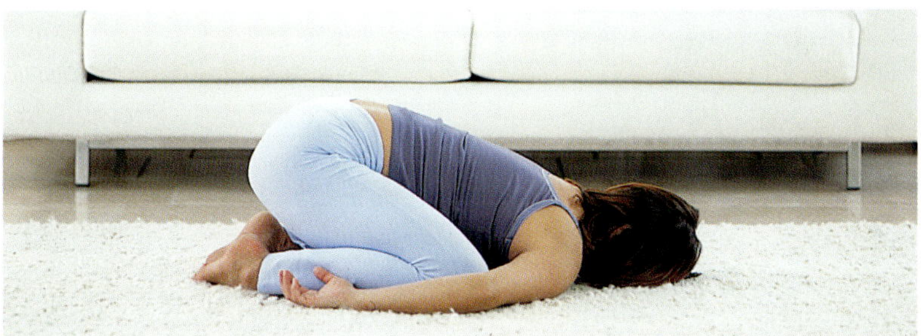

5 Respirez normalement en vous remettant lentement à genoux. Mettez-vous dans la posture de la Tortue en rabattant vos bras le long des jambes et en posant le côté de la tête sur le sol. *Relaxez-vous si vous le pouvez pendant trois respirations, sinon adoptez la posture du Chat* (p. 67).

ÉTIREMENTS EN POSITION ASSISE

Certains exercices de yoga restent tout aussi bénéfiques lorsque vous les travaillez assise sur une chaise, ce qui vous permet de les pratiquer jusqu'à l'accouchement. Les deux séquences présentées ici peuvent se travailler à tout moment de la journée. En quelques minutes, vous vous sentirez revigorée par ces étirements de la colonne vertébrale qui vous impliqueront simultanément, vous et votre bébé : exécutés avec concentration, ces exercices de respiration et d'élongation vous permettront de tisser un lien avec l'enfant bien avant la naissance. Pratiquez-les quotidiennement pour profiter de votre grossesse et préparer votre maternité.

BIENFAITS Il n'y a aucune contre-indication à ces exercices adaptés spécialement à la femme enceinte.
- Ils augmentent la souplesse des hanches et du bassin sans risque d'élongation des ligaments pelviens.
- Ils améliorent la respiration abdominale profonde et centrée.
- Ils étirent et relaxent les muscles des épaules.
- Ils préparent mentalement et physiquement à la maternité dans une période de bouleversement.

ROTATION DES HANCHES

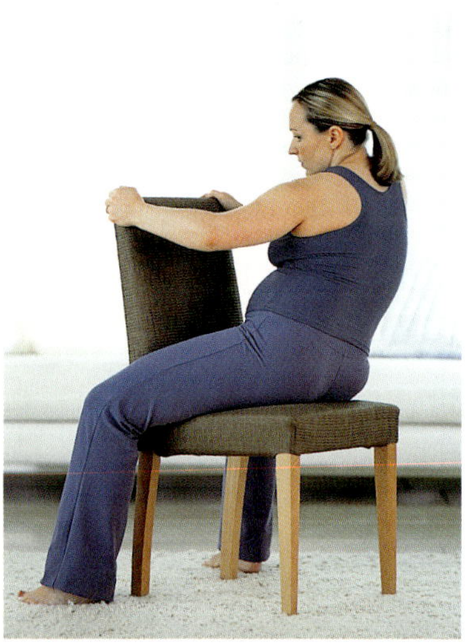

Asseyez-vous à califourchon sur la chaise. Saisissez le dossier des deux mains et tournez lentement vos hanches dans un sens puis dans l'autre en appuyant alternativement sur chaque fesse. Recommencez plusieurs fois en respirant régulièrement.

TORSION DU BUSTE

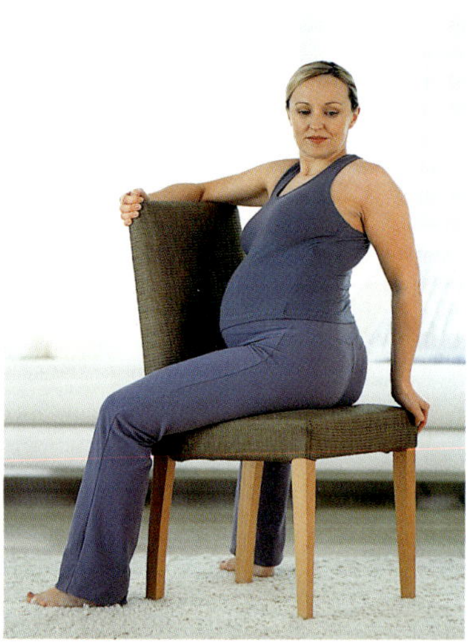

Posez la main gauche sur le siège, derrière votre dos, et utilisez votre main et votre avant-bras droits comme appui pour tourner lentement votre torse vers la gauche. Respirez profondément et recommencez du côté droit.

LA ROUE SOLAIRE

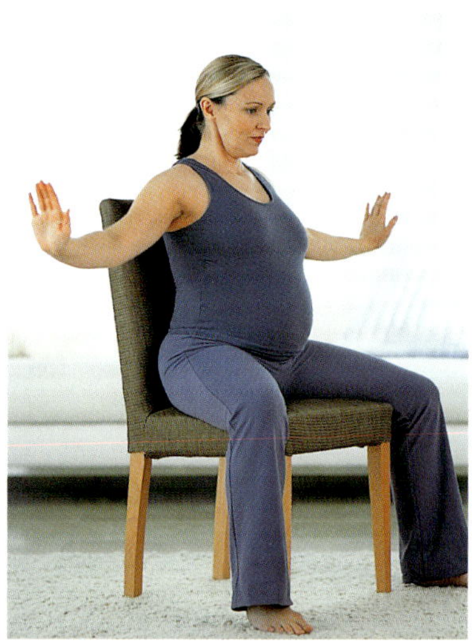

Asseyez-vous sur la chaise, dos droit et jambes écartées. Expirez en poussant les mains de chaque côté, doigts tendus vers le haut pour étirer les poignets. Inspirez en ramenant les mains. Recommencez lentement.

FLEXION VERS L'AVANT

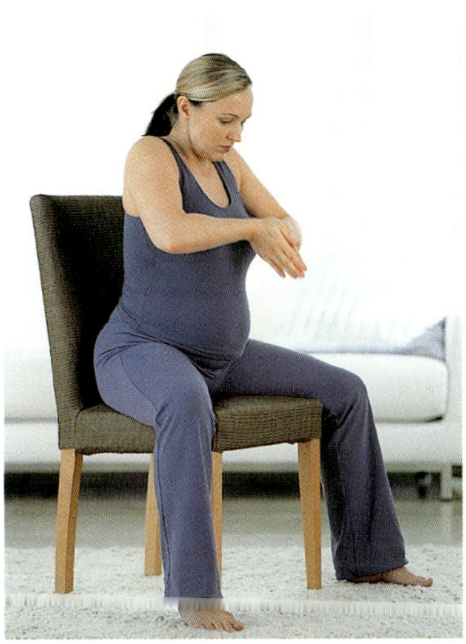

1 Joignez les mains à hauteur de la poitrine, doigts pointant vers le bas. Décontractez les épaules et la nuque. Inspirez profondément.

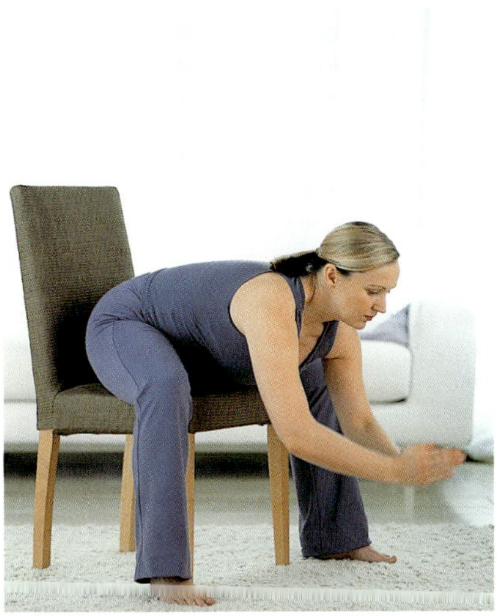

2 Expirez en vous penchant en avant, bras près du sol. Inspirez en faisant décrire à vos mains, toujours jointes, un mouvement circulaire vers le haut.

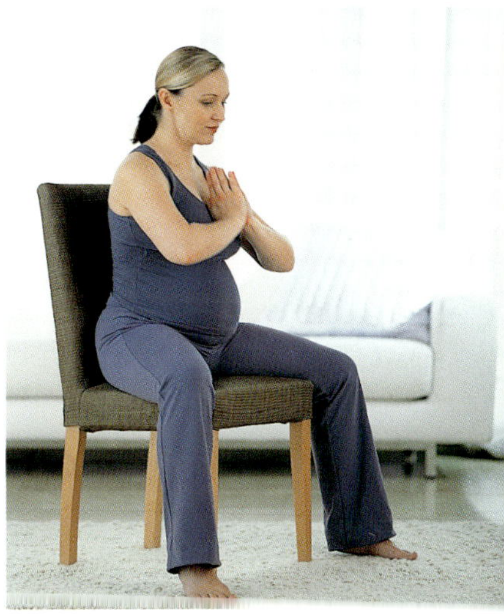

3 Terminez le mouvement en ramenant vos mains sur la poitrine tout en expirant. Respirez profondément, yeux fermés, en vous concentrant sur vous-même.

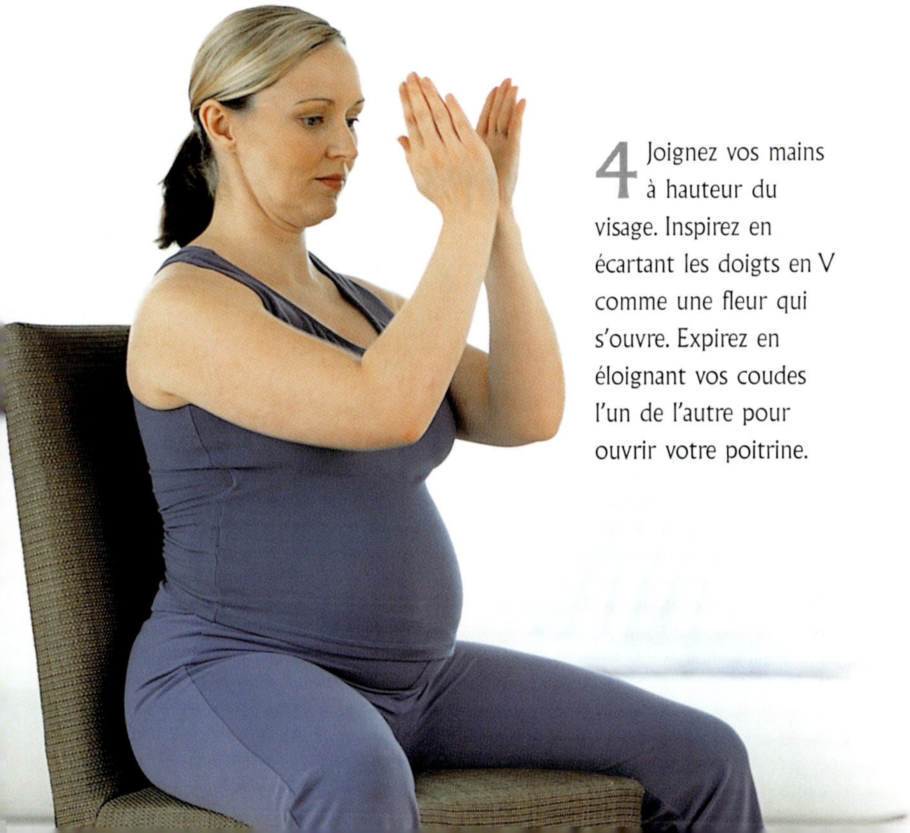

4 Joignez vos mains à hauteur du visage. Inspirez en écartant les doigts en V comme une fleur qui s'ouvre. Expirez en éloignant vos coudes l'un de l'autre pour ouvrir votre poitrine.

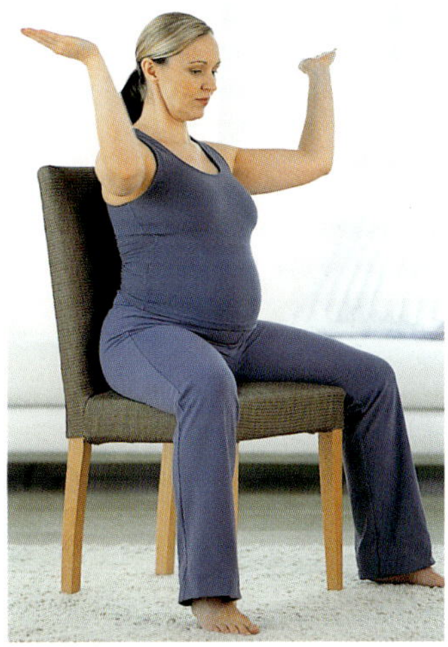

5 Écartez les mains, paumes vers le haut, et les coudes pour bien ouvrir la poitrine. Baissez les bras et détendez-vous.

ÉTIREMENTS AU SOL

La souplesse des hanches facilite l'accouchement et vous devez profiter de la position assise sur le sol pour faire travailler les articulations de vos hanches, car le sol supporte votre poids et facilite vos mouvements. Pour votre confort, utilisez au cours de cette séquence un coussin que vous glisserez sous le genou plié. Vous pourrez ainsi travailler en toute sécurité et tonifier les muscles de votre colonne en étendant les bras à chaque expiration. Concentrez-vous sur votre ancrage au sol pendant les étirements.

BIENFAITS L'objectif est ici de :
- ménager un espace pour l'enfant sous la cage thoracique ;
- atténuer les pressions dues aux mouvements du bébé ;
- encourager l'enfant à se positionner tête en bas ;
- renforcer les muscles thoraciques supportant la poitrine ;
- tonifier les muscles abdominaux.

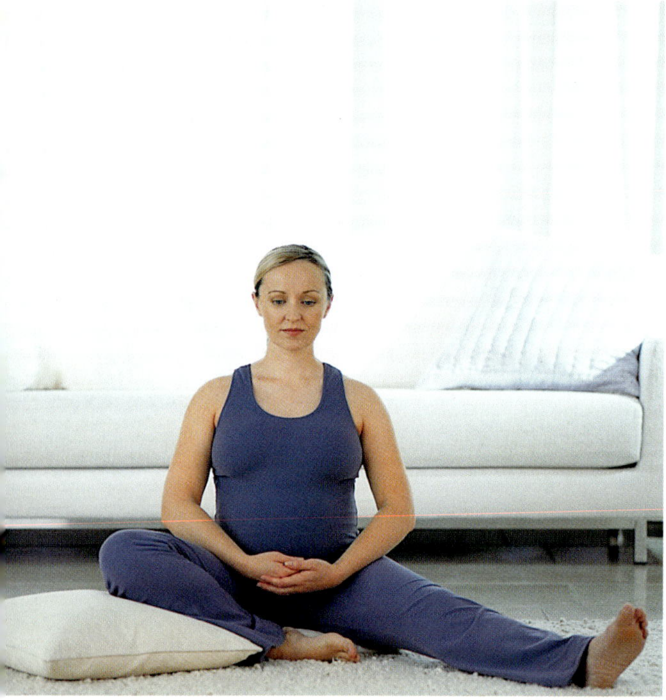

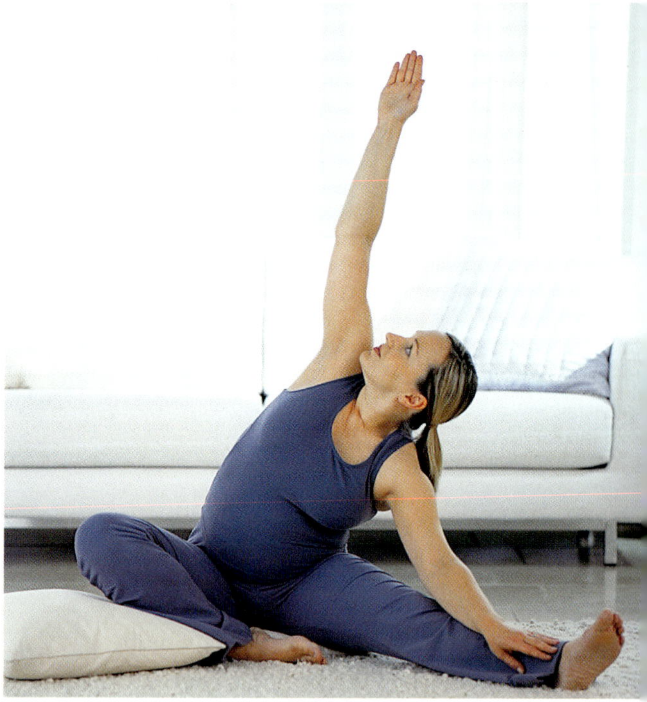

1 Asseyez-vous sur le sol, jambes écartées mais sans forcer. Repliez le genou droit en plaçant la plante de votre pied contre l'intérieur de votre cuisse gauche. Pour votre confort, placez le coussin sous votre genou plié. Posez les mains sur l'abdomen et respirez régulièrement en gardant le dos bien droit.

2 Tendez le bras gauche le long de la jambe gauche. Tirez l'épaule droite vers l'arrière comme si vous vouliez regarder derrière vous. Inspirez en tendant le bras droit au-dessus de la tête et en suivant votre main des yeux. Expirez en maintenant l'élongation tout en conservant les épaules et la nuque souples.

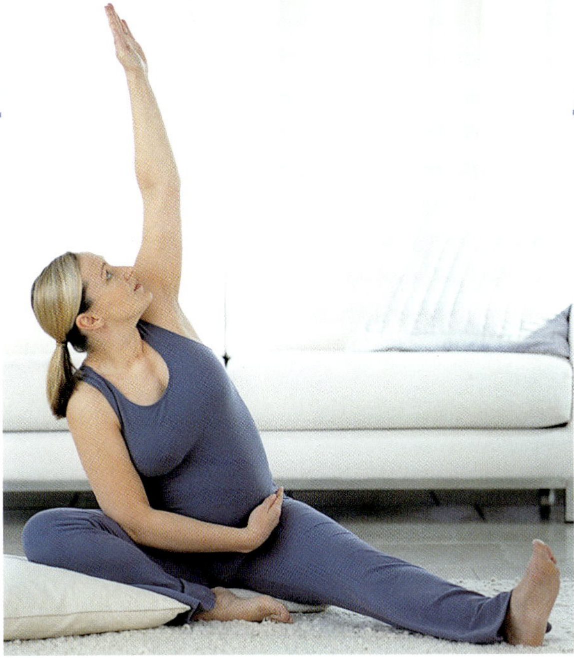

3 Penchez-vous vers la droite et posez le coude droit sur la cuisse droite, aussi près du genou que possible, tout en gardant le bras décontracté autour de l'abdomen. Tirez l'épaule gauche vers l'arrière. Inspirez en tendant votre main gauche vers le haut.

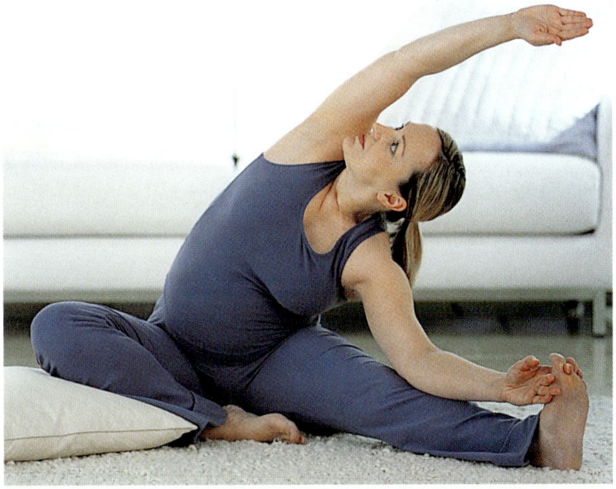

4 Expirez en penchant votre corps sur la gauche et attrapez votre gros orteil avec l'index, quitte à vous aider d'une sangle. Utilisez votre coude gauche comme appui pour tourner le buste vers la droite en inspirant et en tendant le bras droit au-dessus de la tête.

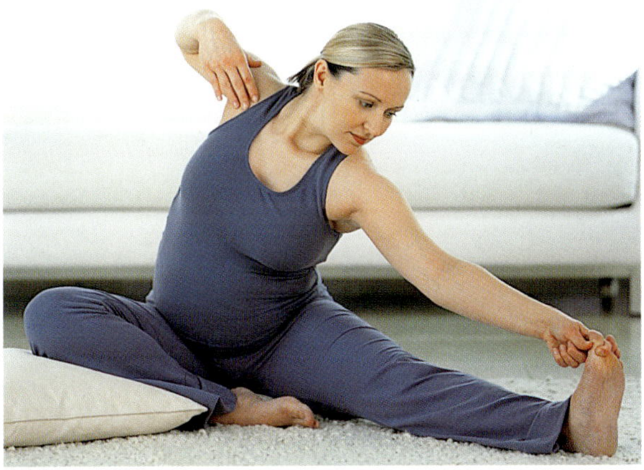

5 La main gauche tenant toujours le gros orteil gauche, pliez le coude droit et tirez-le vers l'arrière, dans le prolongement du bras gauche, comme si vous bandiez un arc puissant. Respirez profondément en contractant votre talon gauche et en poussant le genou droit vers le sol.

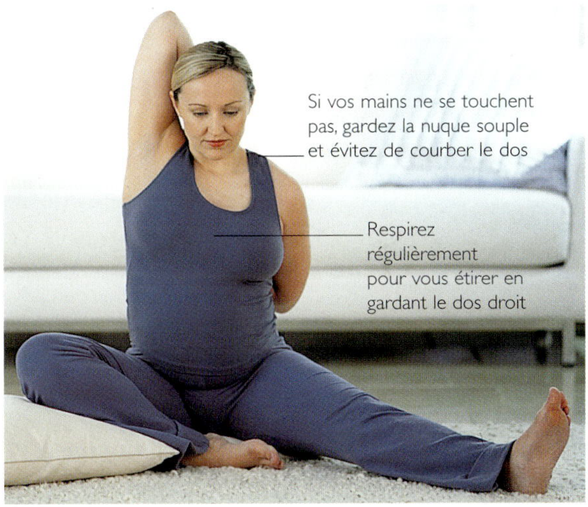
Si vos mains ne se touchent pas, gardez la nuque souple et évitez de courber le dos
Respirez régulièrement pour vous étirer en gardant le dos droit

6 Redressez-vous. Inspirez en levant le bras droit et expirez en laissant l'avant-bras pendre dans le dos. Inspirez en remontant le bras gauche dans le dos. Si vos mains se touchent, joignez les doigts pour accentuer l'étirement pendant l'expiration. Recommencez la séquence en changeant de côté.

ÉTIREMENTS OUVERTS AU SOL

Upavista Konasana

Cette série très dynamique se pratique jambes très écartées et hanches bien ouvertes. Cette large assise permet des étirements efficaces pour renforcer le haut de votre corps et améliorer la flexibilité de vos hanches et de votre bassin. C'est un enchaînement exaltant quand vous êtes en forme et tonifiant quand vous êtes fatiguée. Que vous les enchaîniez ou que vous les pratiquiez séparément, ces exercices dégageront votre puissance par la base.

PRÉCAUTIONS

- Pour protéger votre bassin, veillez à vous asseoir toujours bien droite.
- Si vous êtes danseuse, très expérimentée ou simplement très souple, veillez à ne pas pousser trop loin l'extension. N'écartez pas vos jambes d'un angle supérieur à 120°.

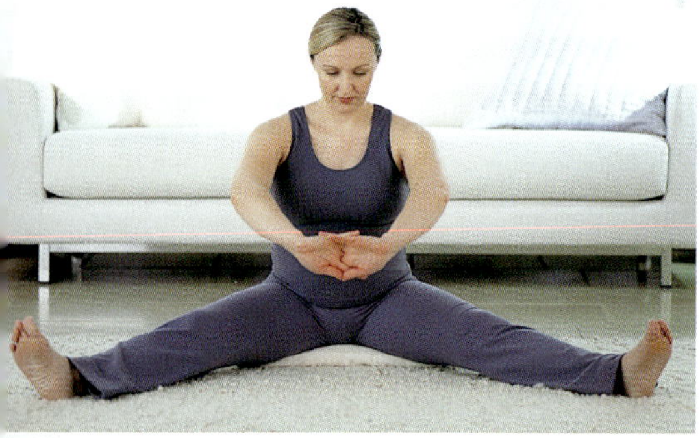

1 Asseyez-vous sur le sol – éventuellement sur un coussin –, dos bien droit, jambes très écartées et orteils dressés vers le haut. Croisez vos doigts et tournez les paumes vers l'extérieur. Expirez en tendant les bras devant vous.

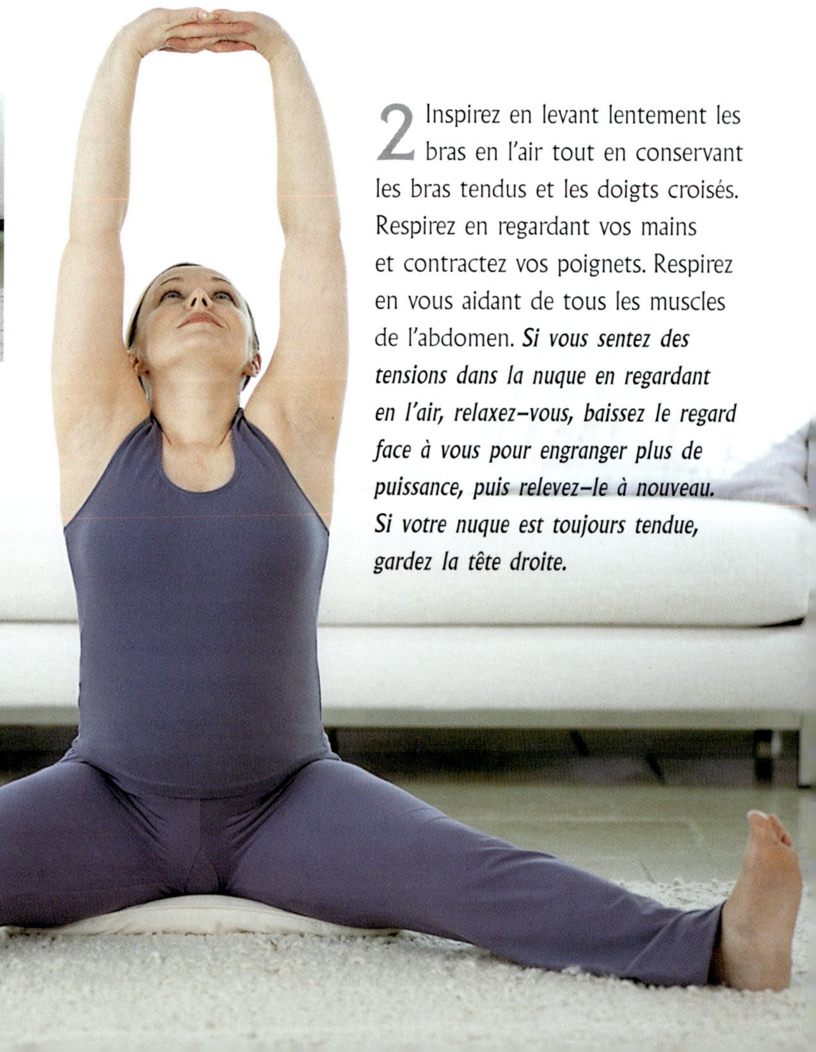

2 Inspirez en levant lentement les bras en l'air tout en conservant les bras tendus et les doigts croisés. Respirez en regardant vos mains et contractez vos poignets. Respirez en vous aidant de tous les muscles de l'abdomen. ***Si vous sentez des tensions dans la nuque en regardant en l'air, relaxez-vous, baissez le regard face à vous pour engranger plus de puissance, puis relevez-le à nouveau. Si votre nuque est toujours tendue, gardez la tête droite.***

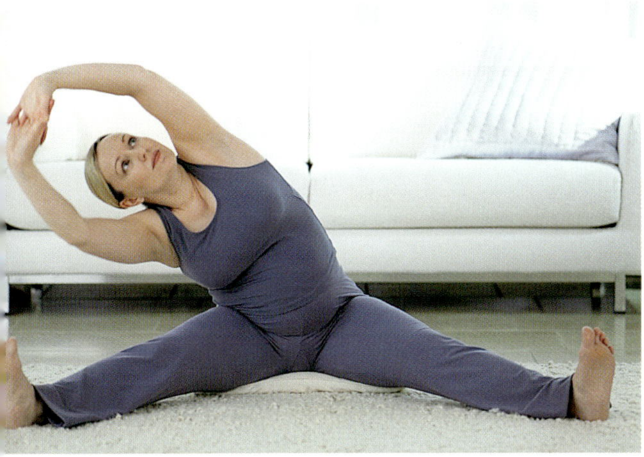

3 Expirez en vous penchant au maximum vers votre jambe droite et en poussant sur vos poignets. Contractez les muscles de votre jambe gauche pour maintenir votre base large et solide. Recommencez du côté gauche. ***Si vous vous en sentez capable, effectuez un mouvement circulaire de droite à gauche.***

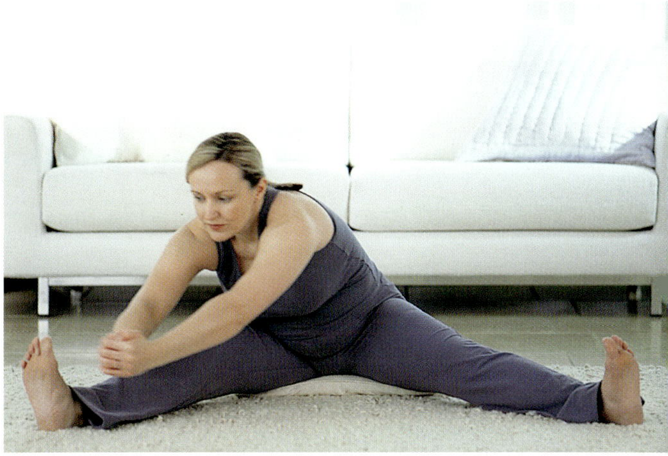

4 Toujours jambes écartées et orteils pointés vers le haut, serrez vos mains sur une cuillère en bois imaginaire. Inspirez profondement en vous penchant sur votre jambe droite et expirez en amenant votre cuillère vers le pied gauche puis vers vous dans un mouvement circulaire, comme si vous brassiez un énorme pot. Recommencez en changeant de sens.

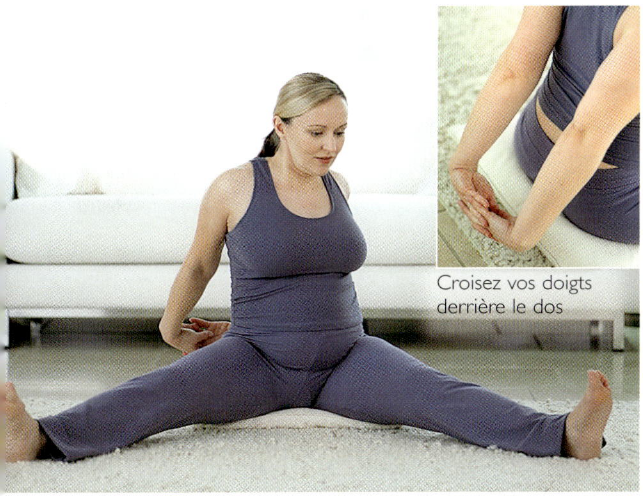

Croisez vos doigts derrière le dos

5 Assise dos droit et jambes bien écartées, tendez vos bras vers l'arrière et croisez vos doigts derrière le dos. Contractez vos poignets en tirant les épaules vers l'arrière. Respirez profondément trois fois de suite en sollicitant les muscles de votre abdomen.

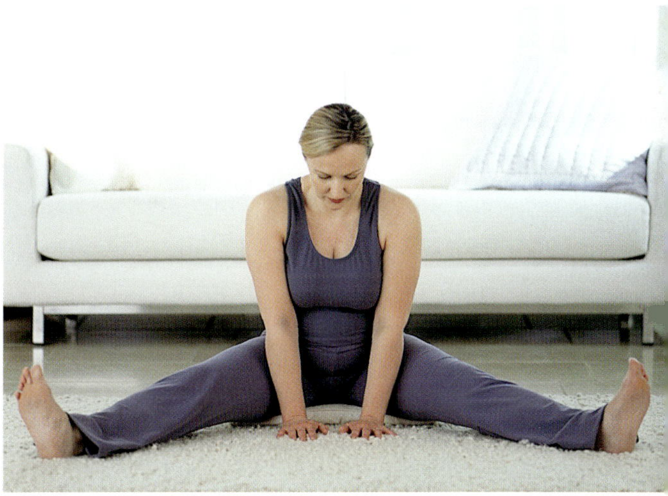

6 Décroisez vos mains et placez-les devant vous à plat sur le sol. Inspirez en soulevant le buste, puis expirez à l'aide de vos muscles abdominaux et des muscles de votre dos. Cet exercice vous fait prendre conscience de l'efficacité des muscles qui seront sollicités au moment de l'accouchement.

MISE EN POSITION DEBOUT

Votre équilibre et votre centre de gravité se modifient à mesure que l'enfant grandit, et il faut en tenir compte chaque fois que vous changez de position. Cette séquence vous permet de maintenir votre centre de gravité dans le bassin, ce qui protège votre colonne, et vous procure une fois debout une agréable sensation de légèreté due à un parfait alignement. Ainsi, le simple fait de se lever devient un étirement harmonieux et positif, qui vous sera très précieux plus tard lorsque vous jouerez avec l'enfant.

PRÉCAUTIONS Respirez profondément en vous déplaçant mais levez-vous toujours lors d'une inspiration. Utilisez un support pour protéger vos genoux et votre dos, et vérifiez toujours que votre poids est uniformément réparti. Même si la position accroupie reste facile pour vous, il est recommandé aux femmes enceintes d'utiliser un support.

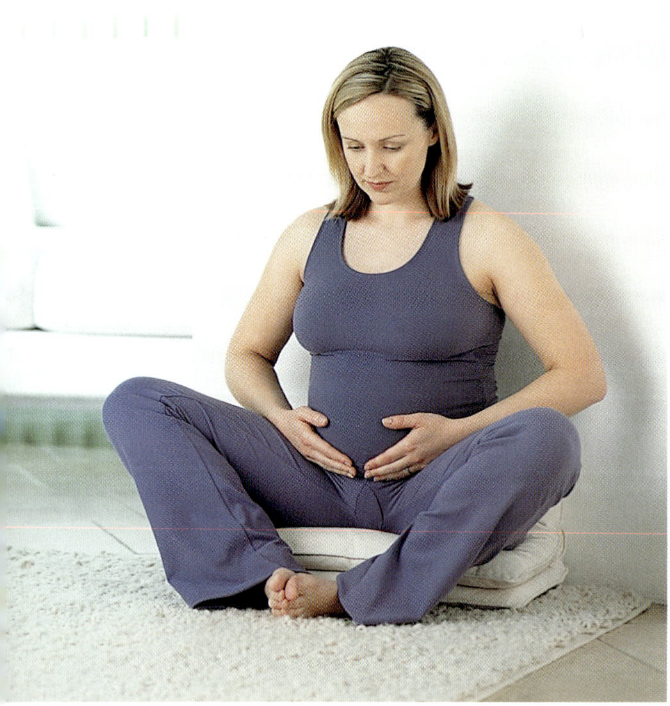

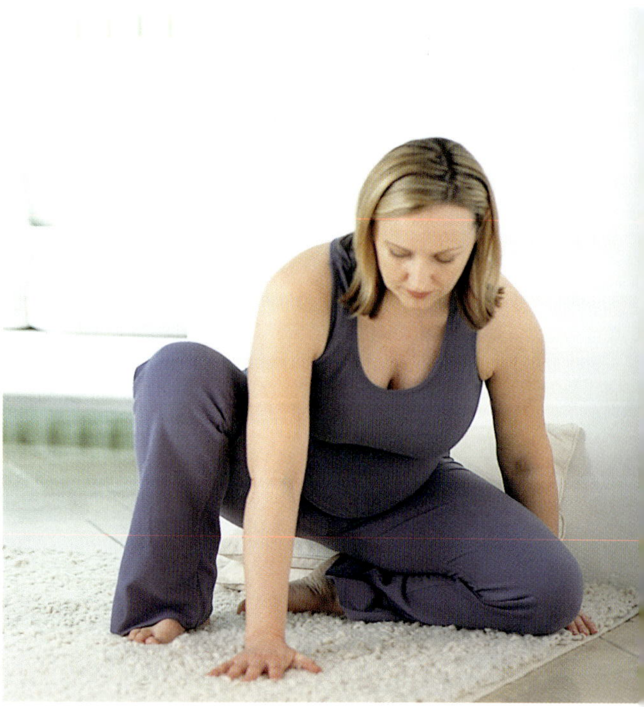

1 Les moments où vous pouvez vous asseoir en toute tranquillité sont de précieuses occasions de tisser des liens avec l'enfant. Asseyez-vous dans la posture du Papillon *(p. 21)*, plantes des pieds jointes. Posez les mains sur votre abdomen et massez doucement votre bébé. Évacuez vos préoccupations à chaque expiration.

2 Toujours en position assise, ramenez votre pied gauche près du corps et posez le pied droit à plat sur le sol devant vous. Inspirez en déplaçant votre poids sur vos mains. Expirez en avançant les fesses pour vous reposer sur le talon gauche. ***Recommencez lentement pour étirer efficacement les muscles de la région de l'aine.***

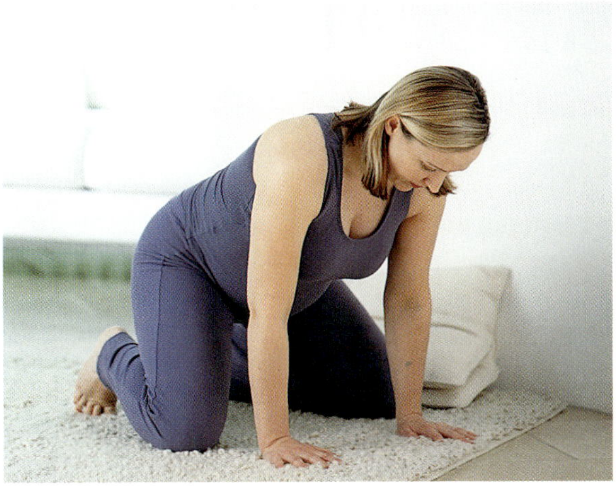

3 Avancez la main gauche et posez le genou droit sur le sol de manière à vous retrouver à quatre pattes. Dans l'idéal, vos pieds devraient se trouver dans l'alignement de vos genoux et de vos mains. Déplacez lentement votre poids vers vos talons.

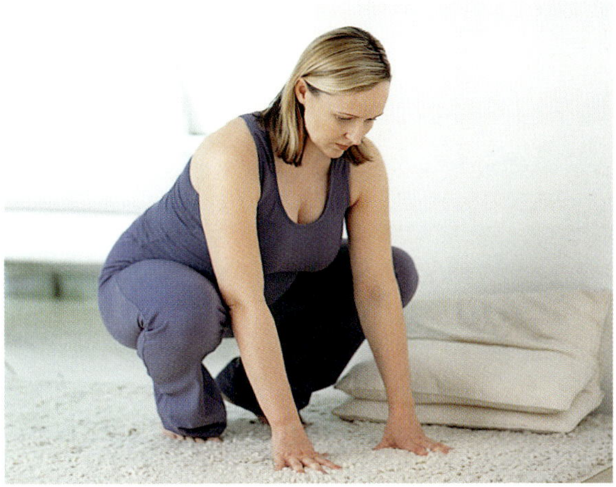

4 Continuez à reculer jusqu'à ce que vos genoux quittent le sol. Ramenez alors les mains de façon à vous retrouver accroupie sur la pointe des pieds, les genoux écartés de part et d'autre de vos bras. ***Recommencez lentement pour étirer les muscles du bassin.***

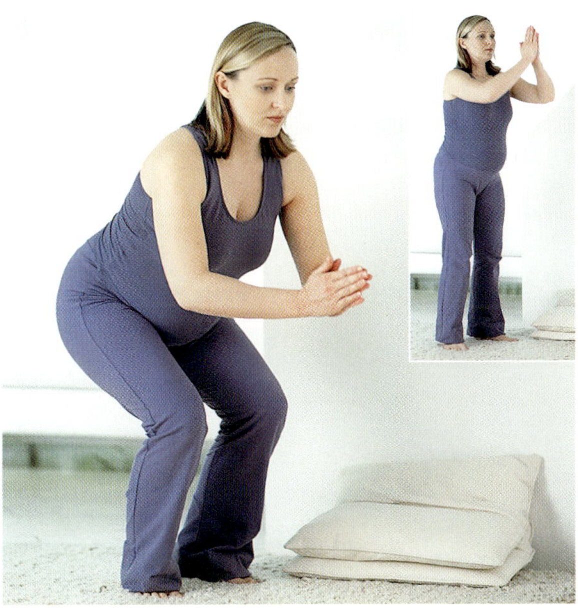

5 Si vous gardez vos mains très près du corps, votre poids va naturellement basculer vers l'arrière. Inspirez profondément en joignant les mains dans la posture de la Prière et redressez-vous lentement en étirant la colonne.

6 Une fois complètement redressée, gardez les mains jointes dans la posture de la Prière et allongez les bras au-dessus de la tête pour vous étirer complètement. Redescendez alors vos bras de chaque côté, paumes ouvertes. ***Vous pouvez recommencer ce mouvement de mains qui affirme que vous êtes ouverte et prête.***

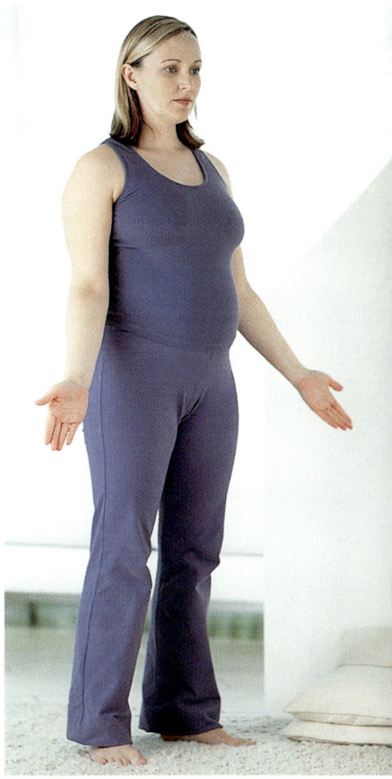

ÉTIREMENTS DU PLANCHER PELVIEN

Les muscles reliant la base de la colonne à l'avant du bassin ont un rôle capital. Leur force et leur élasticité contribuent au maintien et au bon fonctionnement des organes de l'abdomen. Ils conditionnent également la souplesse du vagin au moment de l'accouchement et son retour à un tonus normal après la naissance. La respiration vous permet de prendre conscience de ces muscles et de les contrôler ; plus tôt vous les solliciterez, mieux ce sera. Exercez-vous quelques minutes par jour dans une atmosphère sereine.

BIENFAITS Synchronisés avec la respiration profonde, ces exercices permettent :

- de vous contrôler et de réduire l'anxiété relative à l'accouchement ;
- d'améliorer votre vie sexuelle ;
- d'accoucher sans souffrance en vous fiant au pouvoir de votre respiration ;
- de prévenir les hémorroïdes.

ÉTIREMENT INTERNE DU PLANCHER PELVIEN

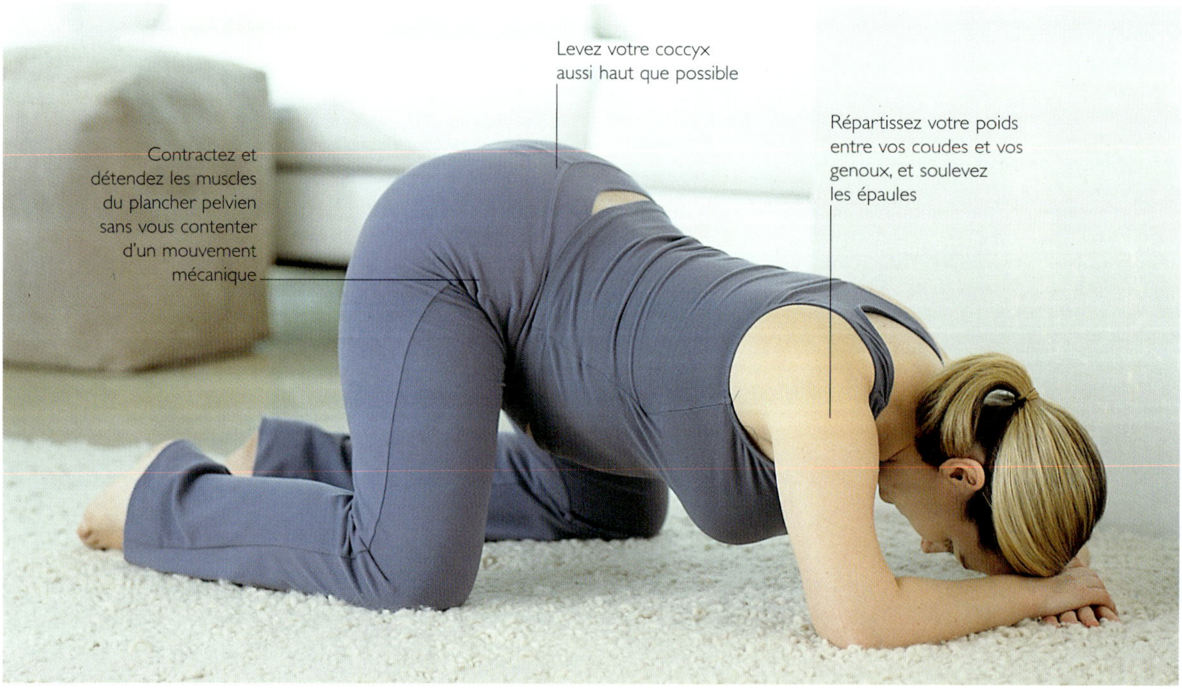
Levez votre coccyx aussi haut que possible
Répartissez votre poids entre vos coudes et vos genoux, et soulevez les épaules
Contractez et détendez les muscles du plancher pelvien sans vous contenter d'un mouvement mécanique

Agenouillez-vous dans la posture du Chat, genoux bien écartés. Penchez-vous et prenez appui sur vos coudes, tête sur les mains. Inspirez en contractant le sphincter et expirez en vous détendant. Recommencez trois fois. Concentrez-vous sur l'urètre, qui contrôle la vessie, et imposez-lui une succession rapide de contractions en respirant régulièrement. Focalisez-vous enfin sur les muscles de part et d'autre du vagin en les serrant le plus possible. Expirez longuement en détendant tous les muscles pelviens. Recommencez plusieurs fois.

ÉTIREMENTS EN POSITION ASSISE

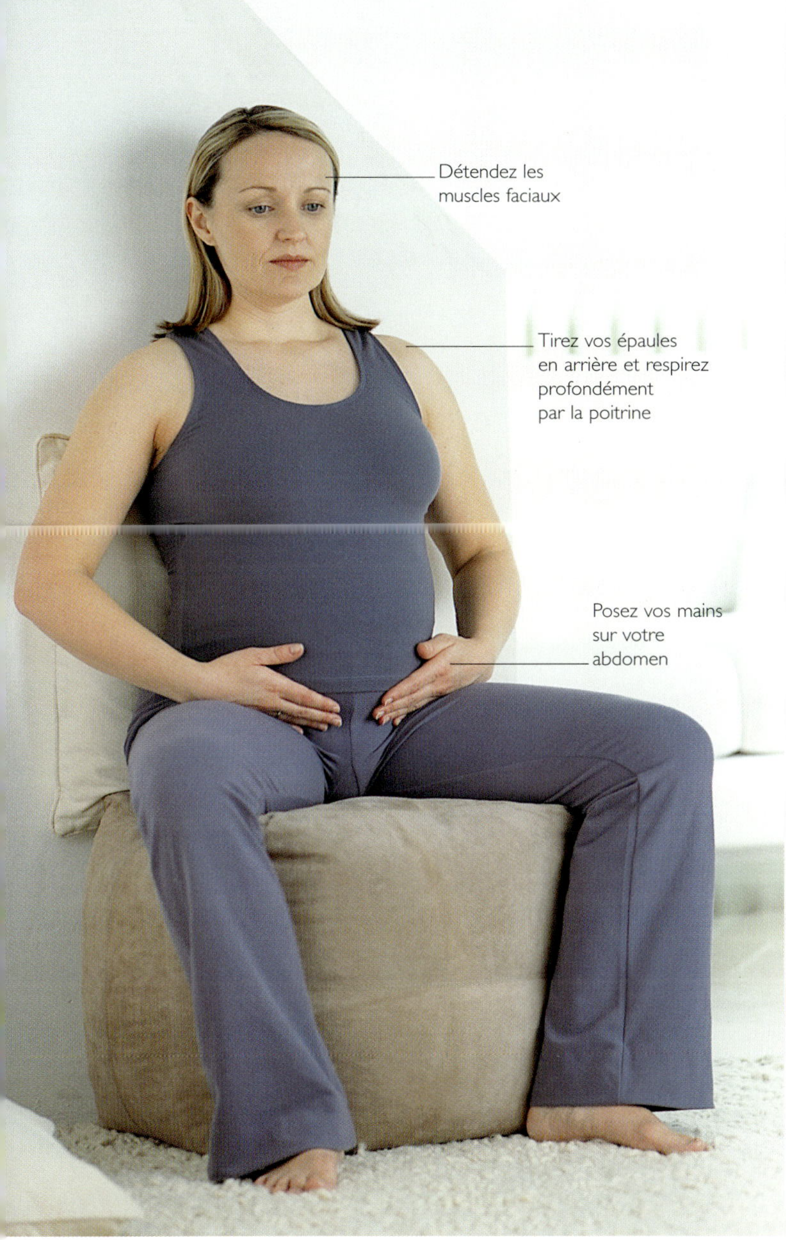
Détendez les muscles faciaux
Tirez vos épaules en arrière et respirez profondément par la poitrine
Posez vos mains sur votre abdomen

MUSCLES DU PLANCHER PELVIEN

Les muscles du plancher pelvien forment un hamac qui soutient l'utérus, l'intestin et la vessie, et contrôlent la fermeture du vagin, du rectum et de l'urètre. Pendant la grossesse, l'augmentation de progestérone provoque l'affaiblissement de ces muscles.

ABDOMEN À 32 SEMAINES

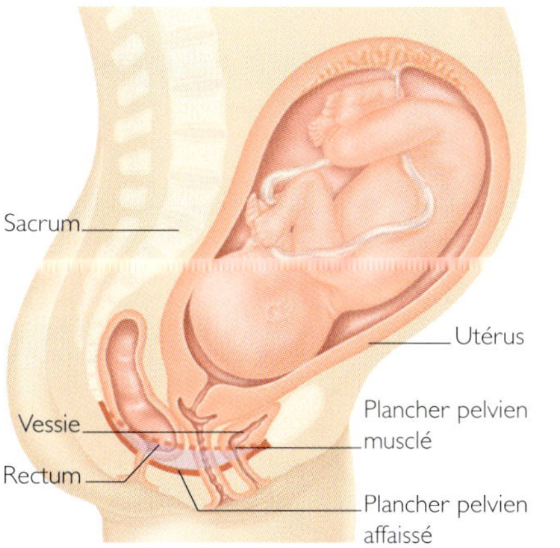

LE PÉRINÉE

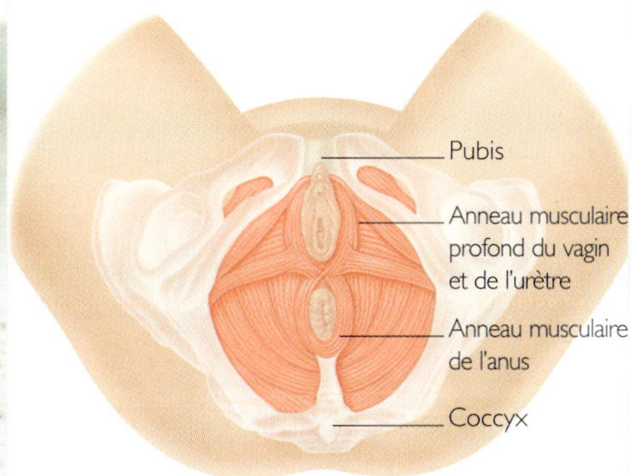

Asseyez-vous sur un pouf ou sur une chaise, dos droit et genoux écartés. Maintenez, si besoin, votre colonne avec un coussin. Placez les mains sur votre abdomen, juste sous le bébé. Concentrez-vous sur les muscles du plancher pelvien en les contractant et en les décontractant alternativement. Inspirez en les relevant le plus haut possible grâce aux muscles de l'abdomen et du bassin. Expirez aussi longtemps que vous pouvez en décontractant très lentement les muscles du plancher pelvien.

RESPIRATION ET CONSCIENCE

En plaçant les mains sur différentes parties de votre corps pendant que vous respirez, vous réaliserez que la respiration est un outil capable de vous relier physiquement, émotionnellement et spirituellement à votre enfant. Cette fonction, généralement assurée par des muscles involontaires, peut aussi vous permettre d'augmenter votre capacité respiratoire, de renforcer votre tonus musculaire et de contrôler vos humeurs. Les mudras, avec leurs mouvements d'ouverture et de fermeture, accentuent le sens symbolique porté par cette activité où se combinent respiration, conscience et relaxation.

BIENFAITS La décomposition de la respiration permet :

- de pallier les excès de stress en augmentant votre capacité respiratoire. Exercez-vous deux fois par jour si vous attendez des jumeaux ou des triplés ;
- d'impliquer les muscles pelviens dans le flux de votre respiration. Pour augmenter leur effet, inclinez le bassin légèrement vers l'arrière, bas du dos maintenu.

DÉCOMPOSITION DE LA RESPIRATION

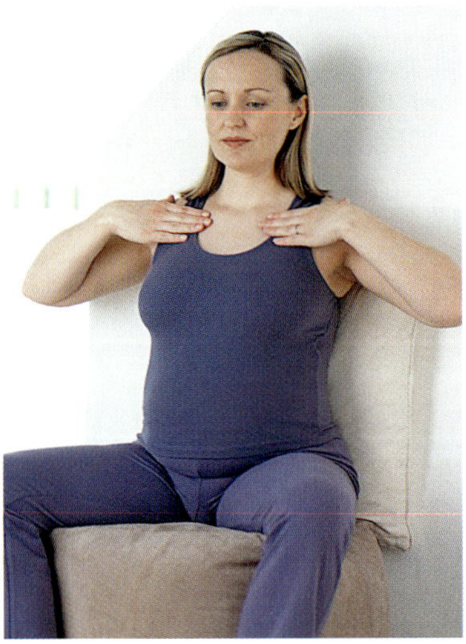

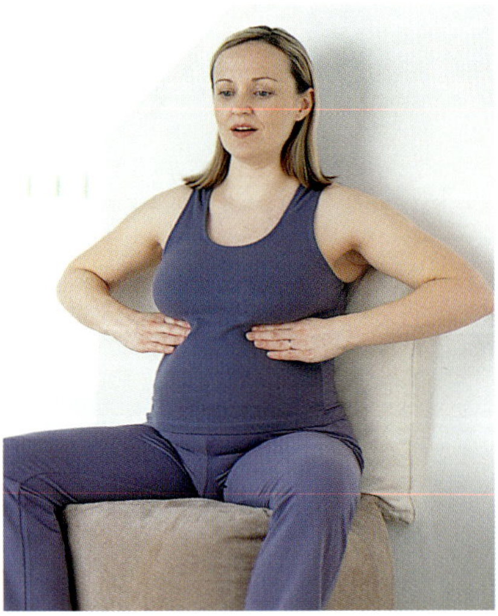

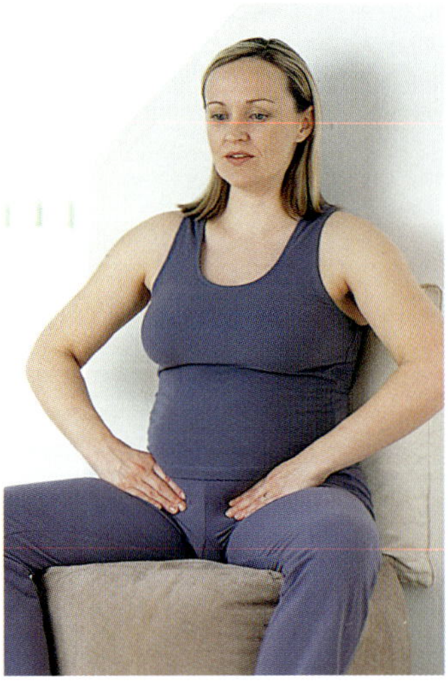

1 Asseyez-vous confortablement, dos maintenu par un coussin, genoux écartés et pieds bien à plat sur le sol. Posez les mains sur le haut de votre poitrine en écartant bien les coudes. Respirez normalement, puis expirez en abaissant les coudes pour élever et ouvrir la poitrine.

2 Posez maintenant les mains sur votre cage thoracique, en dessous des seins, coudes bien écartés. Inspirez en gonflant la cage thoracique, puis expirez en appuyant doucement sur vos côtes. Vous devez sentir en expirant l'alignement de votre colonne et votre dos libéré de toute tension.

3 Posez les mains sur le haut des cuisses de manière qu'elle touchent le pubis. Expirez depuis la base de votre colonne pour impliquer les muscles abdominaux et ceux du plancher pelvien dans le flux de votre respiration.

LES MUDRAS

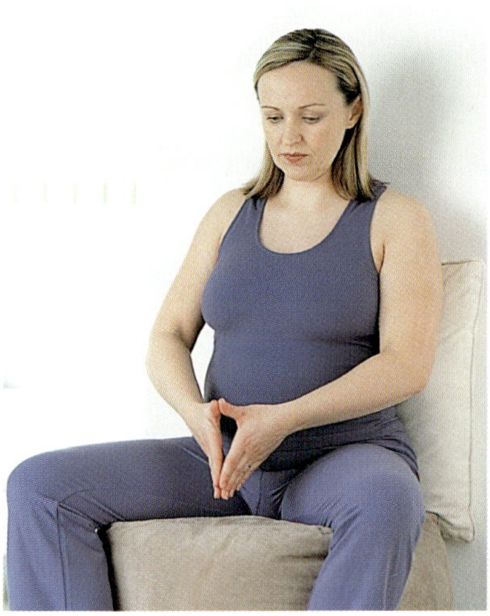
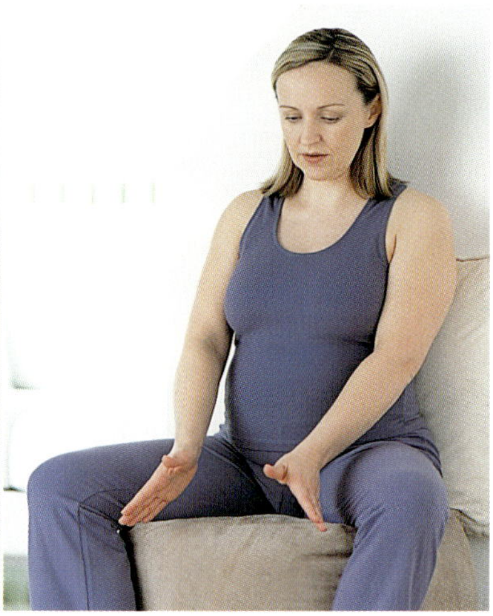

Ouvrir en douceur Asseyez-vous, dos droit et maintenu par un coussin. Placez les mains devant vous, doigts pointés vers le bas, et formez un triangle en joignant vos pouces et les extrémités de vos doigts. Expirez en descendant les mains et en les ouvrant vers l'extérieur. Cette gestuelle explicite d'ouverture symbolise la grande ouverture du canal de l'accouchement.

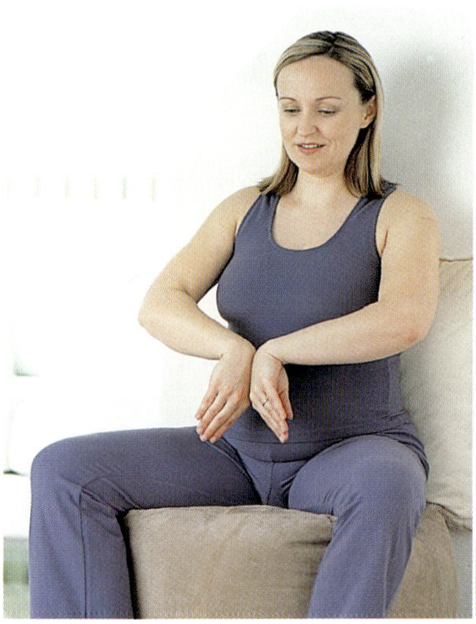
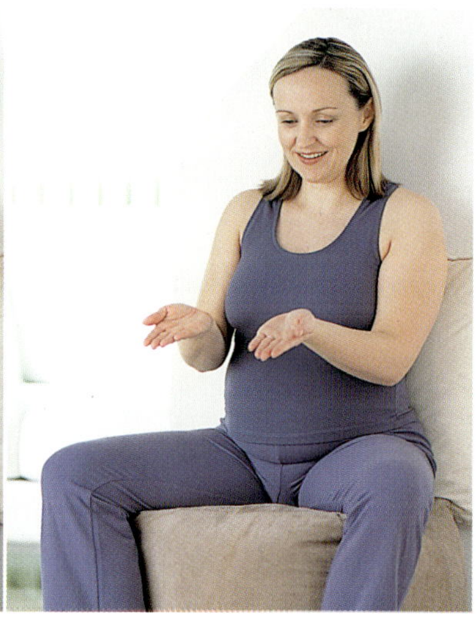

Recevoir et donner Placez vos mains, paumes face à vous et pouces serrés. Tournez les poignets pour que les dos de vos mains se touchent. Faites-les pivoter en les descendant et en les remontant plusieurs fois. Terminez par un geste d'ouverture.

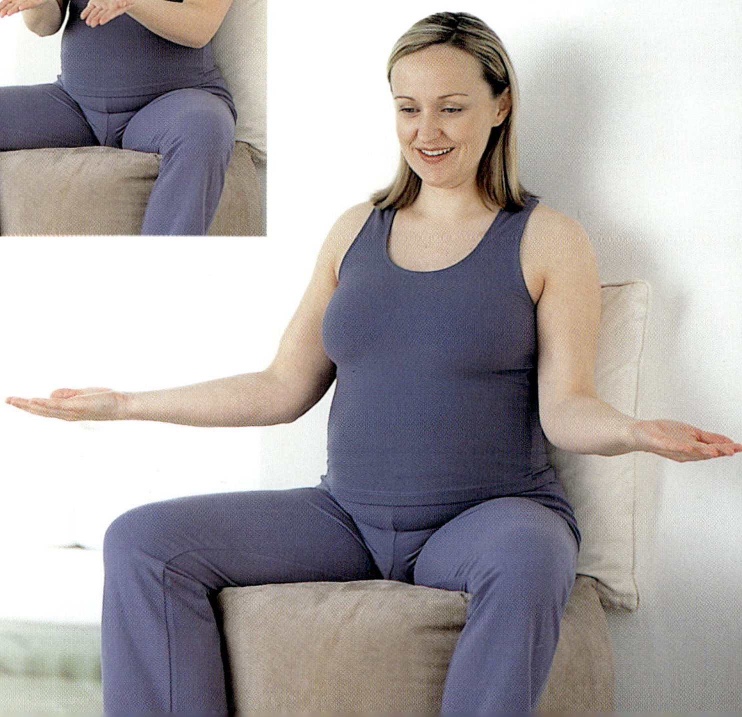

Amour inconditionnel Détendez-vous et respirez régulièrement, mains contre la poitrine dans la posture de la Prière. Sans bouger les coudes, expirez en ouvrant lentement les avant-bras vers l'extérieur, paumes vers le haut dans la gestuelle de l'amour inconditionnel. Tous les mudras peuvent se faire en respirant normalement ou se répéter sur des rythmes différents.

TECHNIQUES DE RESPIRATION

Il est préférable de faire ces exercices après avoir pratiqué la décomposition de la respiration *(p. 82)*. Là encore, il s'agit de prendre conscience du flux de respiration et d'énergie circulant pendant la contraction et le relâchement de vos muscles, notamment dans la partie inférieure de l'abdomen et du dos. Ces exercices simples vous aident à améliorer votre technique de respiration profonde et vous rassure sur son efficacité au moment de l'accouchement. Pratiquez-les après chaque séance de yoga, avant la relaxation.

PRÉCAUTIONS Si la position assise sur le sol ne vous convient pas pour faire ces exercices, utilisez une chaise ou asseyez-vous contre un mur en glissant un coussin à la base de votre dos.
Ces exercices ne sollicitent pas les muscles de votre plancher pelvien, qui doit, au contraire, être très détendu lors de chaque expiration.

RESPIRATION DE BASE

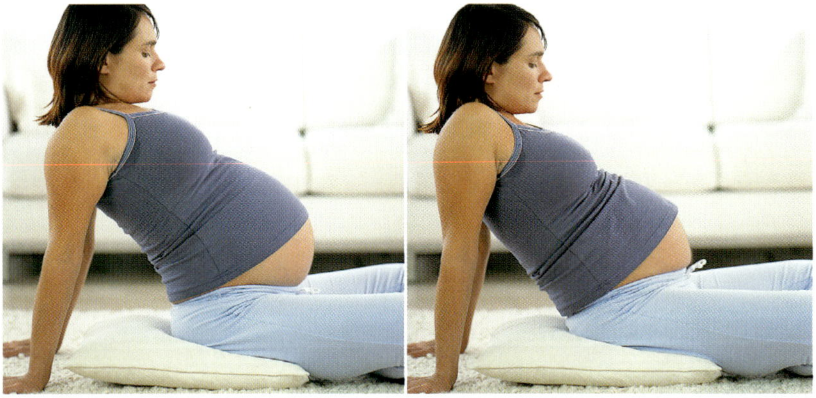

Asseyez-vous sur un coussin au sol et prenez avec vos pieds la posture du Papillon. Posez vos mains sur le sol derrière vous. Inspirez en ouvrant votre poitrine et en rapprochant vos omoplates. Expirez lentement en basculant légèrement votre bassin en arrière et en appuyant les fesses au sol.

FORCE ET ESPACE

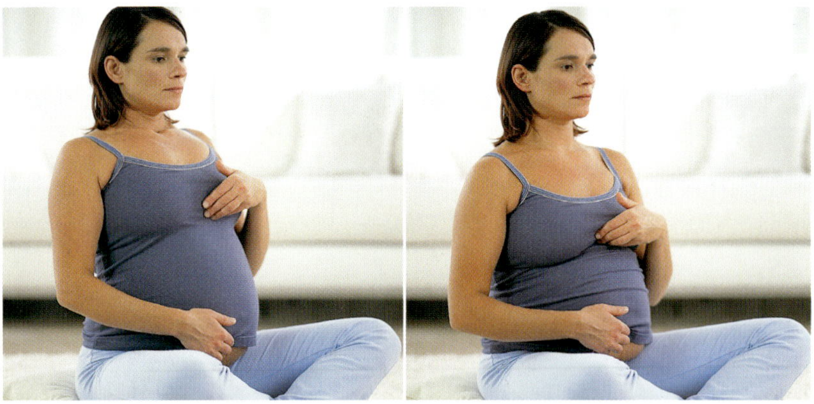

Asseyez-vous sur un coussin dos droit. Posez une main sur votre sternum et l'autre sur votre pubis. Inspirez en remontant lentement le sternum et en appuyant légèrement sur votre pubis. Expirez en maintenant cette double action. Recommencez trois fois. Arrêtez si vous ressentez un étourdissement.

PUISSANCE DE LA RESPIRATION PELVIENNE

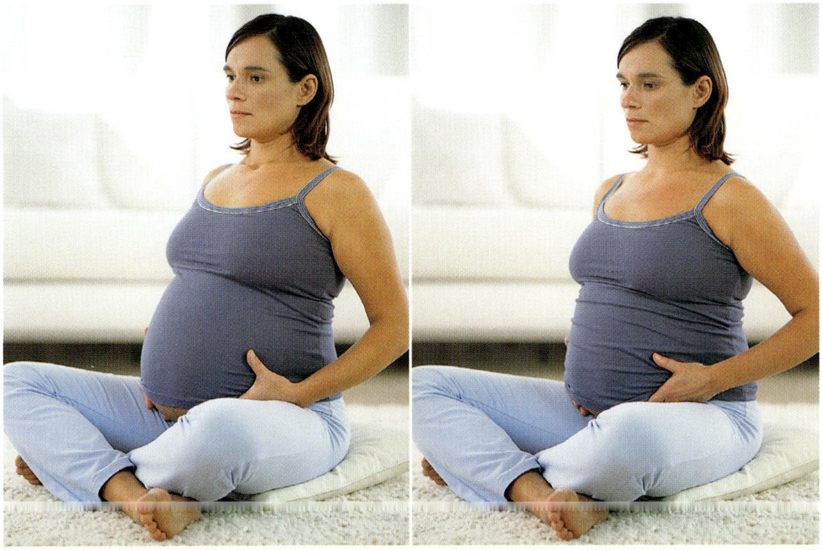

Asseyez-vous sur un coussin, dos droit, jambes croisées et mains sur l'abdomen. Inspirez profondément. Expirez en essayant de pousser votre abdomen vers le bas. Si vous ressentez une pression à la base de votre colonne, essayez de la soulager en relaxant tous les muscles de votre plancher pelvien tout en terminant l'expiration. Inspirez normalement avant de reprendre cette expiration puissante. Recommencez trois fois.

LA RESPIRATION PELVIENNE EN POSITION DEBOUT

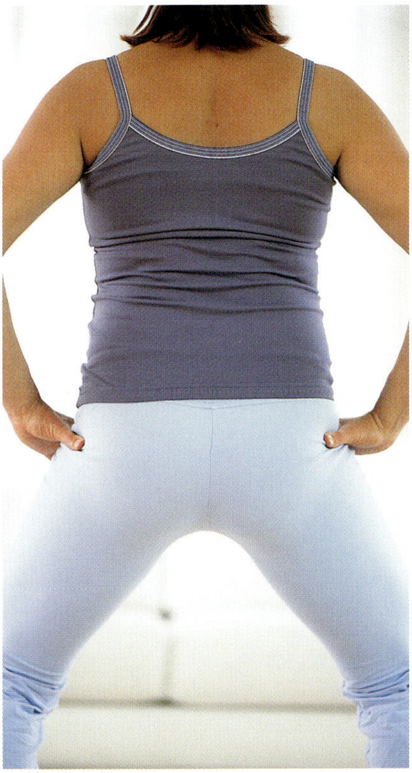

Prenez la posture de la Montagne, pieds écartés et genoux légèrement fléchis. Inspirez en contractant vos muscles fessiers aussi fort que possible. Expirez en détendant vos muscles fessiers et en pliant les genoux tout en gardant le dos bien droit. Cet exercice, qui fait travailler les muscles abdominaux de façon synchrone, est capital dans la mesure où il facilitera le chemin de l'enfant au moment de la naissance.

SOUFFLE SUR UNE PLUME

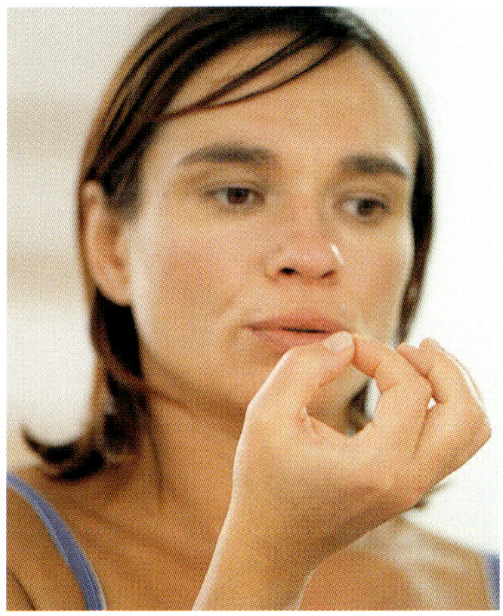

Approchez une main de votre bouche, et joignez le pouce et l'index. Avancez les lèvres sans vous contracter, inspirez puis expirez en émettant un « ho » muet. Vous devez sentir vos doigts se rafraîchir. Cet exercice vous aidera au moment du travail.

RELAXATION ACTIVE

Viparita Karani

Chaque posture de yoga représente un équilibre entre l'action et la relaxation, entre l'actif et le passif, et il faut toujours terminer une séance de yoga, si courte soit-elle, par des exercices de relaxation. Si vous êtes débutante et n'êtes pas sûre de savoir vous relaxer en profondeur, faites ces étirements au rythme de votre respiration. Ces exercices vous seront très utiles en fin de grossesse et après la naissance, car ils vous permettront de vous régénérer rapidement.

BIENFAITS ET PRÉCAUTIONS

Les postures de relaxation exercent un effet bénéfique sur le système endocrinien et sur le système nerveux.

Ne pratiquez pas cette séquence au-delà de la semaine 32 à moins que vous n'ayez besoin de soulever votre bassin pour soulager votre veine cave.

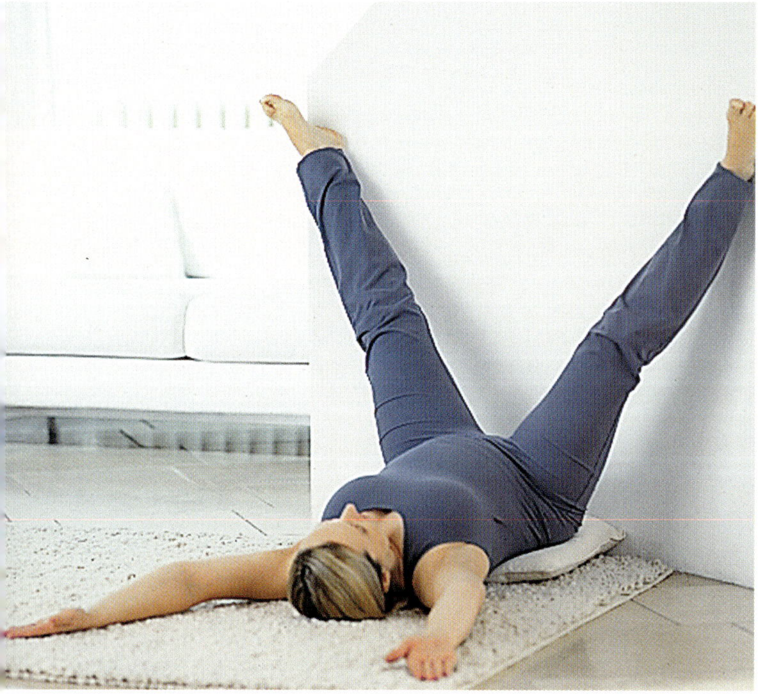

1 Placez un coussin près du mur et allongez-vous sur le sol, fesses sur le coussin. Pivotez de manière à vous retrouver les jambes et les fesses contre le mur. Ouvrez les jambes confortablement en relaxant l'intérieur des cuisses et tendez les bras le long du sol, derrière la tête. Respirez profondément six fois de suite en vous étirant dans cette position.

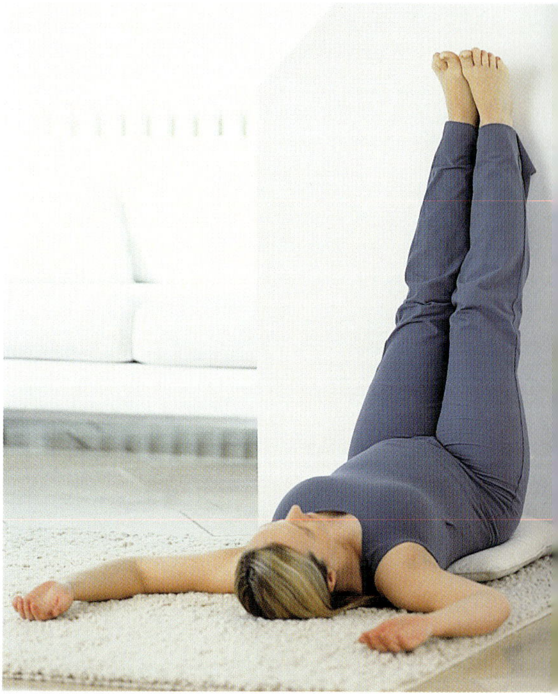

2 Rapprochez vos jambes verticalement et détendez les bras. Respirez profondément six fois de suite en vous concentrant sur votre poitrine et votre dos, ainsi que sur votre abdomen et votre bassin. Libérez vos épaules et votre dos de toute tension durant l'expiration.

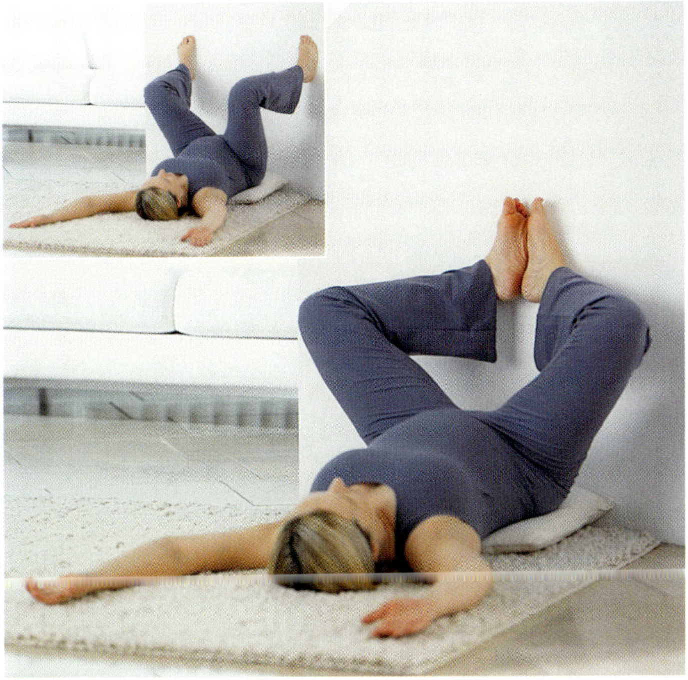

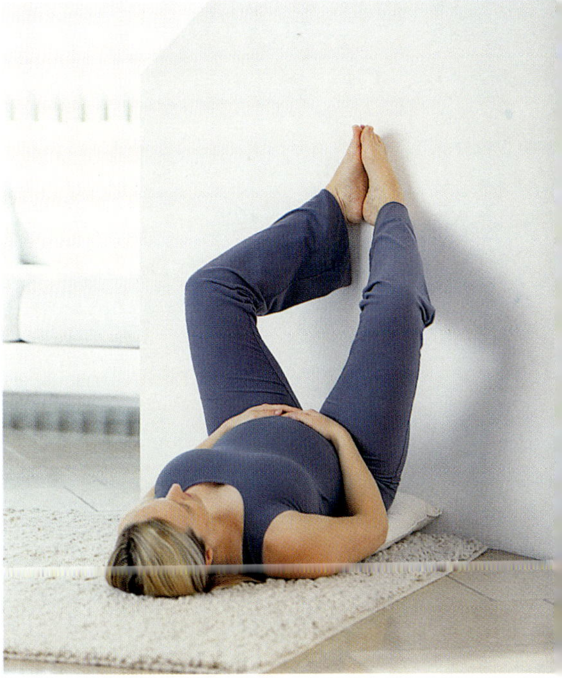

3 Pliez les genoux et posez vos pieds à plat contre le mur. Expirez en poussant les talons contre le mur et en appuyant la base de votre colonne sur le sol pour détendre les muscles pelviens profonds. Recommencez trois fois. Mettez vos pieds dans la posture du Papillon, genoux confortablement ouverts. Respirez six fois de suite en libérant votre bassin et les aines de toute tension durant chaque expiration.

4 Tout en gardant les pieds joints contre le mur, trouvez une position plus relaxante pour vos jambes ou posez les pieds sur un pouf. Posez vos mains sur votre abdomen de manière à créer un cercle d'énergie dont vous bénéficierez avec l'enfant. Respirez ainsi six fois de suite.

5 Changez de position en roulant sur un côté, genoux pliés. Mettez-vous à quatre pattes et étirez votre dos pendant quelques secondes avant de vous relever lentement.

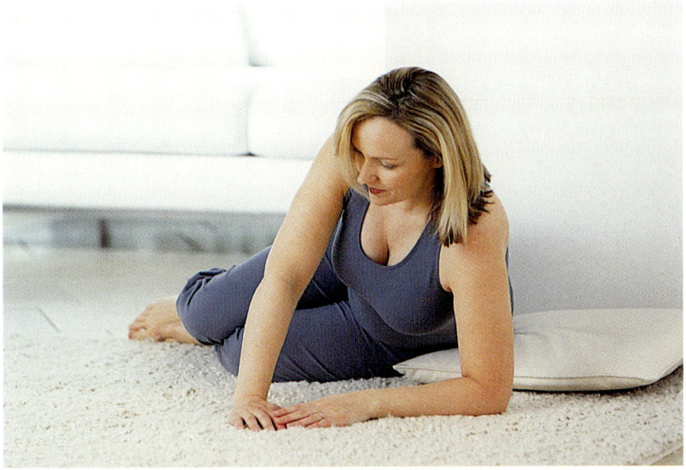

LE TRAVAIL DE FOND

Comparez la position d'étirement des bras pour accroître et renforcer la capacité respiratoire à la position de repos, mains placées sur l'abdomen, pour détendre les bras et le corps.

RELAXATION

La relaxation fait partie intégrante du yoga. Une séance complète de relaxation dure au moins vingt minutes et procure des effets particulièrement bénéfiques durant la grossesse. Cette plongée en vous-même vous donnera accès à la paix intérieure qui vous permettra de transcender le tohu-bohu quotidien des émotions qui vous assaillent durant la grossesse. La relaxation vous permettra ainsi de faire de précieuses réserves d'énergie pour mieux répondre aux demandes de votre bébé. Elle vous aidera aussi à accepter sereinement toute proposition d'aide.

ADAPTATION DE LA POSTURE DU CADAVRE Shavasana

1 Trouvez un endroit où vous ne serez pas dérangée. Munissez-vous de coussins et d'une couverture pour votre confort. Allongez-vous sur le sol ou sur un lit ferme et pliez les genoux pour aligner votre colonne. ***Entre les semaines 28 et 32, utilisez un coussin pour surélever votre bassin mais, après, évitez la position sur le dos.***

2 Relâchez la mâchoire inférieure et assurez-vous que votre nuque est bien alignée, quitte à utiliser un coussin. Vous ne devez ressentir aucune tension en fixant la verticale. Fermez les yeux et respirez profondément trois fois en évacuant les tensions à chaque expiration.

3 Laissez défiler vos pensées et vos émotions comme si elles étaient projetées sur l'écran de votre esprit. Persuadez-vous que les émotions négatives ne sont que des projections sur l'écran. Relaxez les mains pour ouvrir et adoucir votre cœur.

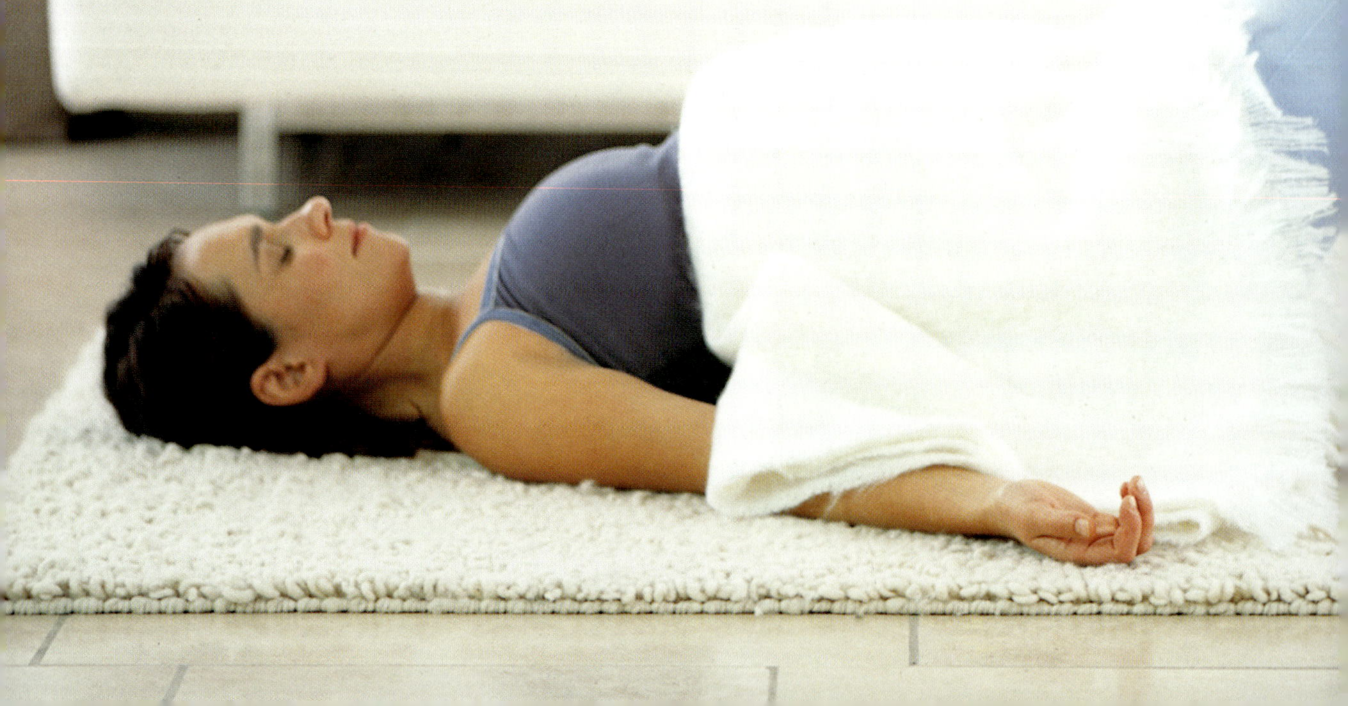

ROULADE POUR SE RELEVER

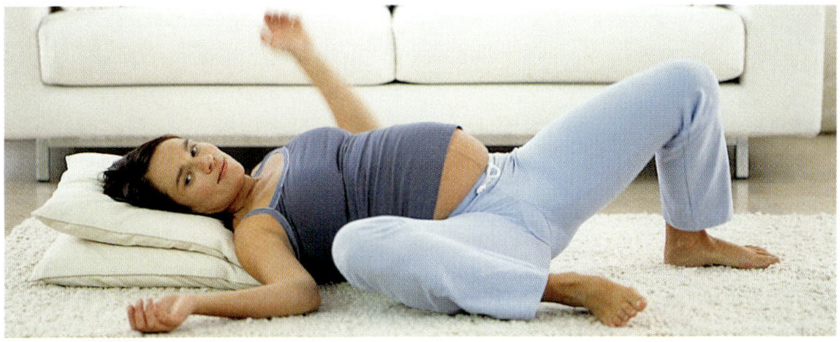

1 Dans la position couchée, genoux fléchis, roulez vers la droite en ramenant le genou droit au niveau de la taille. Pliez le coude droit et faites-le glisser sur le sol près du genou droit.

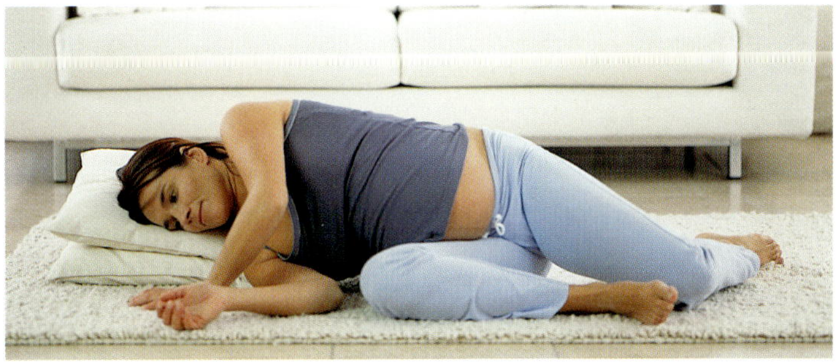

2 Posez la main gauche à plat sur le sol au niveau des épaules et dans le prolongement de votre jambe droite. Gardez la nuque souple en roulant du côté droit.

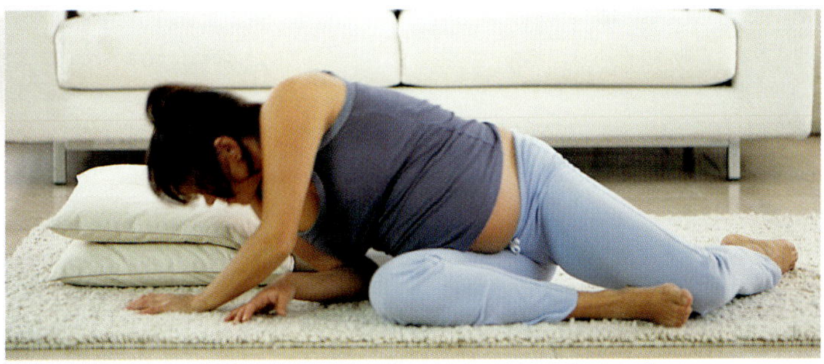

3 Déplacez votre poids sur la main gauche et le genou gauche. Ramenez le genou droit sous la hanche droite et la main droite sous l'épaule droite. Mettez-vous à quatre pattes, position à partir de laquelle vous pourrez vous redresser sans aucune tension.

4 Profitez de la sensation de paix que vous procure le ralentissement de votre activité mentale pour partager avec votre enfant le miracle de la vie. Quand vous êtes prête, sortez lentement de votre état de relaxation.

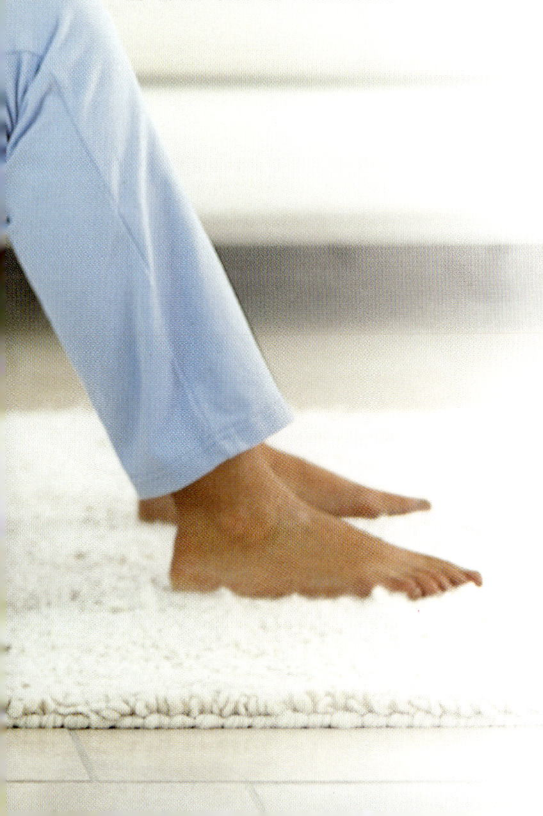

EXERCICES PARTICULIERS

Vous pouvez diminuer les gênes fréquentes liées à la grossesse grâce à des mouvements qui soulagent les tensions douloureuses ressenties par certaines parties du corps et renforcent les muscles environnants. Le yoga est très efficace pour dynamiser les muscles profonds dont on ne prend généralement pas conscience en pratiquant d'autres disciplines. La respiration profonde vous aidera, au cours de ces exercices particuliers, à soulager vos douleurs mais aussi à prendre conscience de vos muscles pelviens et à les contrôler, ce qui garantira votre bien-être tout au long de votre vie.

TROUBLE DE LA SYMPHYSE PUBIENNE

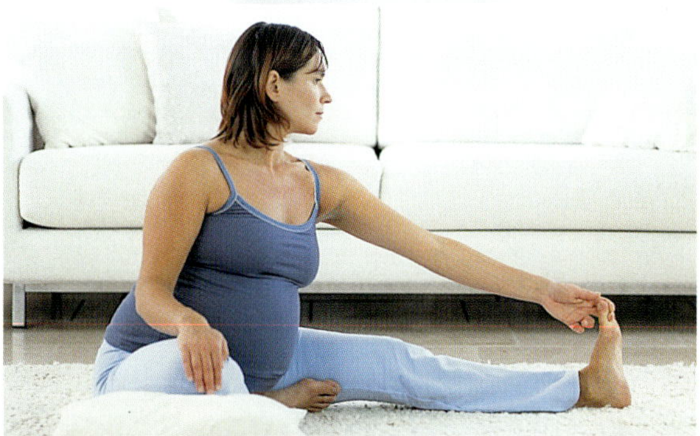

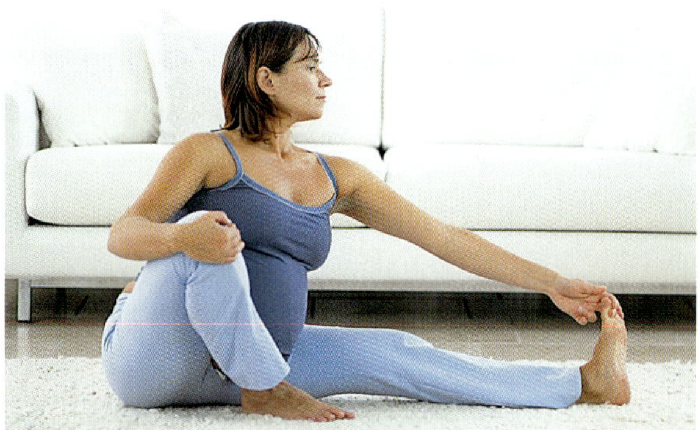

1 Asseyez-vous par terre les jambes tendues. Pliez votre genou droit et posez-le à plat en plaçant votre talon droit au creux de l'aine gauche. Saisissez votre orteil gauche de votre main gauche en vous aidant éventuellement d'une ceinture. Respirez six fois profondément.

2 Maintenez votre orteil gauche de la main gauche et relevez le genou droit. Rapprochez autant que possible votre pied de votre corps et saisissez votre genou de votre main droite. Respirez six fois profondément. Refaites les deux exercices en changeant de côté.

SYNDROME DU CANAL CARPIEN

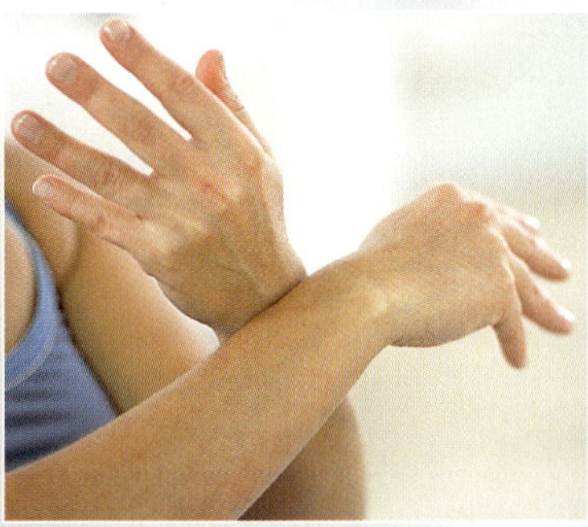

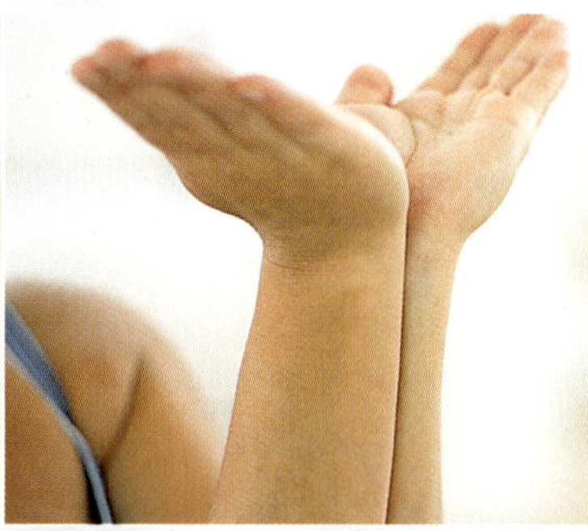

Faites l'exercice debout ou assise. Croisez vos poignets joints et faites bouger vos mains d'avant en arrière six fois de suite tout en agitant vos doigts. Respirez régulièrement. Joignez vos coudes et vos avant-bras. Inspirez tout en ouvrant vos mains, doigts étirés. Expirez en refermant vos mains. Recommencez trois fois.

MAL DE DOS

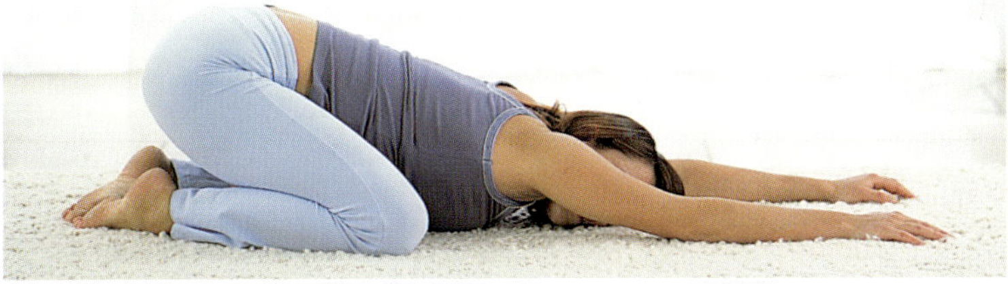

1 Mettez-vous sur le sol dans la posture de l'Enfant : genoux pliés et grands ouverts, bras étendus, paumes au sol et la tête reposant sur un côté. Puis mettez-vous à quatre pattes.

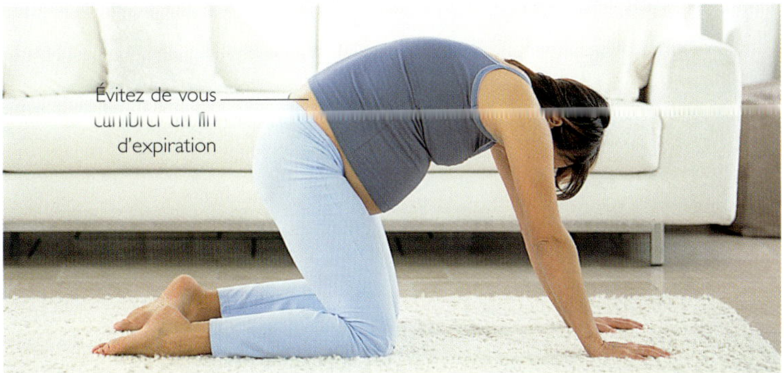

2 Inspirez, soulevez vos épaules et laissez pendre votre tête dans la posture du Chat. Soufflez en tendant les omoplates et en étirant la colonne vertébrale vers les talons. Recommencez lentement trois fois.

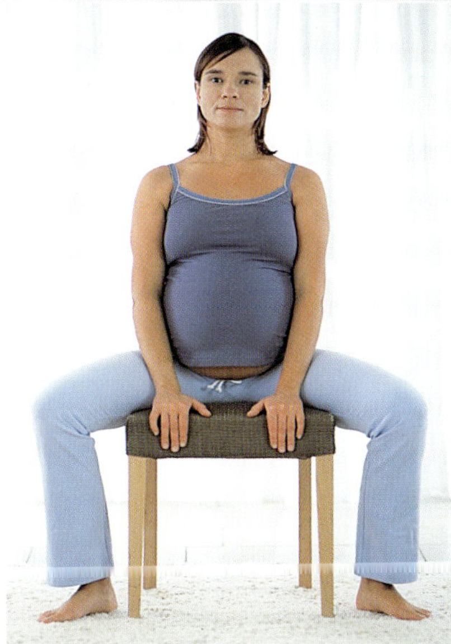

Fatigue des reins Asseyez-vous sur un siège, genoux bien écartés. Placez vos mains à l'avant du siège, inspirez, puis expirez en poussant sur vos mains et en gardant votre périnée souple. Recommencez six fois. Vous devez ressentir un afflux d'énergie et de chaleur au niveau du dos et de l'abdomen.

RELAXATION AVEC SOUTIEN

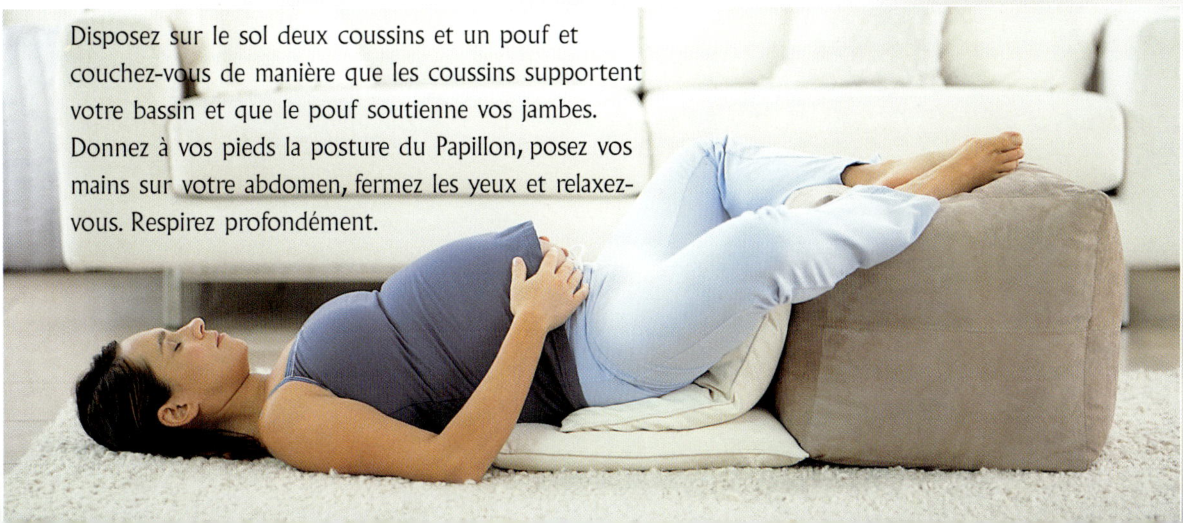

Disposez sur le sol deux coussins et un pouf et couchez-vous de manière que les coussins supportent votre bassin et que le pouf soutienne vos jambes. Donnez à vos pieds la posture du Papillon, posez vos mains sur votre abdomen, fermez les yeux et relaxez-vous. Respirez profondément.

FAIBLESSE DE LA VESSIE

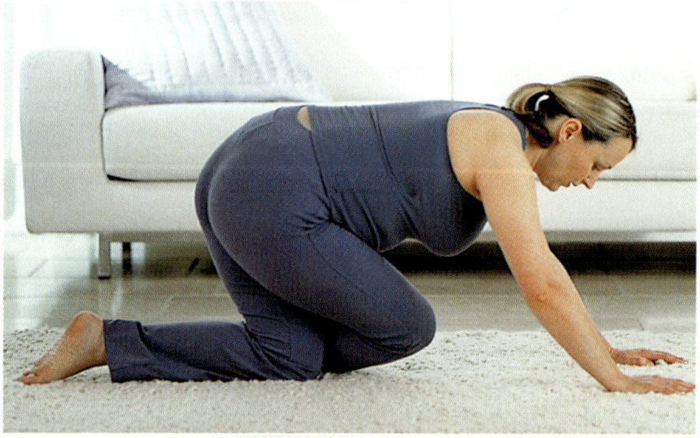

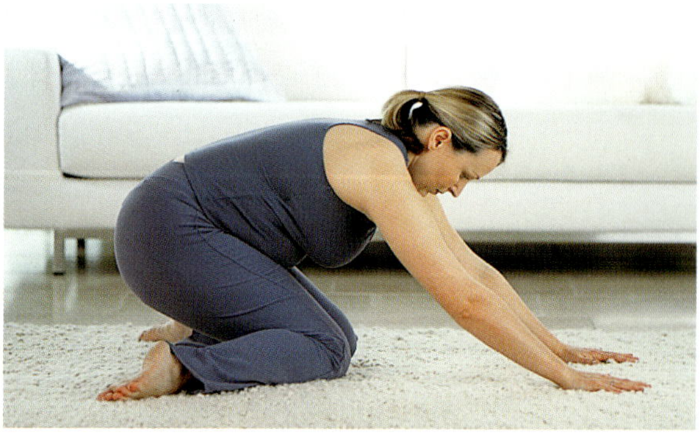

1 Mettez-vous à quatre pattes. Croisez votre jambe droite devant votre jambe gauche et répartissez votre poids entre vos mains et votre genou gauche. Respirez profondément six fois de suite en contractant les muscles du plancher pelvien lorsque vous inhalez et en renforçant la contraction lorsque vous exhalez.

2 Remettez-vous à quatre pattes. Joignez les genoux en écartant les pieds. Déplacez votre poids vers l'arrière quitte à utiliser un coussin pour vous asseoir. Respirez profondément six fois de suite en contractant les muscles du plancher pelvien comme dans l'exercice précédent. Répétez les exercices 1 et 2 trois fois par jour.

HÉMORROÏDES

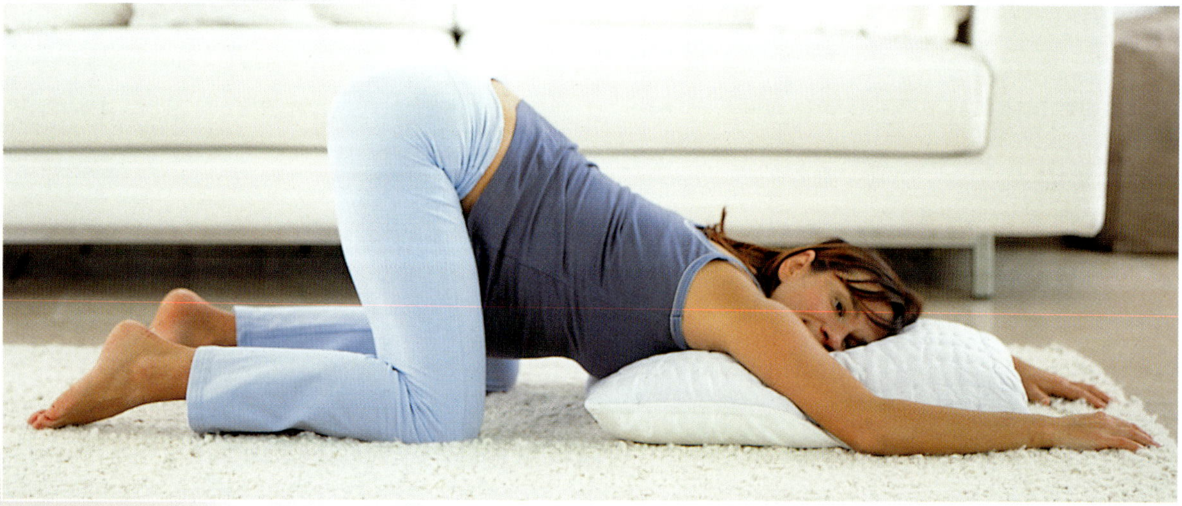

Mettez-vous à quatre pattes. Placez un grand coussin devant vous, penchez-vous en avant en pliant les hanches et posez le côté de la tête sur le coussin. Laissez vos bras reposer sur le sol et veillez à bien détendre votre tête et vos épaules. Inspirez en contractant votre sphincter aussi fort que possible. Expirez en vous relâchant lentement. Répétez douze fois. Ne soyez pas découragée si vous sentez peu de soulagement au début. Faites l'exercice quotidiennement, matin et soir. Continuez même si vous estimez que vous n'en avez plus besoin.

SCIATIQUE

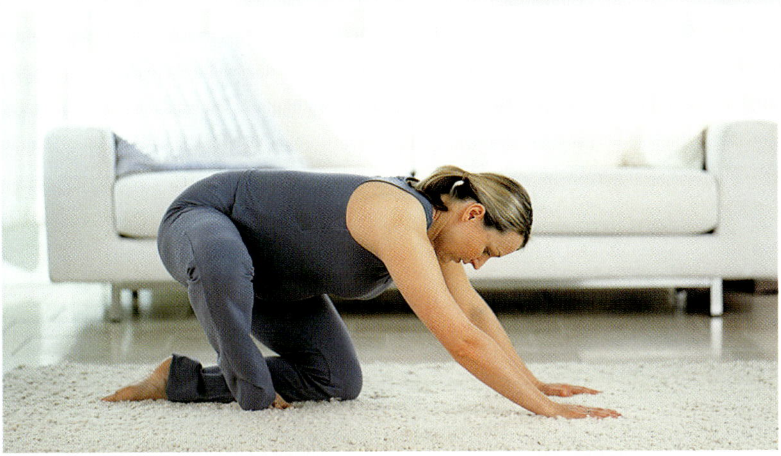

1 Mettez-vous à quatre pattes en glissant éventuellement un coussin sous votre pied gauche. Reculez les hanches et placez votre poids sur la jambe gauche. Avancez le pied droit et posez-le retourné sur le cou-de-pied pour garder l'équilibre. Balancez vos hanches doucement de gauche à droite, ou faites de petits cercles avec le genou droit. Travaillez le côté douloureux mais arrêtez-vous si la douleur est aiguë.

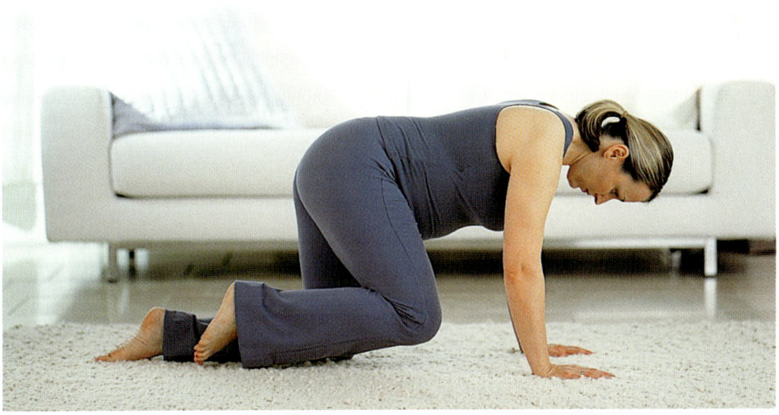

2 Travaillez cet exercice pour prévenir et soulager la douleur. Mettez-vous à quatre pattes en faisant peser votre poids sur vos mains. Soulevez légèrement la jambe droite en gardant le genou fléchi et les hanches au même niveau. Avancez le genou droit et faites-lui faire de petits cercles au ras du sol. Gardez le pied décontracté et respirez régulièrement.

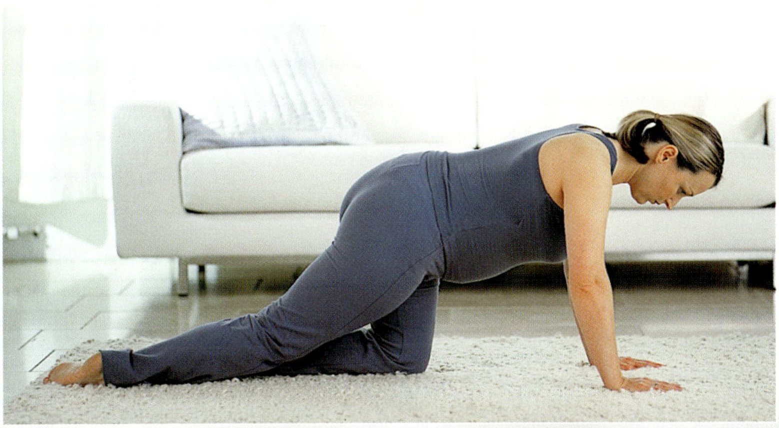

3 Cet exercice soulage la douleur aiguë. Reposez la jambe droite et faites-la glisser vers l'arrière en abaissant la hanche droite. Remuez-la depuis la hanche jusqu'aux orteils en respirant profondément. Faites ce mouvement durant deux ou trois minutes en prolongeant vos expirations avec de profonds « Ah » pour soulager la pression du nerf sciatique.

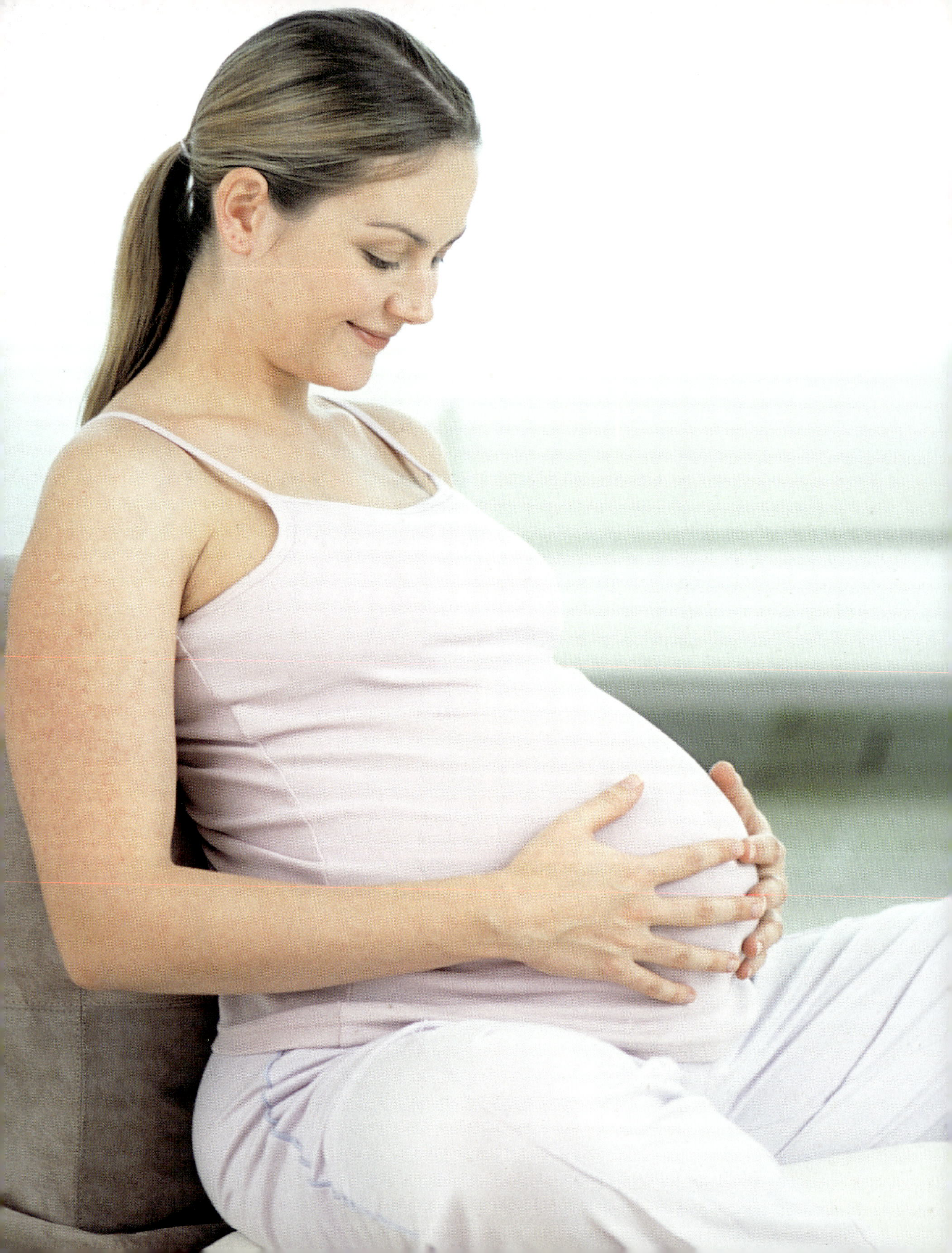

FIN
DE LA GROSSESSE
SEMAINES 34 À 40

Durant ces dernières semaines de grossesse, l'enfant se prépare à naître et votre préoccupation principale est de vous tenir prête. Votre priorité est de rester en forme et détendue. Les postures de yoga et la respiration vont vous préparer physiquement, mentalement et spirituellement tout en renforçant votre puissance intérieure. Quelle que soit la manière dont se déroulera l'accouchement, le yoga vous aidera à rester concentrée tout en gardant le contact avec l'enfant.

« C'est une joie extraordinaire, faite de plénitude et de liberté, vibrante d'énergie, qui jaillit du fond de moi. »
Pour une naissance sans violence, Frédérick Leboyer

ALIGNEMENT DE LA COLONNE

Votre bébé étant maintenant plus lourd à porter, il est important de conserver un maintien correct. De simples étirements quotidiens vous permettront de recouvrer instantanément vigueur et dynamisme tout en étant bénéfiques à l'enfant. Même si vous appréciez de vous allonger sur un support mou, cette position ralentit la circulation sanguine dans le placenta et ne permet pas à l'enfant de bien se positionner pour l'accouchement.

PRÉCAUTIONS Adaptez cette série d'exercices si :
- vous avez des varices. Faites-les en position assise.
- vous faites de l'hypertension. N'élevez pas les bras au-dessus de la tête, même si les étirements avec respiration profonde et bras horizontaux aident à soulager cette maladie.

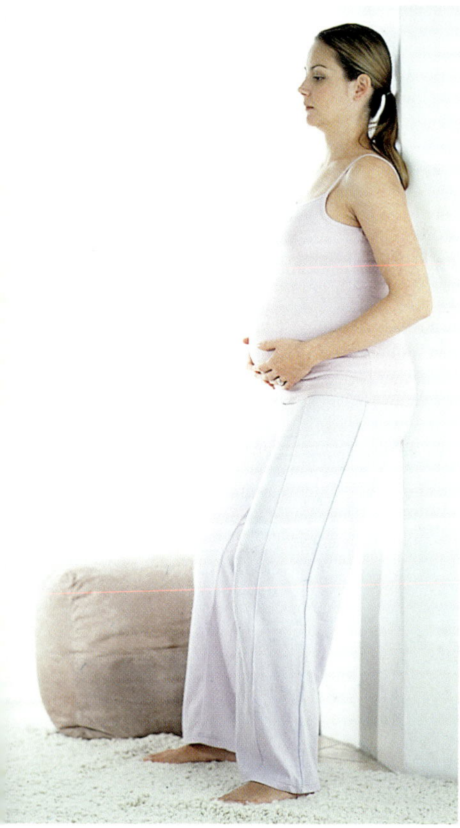

1 Mettez-vous debout dos à un mur. Fléchissez légèrement les genoux en appuyant tout votre dos contre le mur. Respirez profondément.

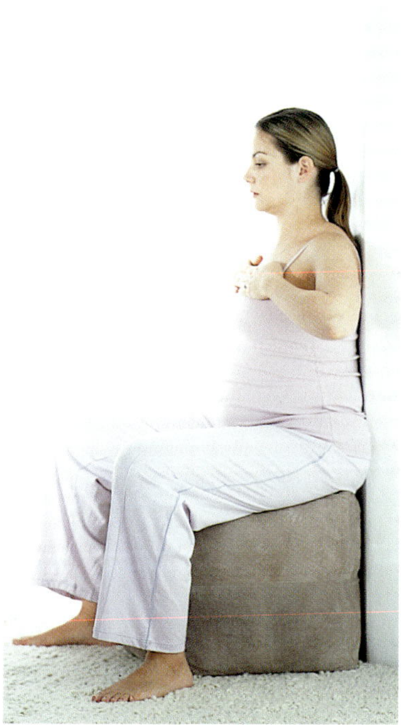

2 Placez un pouf contre le mur et asseyez-vous jambes écartées, dos parfaitement aligné contre le mur. Levez les coudes et placez les mains sur vos clavicules pour ouvrir au maximum le haut de la poitrine et avoir plus d'espace pour respirer.

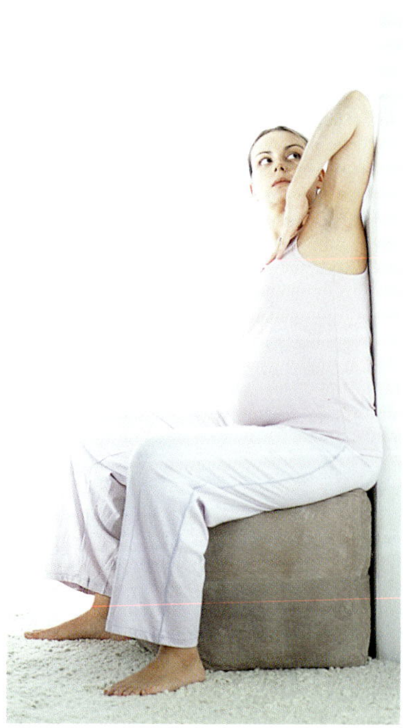

3 Détendez votre bras droit et levez le coude gauche contre le mur, à hauteur de votre tête, tout en gardant la main sur la clavicule. Tournez lentement la tête pour regarder votre coude et respirez profondément quatre fois. Recommencez en changeant de côté.

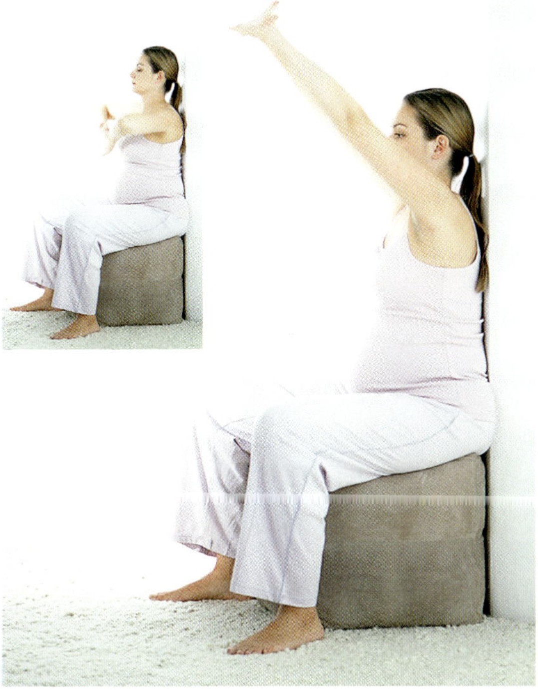

4 Croisez vos doigts devant la poitrine, paumes tournées vers l'extérieur. Inspirez, puis expirez en tendant les bras. Levez les bras aussi haut que vous le pouvez tout en gardant le dos bien aligné contre le mur. Respirez profondément quatre fois. Pliez les coudes, abaissez doucement les bras et libérez vos doigts.

5 Debout, dos au mur, fléchissez légèrement le genou gauche et posez le pied droit sur le pouf. Alignez votre dos contre le mur et joignez les mains devant la poitrine en posture de Prière. Inspirez profondément en levant lentement les mains. Expirez en gardant les coudes fléchis ; ne les raidissez que si votre dos reste aligné contre le mur. Redescendez les mains et relaxez-vous.

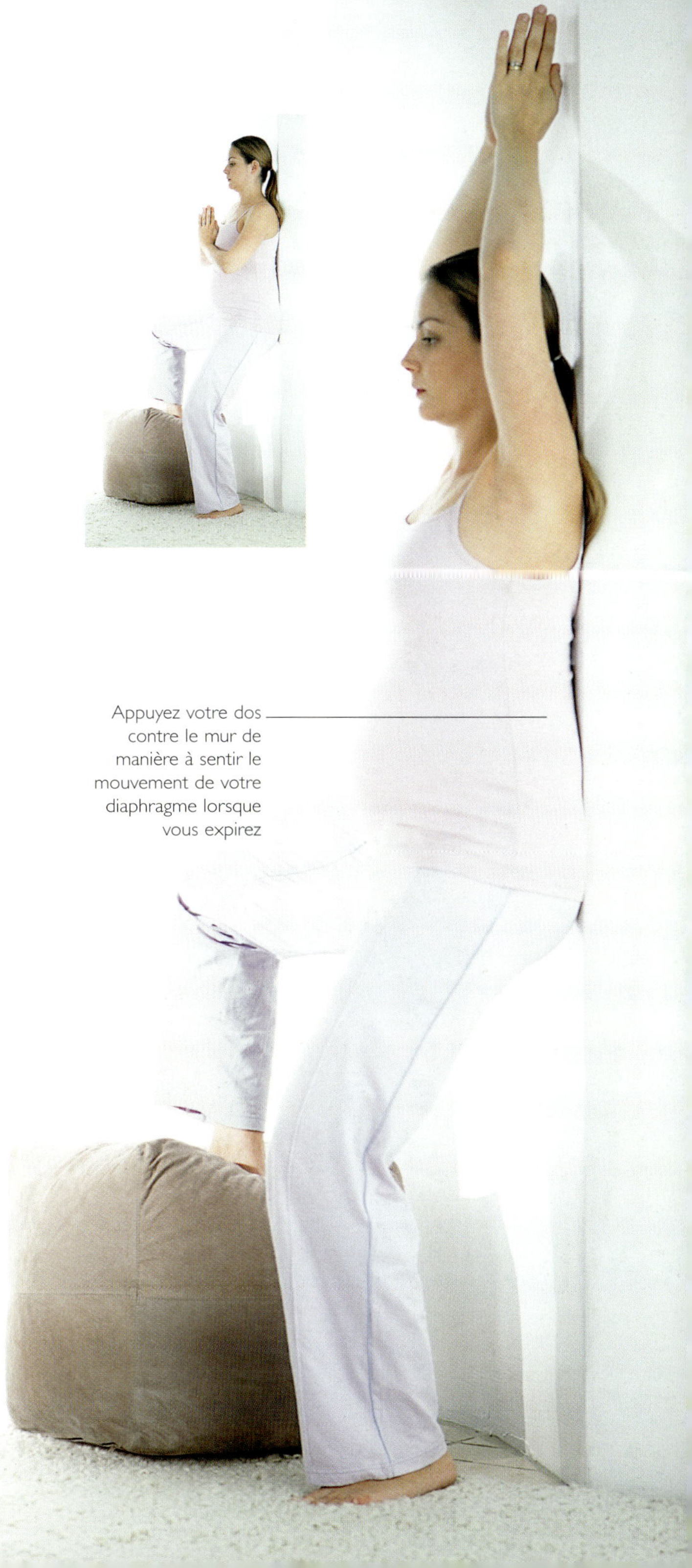

Appuyez votre dos contre le mur de manière à sentir le mouvement de votre diaphragme lorsque vous expirez

SALUTATION AU SOLEIL

Surya Namaskar

Dans cette Salutation au Soleil adaptée pour la fin de grossesse, la priorité est de protéger le bas de votre dos et de renforcer les muscles de vos jambes et de votre bassin pour supporter facilement le poids de l'enfant. Continuez à vous déplacer debout jusqu'à l'accouchement pour créer plus d'espace au bébé : étirez-vous vers le ciel en vous enracinant au rythme de votre respiration.

PRÉCAUTIONS Travaillez cette séquence lentement : faites des mouvements fluides et ne tenez jamais une position trop longtemps. Si vous avez des vertiges ou si vous souffrez d'hypertension, ne faites pas les exercices 4 à 9.

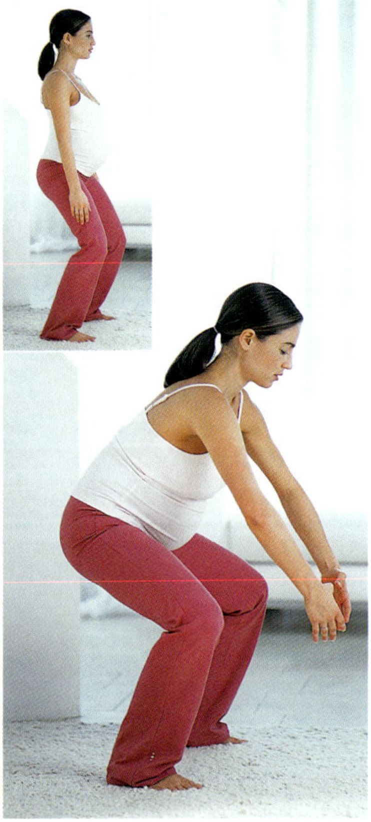

1 Mettez-vous dans la posture de la Montagne, genoux fléchis. Expirez en vous accroupissant à moitié comme pour cueillir des fleurs.

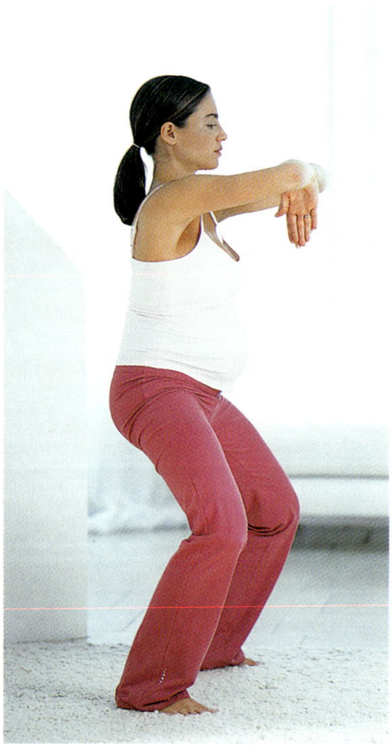

2 Inspirez en élevant votre bouquet de fleurs imaginaires jusqu'à la poitrine. Expirez en tournant vos mains pour les mettre dos à dos, doigts pointés vers le sol. Gardez les genoux fléchis en vous tenant le dos bien droit.

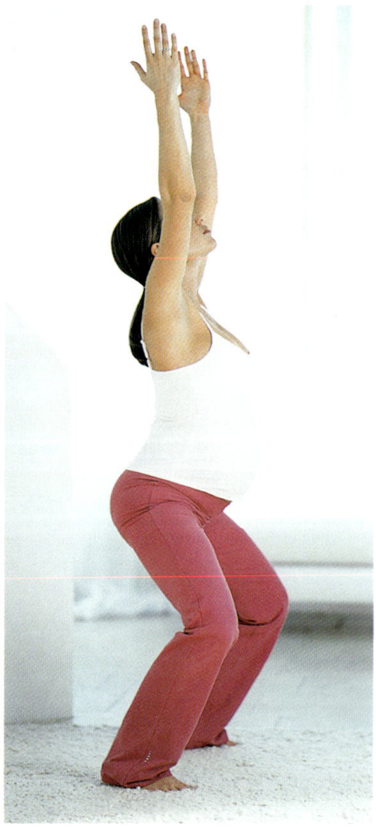

3 Respirez profondément en levant vos bras comme si vous lanciez vos fleurs vers le ciel. Expirez en restant étirée.

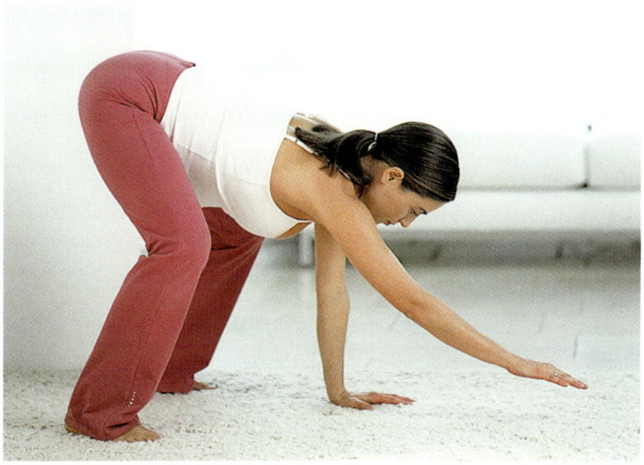

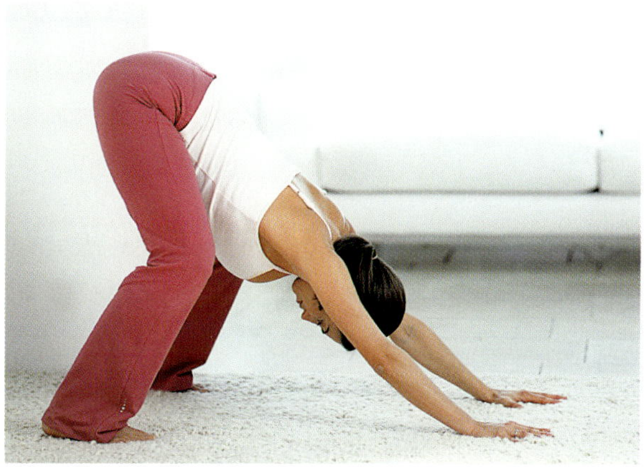

4 Inspirez, puis expirez en vous accroupissant à moitié. Posez une main sur le sol, puis marchez en avançant alternativement chaque main tout en conservant entre elles la largeur de vos épaules.

5 Gardez les genoux fléchis et les talons bien au sol pour étirer votre colonne et vos bras dans la posture du Chien. Maintenez l'étirement durant tout un cycle respiratoire.

6 Pour intensifier l'étirement, levez le genou droit et mettez-vous en équilibre sur vos mains et votre jambe gauche en gardant la jambe levée décontractée. Ne raidissez votre jambe d'appui que si la position vous paraît confortable. Recommencez de l'autre côté. ***Si cet étirement vous paraît trop difficile, passez directement à l'exercice 7.***

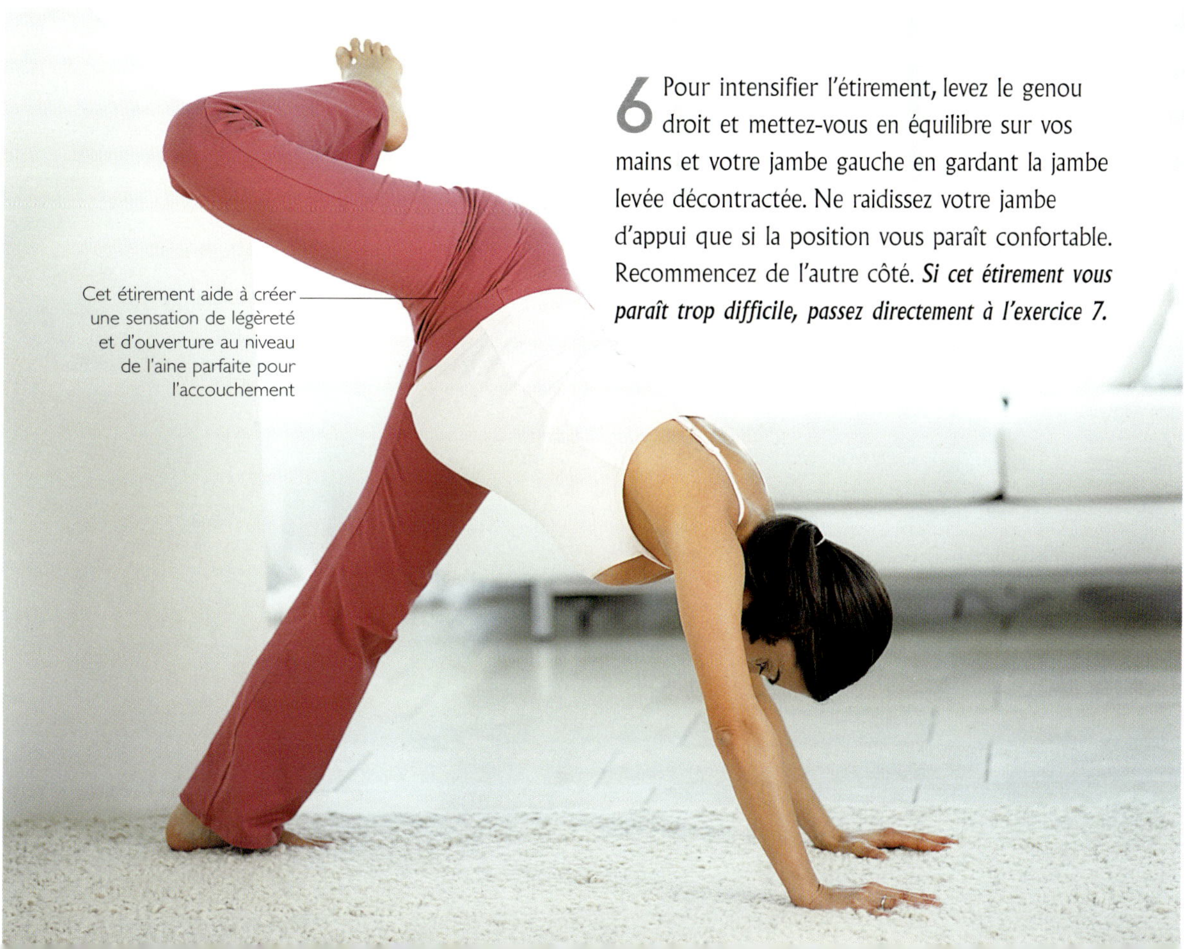

Cet étirement aide à créer une sensation de légèreté et d'ouverture au niveau de l'aine parfaite pour l'accouchement

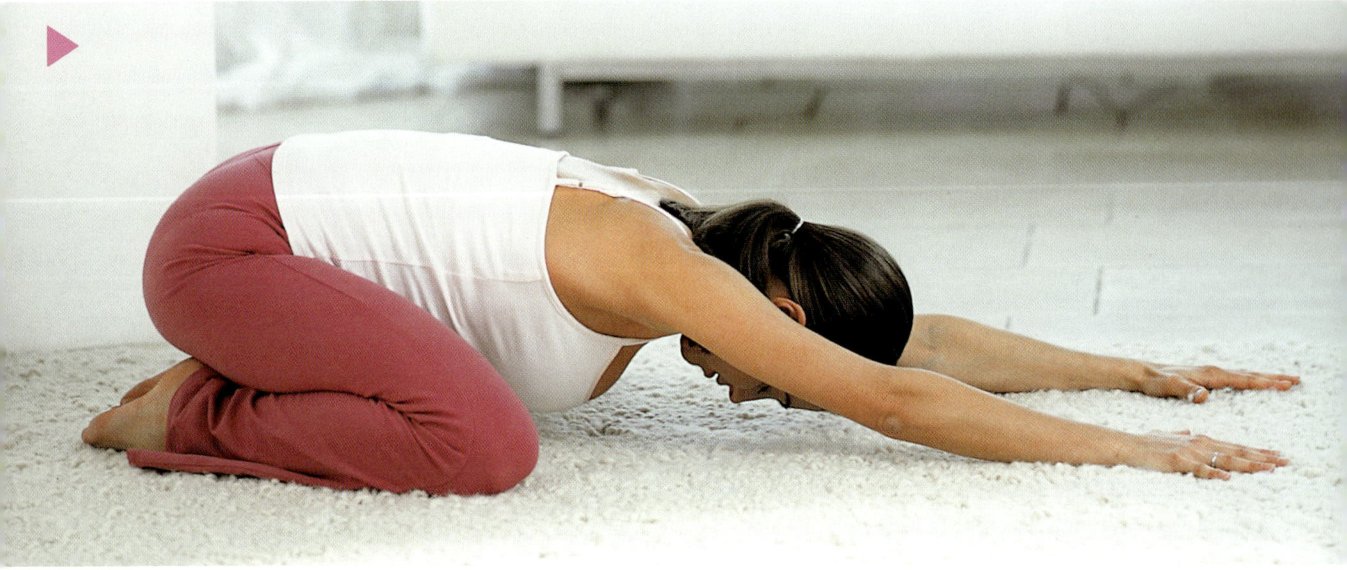

7 Remettez-vous à quatre pattes et reposez-vous dans la posture de l'Enfant, genoux bien écartés pour laisser plus d'espace au bébé. Tirez la base de votre colonne vers vos talons pour étirer votre dos et respirez deux fois en gardant la position. Expirez complètement avant d'inspirer en reprenant la position à quatre pattes. Si vous ressentez des tensions au niveau des épaules du fait d'avoir gardé les bras tendus pendant l'étirement, penchez-vous vers l'avant et appuyez-vous sur vos coudes et vos avant-bras.

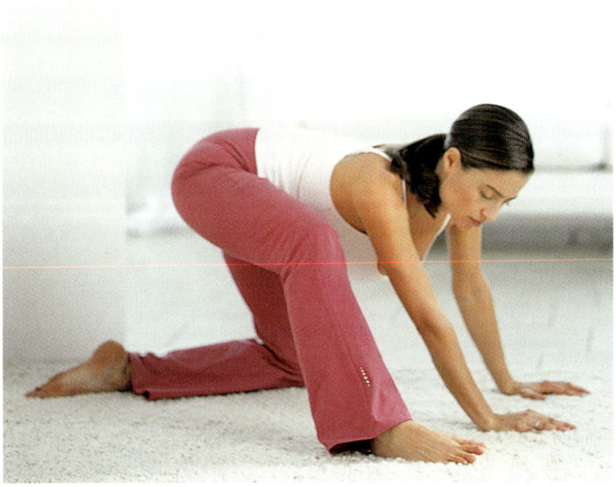

8 Expirez en posant le pied droit à plat sur le sol, à côté de vous. Respirez en décrivant des cercles extérieurs avec votre genou et en accompagnant ce mouvement d'une rotation fluide du torse. Recommencez de l'autre côté.

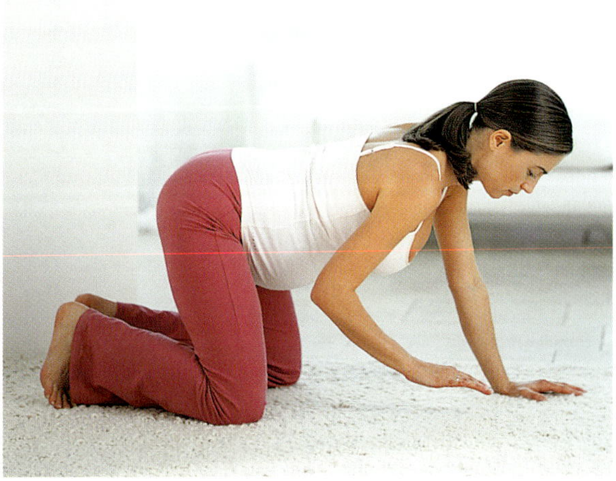

9 Reprenez la position à quatre pattes et vérifiez que vos mains ont le même écartement que vos genoux. Retournez vos orteils et reculez alternativement vos mains vers vos genoux pour ramener votre poids sur vos talons jusqu'à basculer en position accroupie.

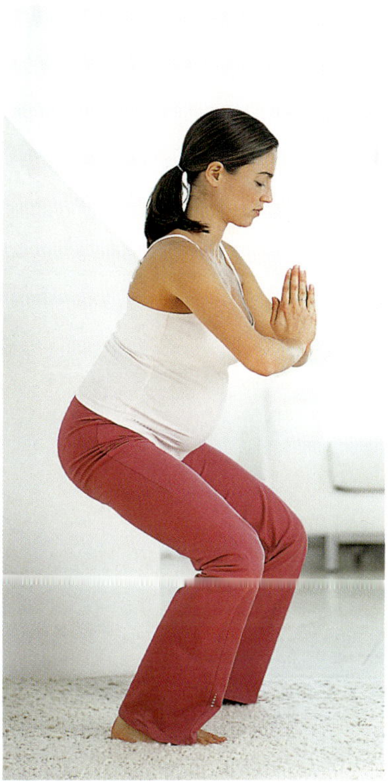

10 Inspirez en profitant de l'élan provoqué par le retour à la position accroupie pour vous relever. Gardez les genoux fléchis et expirez en joignant les mains dans la posture de la Prière. Veillez à garder les bases de vos paumes bien jointes.

11 Inspirez en tendant les bras vers le haut et ouvrez votre poitrine tout en desserrant vos mains et en les étirant jusqu'au bout des doigts. Si cet étirement provoque des tensions, fléchissez légèrement les coudes.

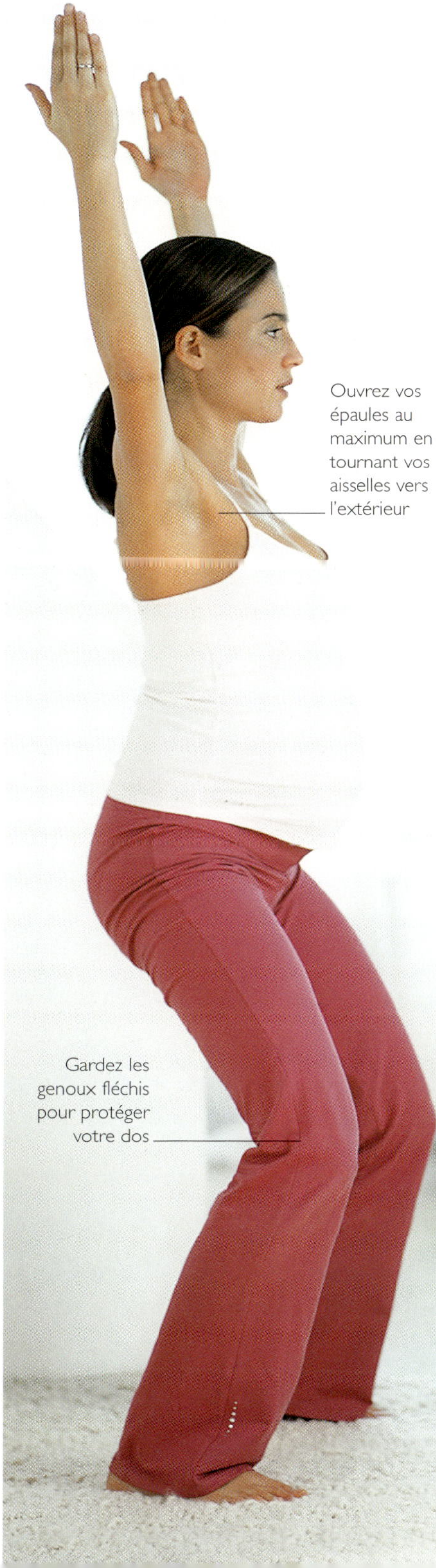
Ouvrez vos épaules au maximum en tournant vos aisselles vers l'extérieur
Gardez les genoux fléchis pour protéger votre dos

LE TRAVAIL DE FOND

Durant chaque exercice de la Salutation au Soleil, prenez conscience des effets sur votre corps et sur votre esprit de l'étirement et de l'enracinement. Le mouvement de main du dernier exercice a la valeur d'un mudra – geste qui témoigne de l'ouverture de votre corps pour préparer la naissance de l'enfant.

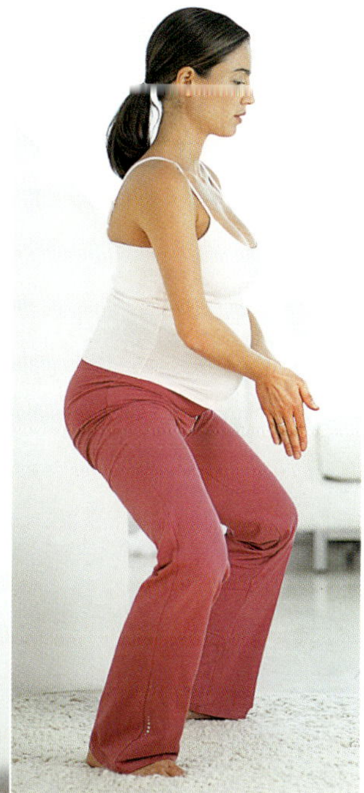

12 Expirez en abaissant les bras et en joignant à nouveau les paumes. Pointez les doigts vers le bas et ouvrez-les tandis que vous vous remettez en position semi-accroupie pour terminer.

ÉTIREMENTS CIRCULAIRES

Plus votre grossesse avance, plus votre centre de gravité descend dans votre bassin. Développés harmonieusement autour du corps du bébé, les étirements circulaires vous aideront à ouvrir les hanches et la région pelvienne. Le fait de les exécuter dans une position debout particulièrement stable vous procurera également de l'assurance et de l'endurance. Sous réserve que vous gardiez les genoux fléchis, ils peuvent même devenir une danse qui vous régénérera.

BIENFAITS Exprimez votre vitalité avec des mouvements compatibles avec votre grossesse :

- les mouvements circulaires vous font prendre conscience de votre centre de gravité ;
- malgré votre poids, ces exercices agréables vous montrent comment travailler avec grâce et énergie.

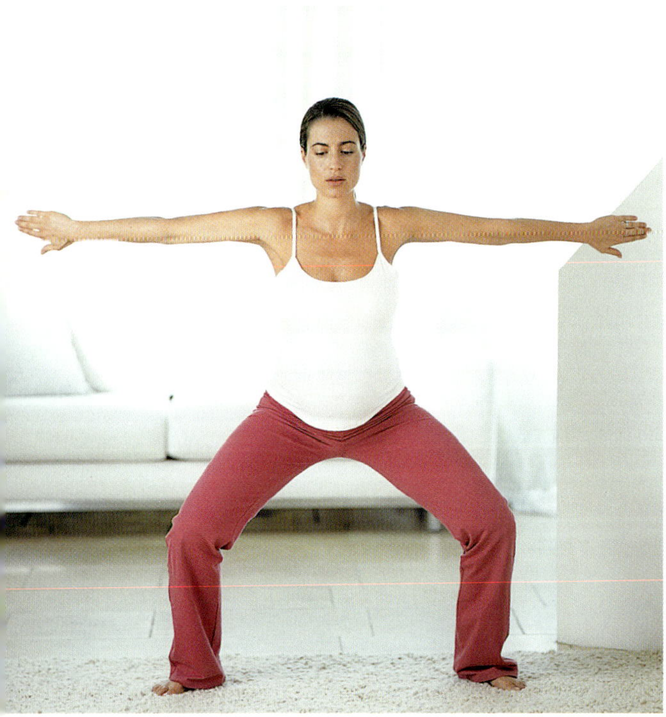

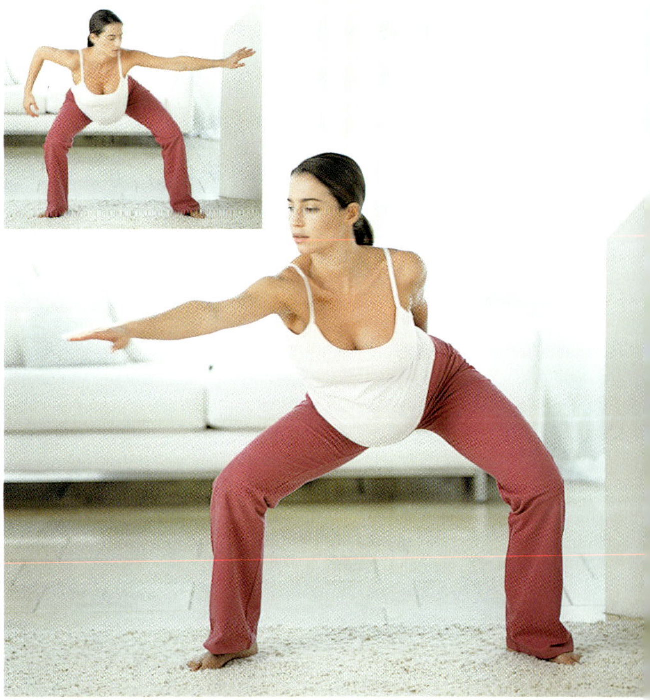

1 Mettez-vous dans la posture de la Montagne, dos bien droit et genoux fléchis. Affirmez votre posture en tournant vos pieds de 45° vers l'extérieur. Inspirez et tendez les bras devant vous, paumes vers le bas. Expirez en écartant les bras latéralement tout en tournant les paumes vers l'arrière.

2 Inspirez en étirant le bras droit au-dessus du genou droit. Expirez en décrivant avec votre main un large demi-cercle pour l'amener derrière vous. Accompagnez votre mouvement d'une ample rotation des épaules sans bouger les hanches. En fin de mouvement, abaissez votre bras le long du corps et inspirez en étirant le bras gauche pour recommencer un autre demi-cercle.

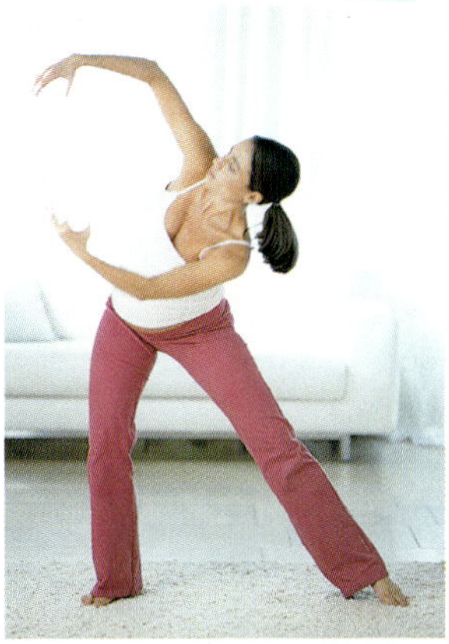

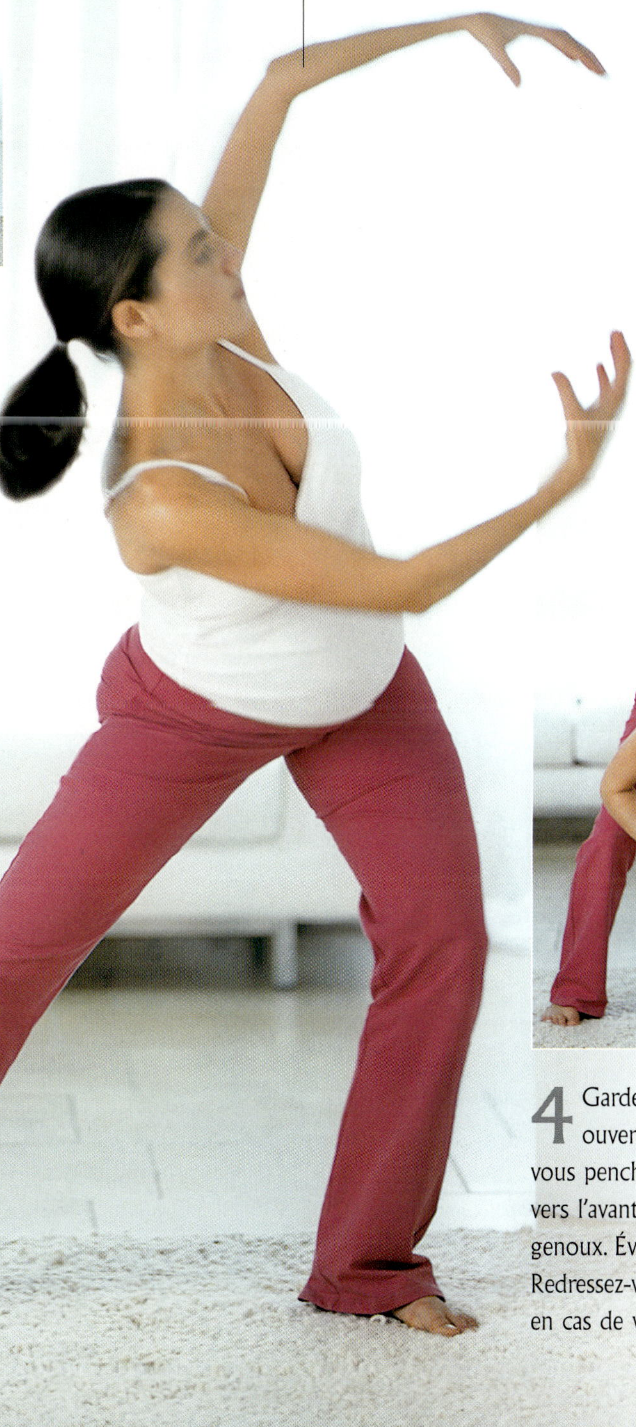
Veillez à ne pas bouger
la position relative de
vos bras et de vos mains
pendant que vous vous
balancez d'un côté à l'autre

3 Faites un cercle d'énergie en arrondissant vos bras. Balancez le torse de gauche à droite en fléchissant alternativement un genou pendant que vous étirez l'autre. Respirez régulièrement et choisissez le rythme qui vous convient.

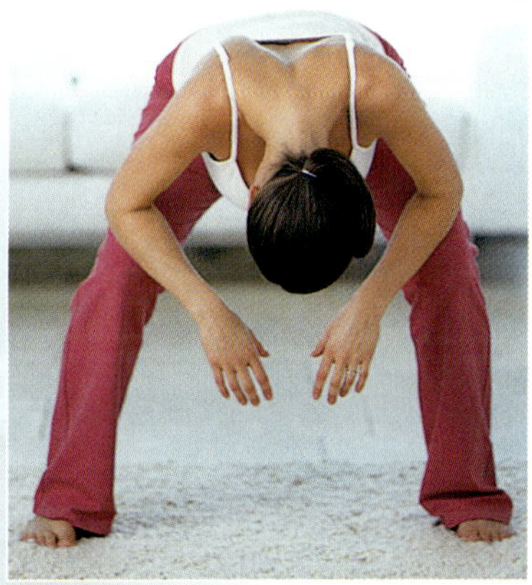

4 Gardez les pieds en position ouverte et relaxez-vous en vous penchant complètement vers l'avant, coudes posés sur les genoux. Évacuez toutes les tensions. Redressez-vous immédiatement en cas de vertige.

POSTURE DU GUERRIER AU MUR

Adaptation du Virabhadrasana

Les postures du Guerrier induisent une forte énergie, dont le contrôle permet de décontracter les muscles pelviens et constitue une très bonne préparation à l'accouchement. Outre sa qualité de support, le mur préserve votre force intérieure jusqu'à l'accouchement. Quelle que soit votre pratique du yoga, ces étirements vous font prendre conscience de la puissance de votre respiration.

BIENFAITS Ces poses permettent :
- de renforcer les muscles du dos ;
- d'impliquer les muscles de l'abdomen dans la respiration profonde ;
- d'étirer les muscles des mollets ;
- de surélever la voûte plantaire pour soulager la pression sur le bassin.

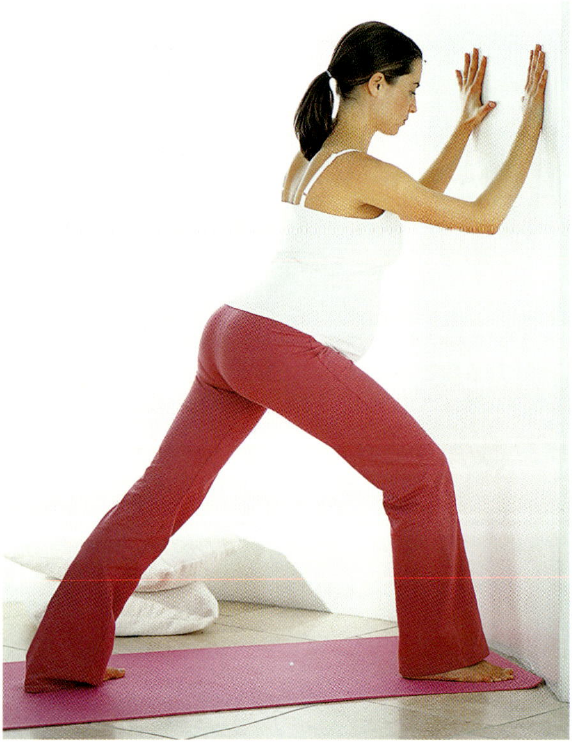

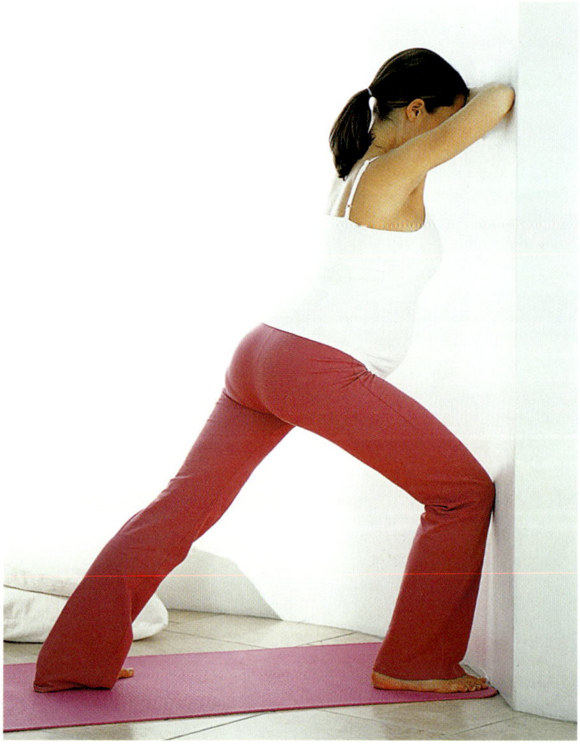

1 Mettez-vous debout face au mur, les avant-bras reposant confortablement contre le mur. Reculez la jambe gauche et fléchissez le genou droit en gardant les hanches droites. Respirez quatre fois profondément en appuyant vos mains contre le mur à chaque expiration.

2 Croisez les avant-bras et posez-les contre le mur pour y appuyer votre front. Sans bouger le pied gauche, avancez le genou droit pour l'appuyer contre le mur. Respirez quatre fois profondément en appréciant l'expansion de votre cage thoracique.

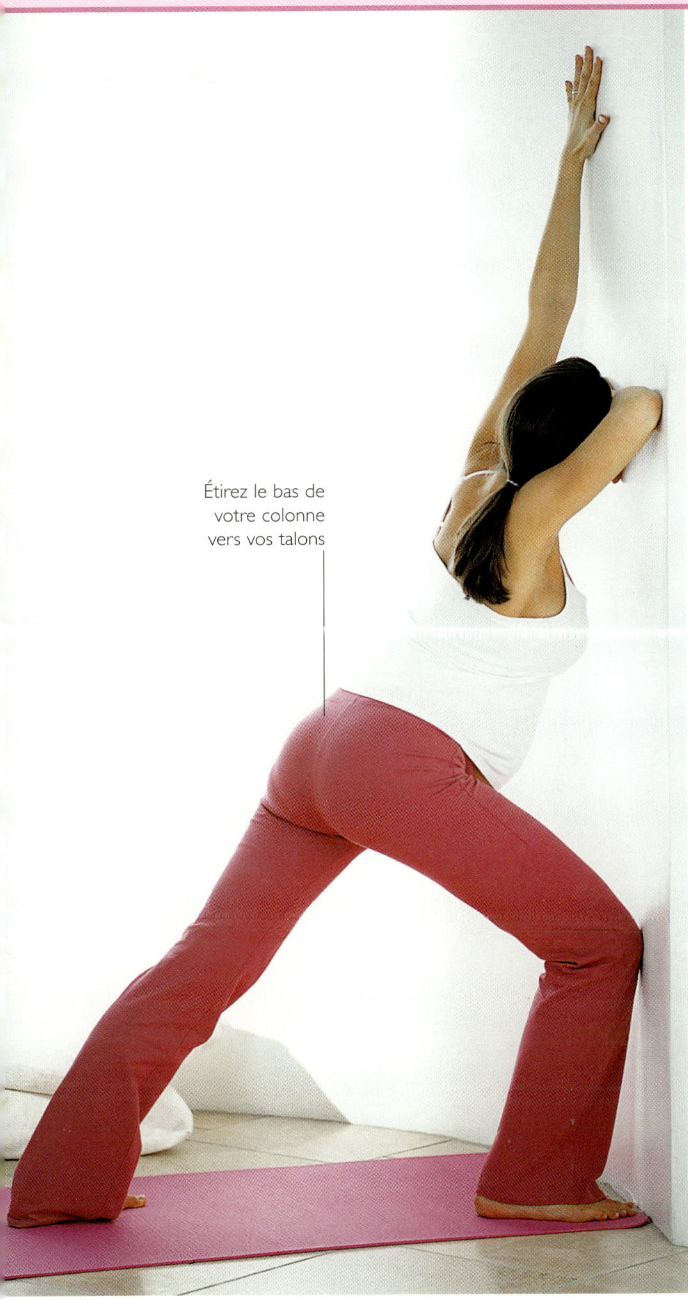
Étirez le bas de
votre colonne
vers vos talons

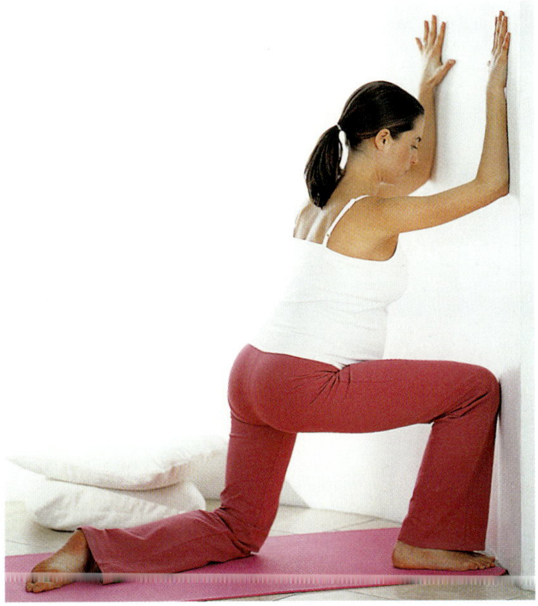

4 Gardez la jambe droite dans la même position et posez le genou gauche au sol après y avoir glissé, éventuellement, un coussin. Faites reposer verticalement vos avant-bras sur le mur. Rentrez le coccyx pour décontracter le bas du dos et respirez profondément quatre fois de suite.

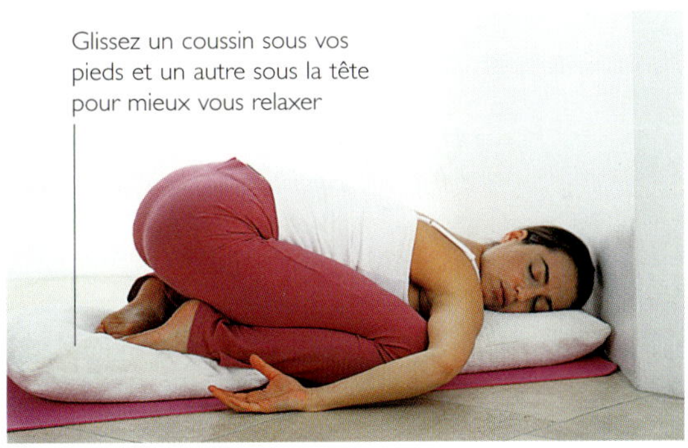
Glissez un coussin sous vos
pieds et un autre sous la tête
pour mieux vous relaxer

3 Inspirez en tendant verticalement le bras gauche le long du mur, tout en laissant le coude droit à sa place. Expirez en étirant l'extrémité de vos doigts tout en appuyant le talon gauche sur sol. Essayez de garder l'ensemble du côté droit détendu pendant l'étirement.

5 Après cette ample respiration, reposez-vous en adoptant la posture de la Tortue, genoux écartés, bras ramenés près des genoux et tête de côté. ***Si cette posture ne vous convient pas, essayez celle de l'Enfant.*** Recommencez l'enchaînement de l'autre côté.

DANSES YOGIQUES

Ces mouvements adaptés de la danse indienne et le calme dynamique des postures – identiques à celles que l'on observe sur les peintures et statues de dieux et de déesses – vous procureront souplesse, légèreté et énergie pour accueillir votre enfant. Pendant que vous vous préparez à la naissance, ces mouvements fluides effectués en position debout très stable vous permettront de libérer simplement votre créativité en ce moment si particulier.

BIENFAITS ET PRÉCAUTIONS

Ces danses préviennent la constipation et aident l'enfant à bien se positionner avant l'accouchement.

Ne faites que ce que vous pouvez et à votre rythme. Ne levez pas les mains au-dessus de la tête si votre tension artérielle est trop élevée.

DANSE SHAKTI

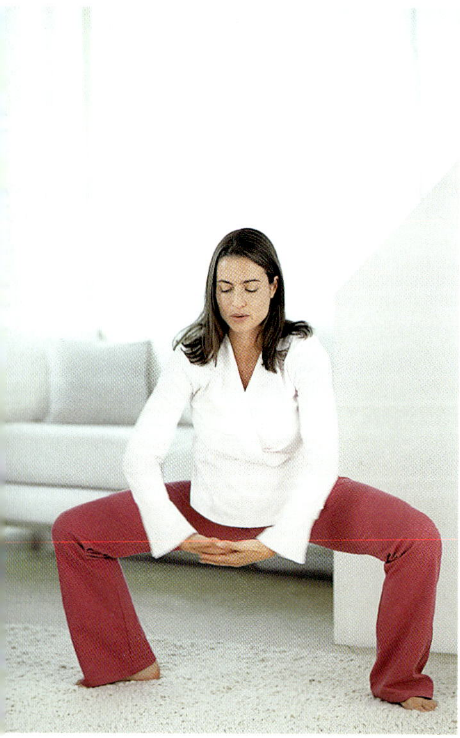

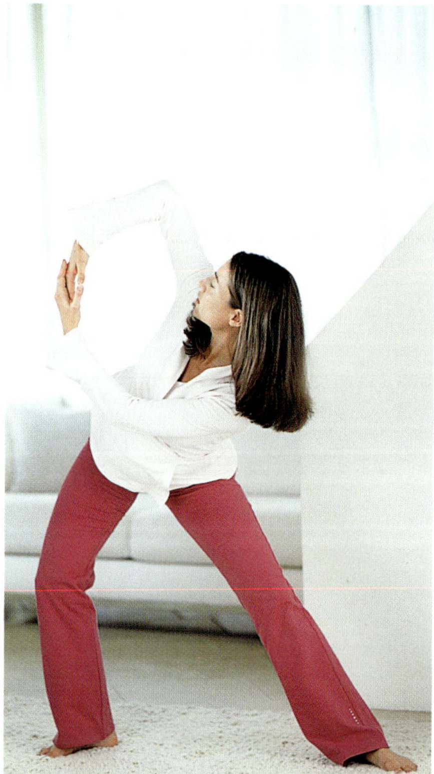

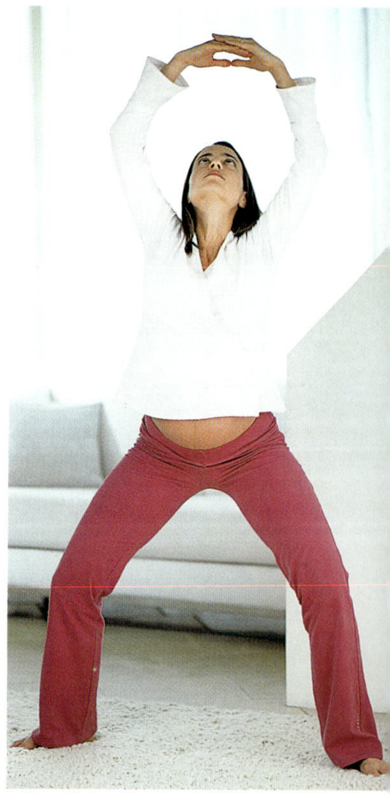

1 Debout, pieds bien écartés, mettez les mains l'une dans l'autre. Accroupissez-vous à moitié. Faites des petits cercles avec vos mains en bougeant vos épaules librement.

2 Gardez vos pieds et vos mains dans la même position et balancez vos coudes d'un côté à l'autre en grands demi-cercles. Fléchissez les genoux pour accompagner votre balancement.

3 Si vous vous sentez en confiance, complétez le cercle en levant les coudes au-dessus de la tête et redescendez de l'autre côté.

DANSE DU SERPENT

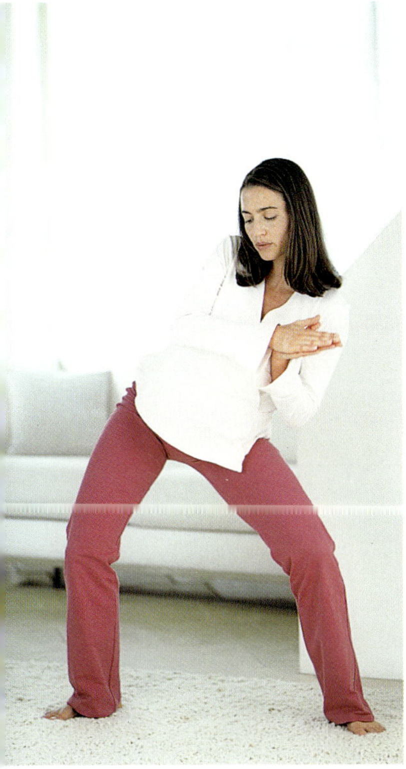

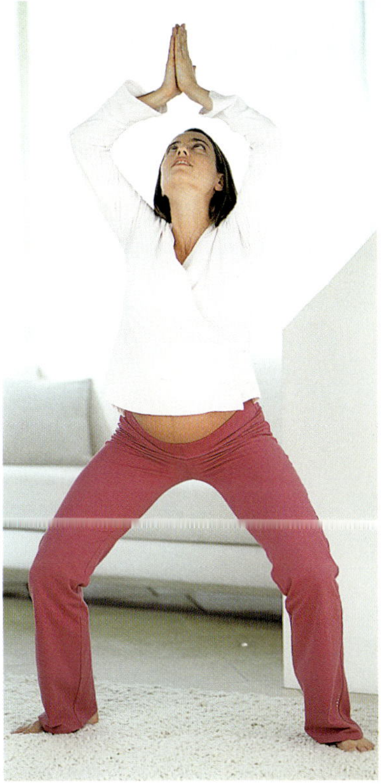

1 Mettez-vous en position stable debout, genoux fléchis. Joignez les paumes et remuez alternativement les épaules et les coudes en pointant les doigts à gauche puis à droite. Vous pouvez aussi décrire un huit pour solliciter le bas de votre dos.

2 Une fois familiarisée avec les mouvements de mains, déplacez-les « en serpent » devant vous, de haut en bas, dans une danse fluide. Regardez vos mains quand vous les élevez au-dessus de la tête et gardez les genoux fléchis quand vous baissez les bras.

DANSE DE SHIVA

Tenez-vous debout dos droit, ouvrez le genou droit et posez le talon sur la jambe gauche, à l'endroit qui vous convient. En même temps, levez le bras gauche au-dessus de la tête en gardant le bras droit décontracté. Respirez régulièrement. Changez de bras et de jambe au rythme qui vous convient.

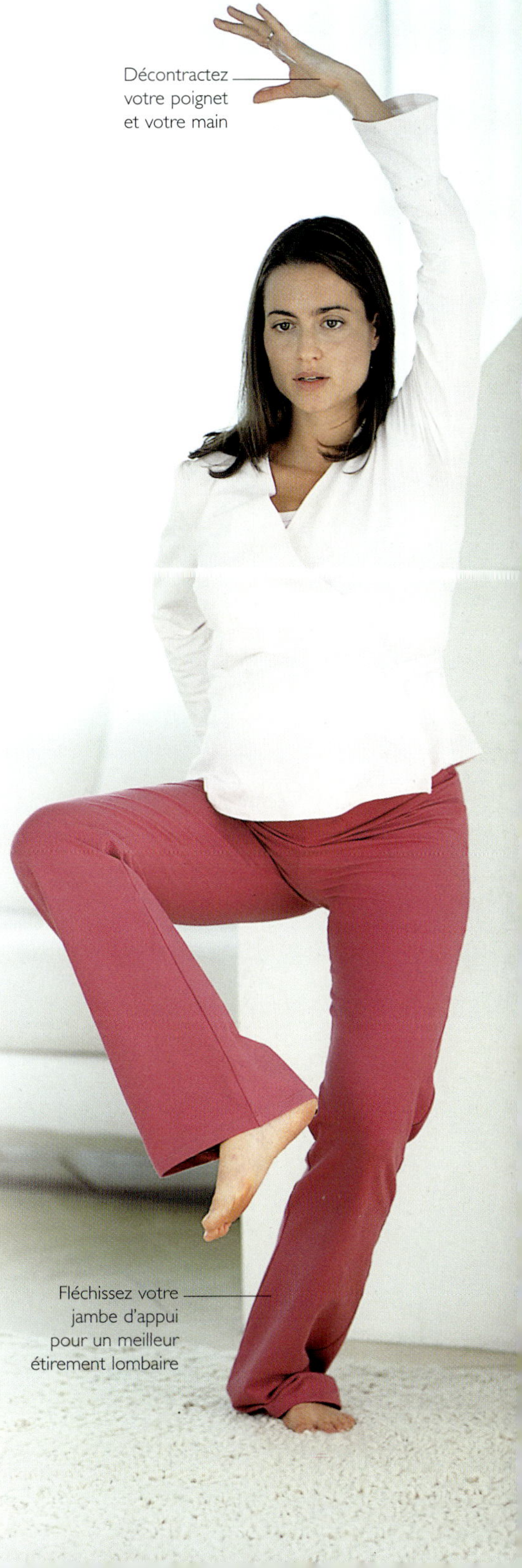

Décontractez votre poignet et votre main

Fléchissez votre jambe d'appui pour un meilleur étirement lombaire

ÉTIREMENTS EN POSITION ASSISE

Pour pratiquer les étirements en position assise en fin de grossesse, choisissez un siège bien ferme afin d'éviter la compression du bassin et de l'abdomen. Les étirements en position assise peuvent alors s'étendre le long de votre colonne, et votre respiration peut descendre facilement jusqu'au périnée. Ainsi, les étirements qui vous ont permis en début de grossesse *(p. 32–33)* **de prendre conscience de votre périnée deviennent maintenant une technique de respiration puissante et efficace, dont les mouvements doux vous permettront de profiter de la gravité au moment de l'accouchement.**

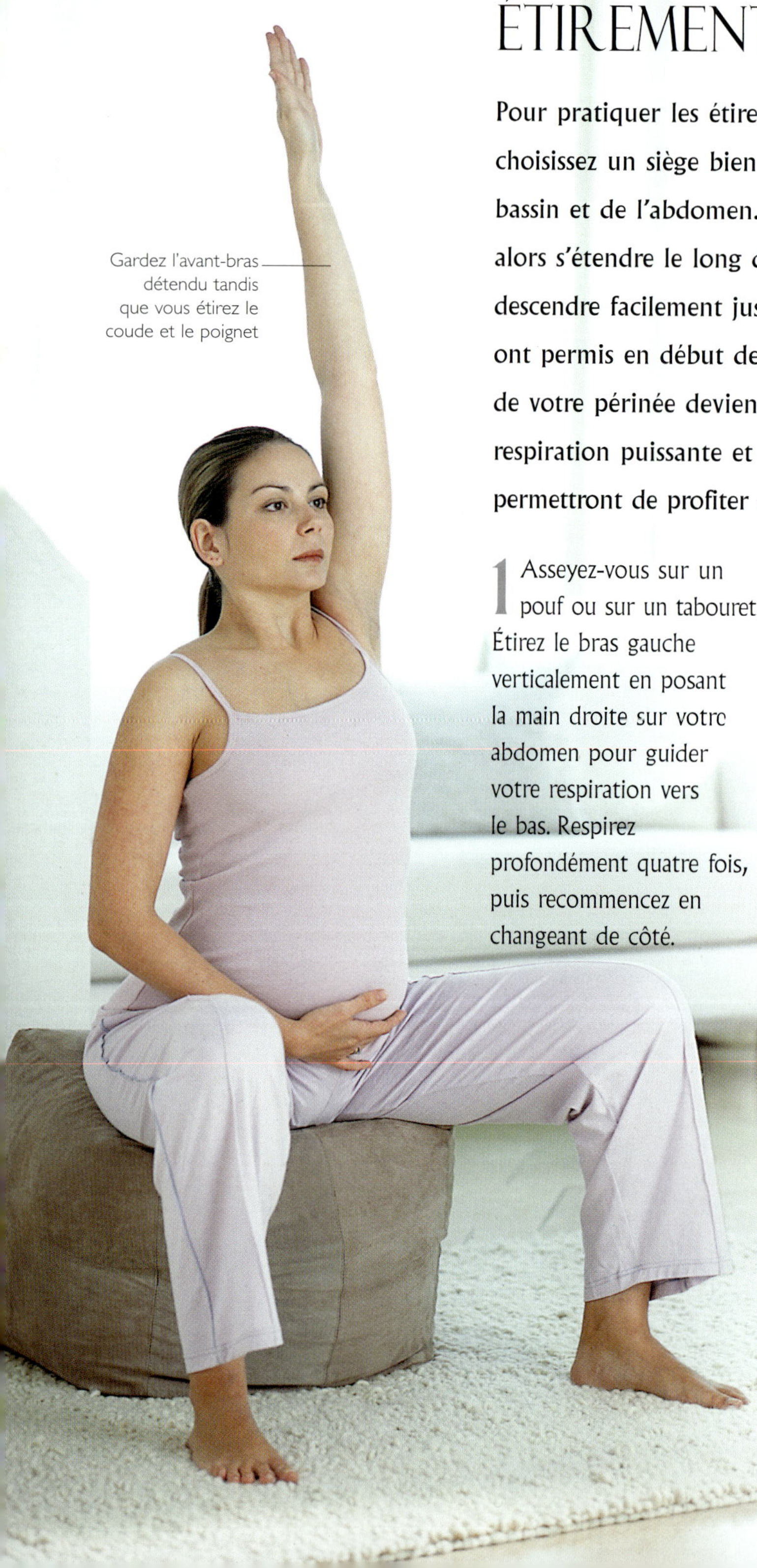

Gardez l'avant-bras détendu tandis que vous étirez le coude et le poignet

1 Asseyez-vous sur un pouf ou sur un tabouret. Étirez le bras gauche verticalement en posant la main droite sur votre abdomen pour guider votre respiration vers le bas. Respirez profondément quatre fois, puis recommencez en changeant de côté.

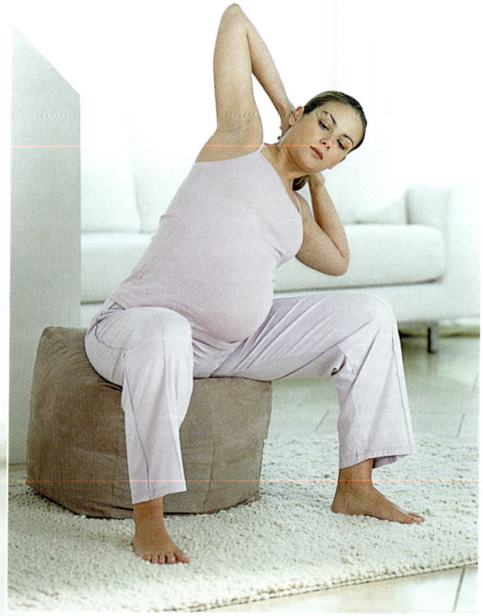

2 Croisez vos doigts derrière la tête. Inspirez en vous étirant doucement vers la gauche, puis expirez. Écartez les coudes le plus possible. Même si vous vous penchez peu, veillez à toujours garder le dos droit. Recommencez deux fois de chaque côté.

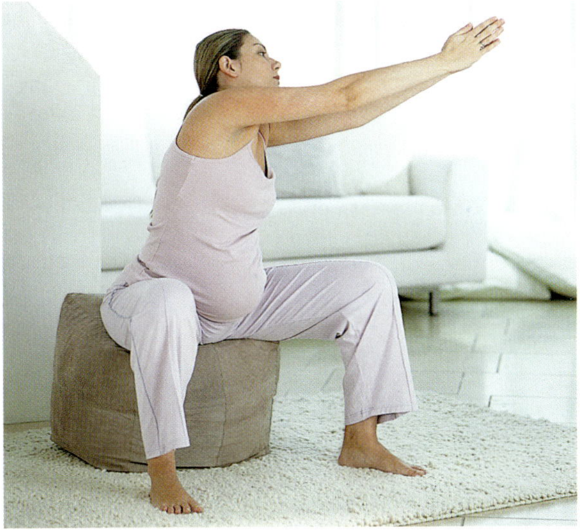

3 Tendez les bras devant vous en joignant les mains. Expirez en étirant les bras vers la gauche, inspirez, puis expirez en étirant les bras vers la droite. Recommencez deux fois.

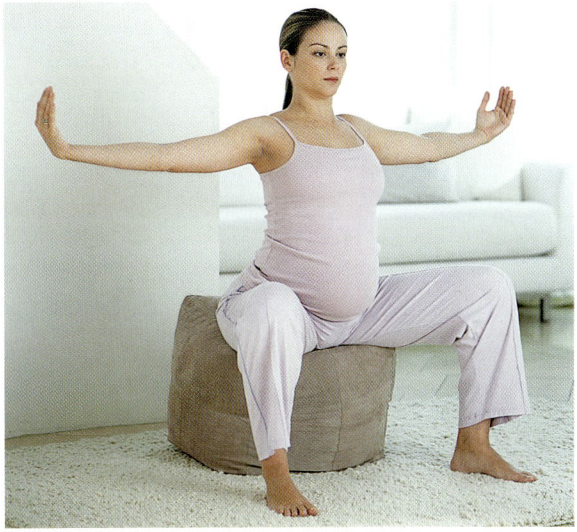

4 Inspirez en tendant les bras de chaque côté du corps, puis expirez en relevant les mains, paumes orientées vers vous, dans un grand geste de réception. Veillez à ne pas cambrer le dos.

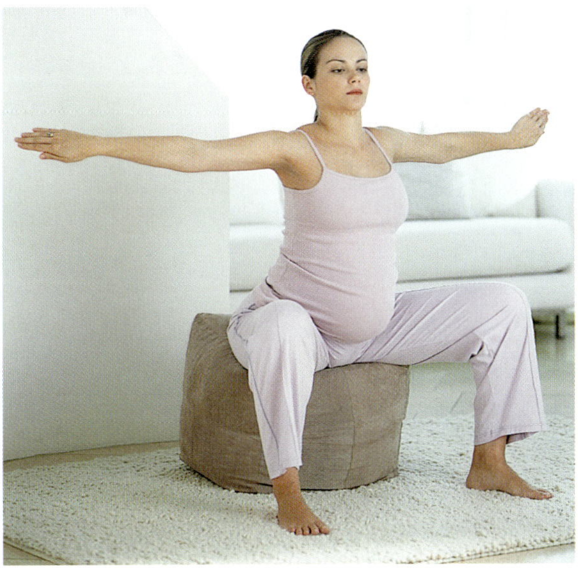

5 Expirez en tournant les paumes de vos mains vers l'arrière. Respirez régulièrement en faisant pivoter vos poignets d'avant en arrière pour sentir les muscles du dos et de l'abdomen travailler.

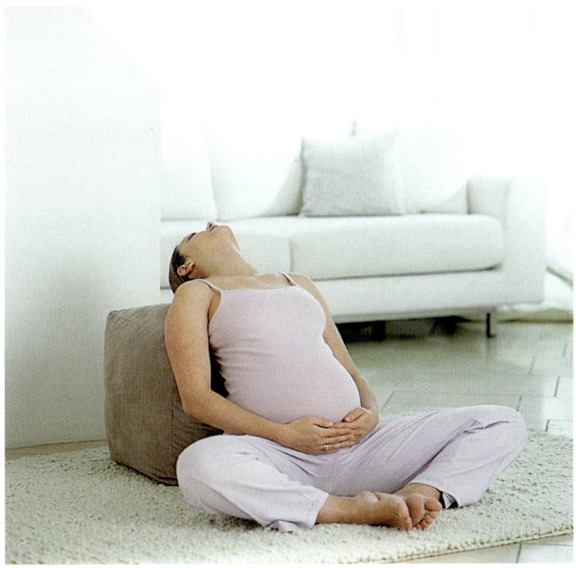

6 Adossée contre un support doux mais ferme, reposez-vous dans la posture du Papillon *(p. 21)* et respirez profondément. Soulagez votre nuque en l'étirant sur le support pour terminer la séquence.

ÉTIREMENTS À GENOUX

La position à genoux est l'une des meilleures que vous puissiez adopter à ce stade de la grossesse. Dans cette position, vous pouvez étirer votre colonne sans exercer aucune pression sur votre coccyx puisque le poids de votre utérus est supporté par vos jambes, vos coudes et vos mains. Votre enfant bénéficie d'un maximum d'espace dans votre bassin lorsque vos genoux sont grands ouverts. Travaillez surtout ces exercices si vous désirez accoucher à quatre pattes.

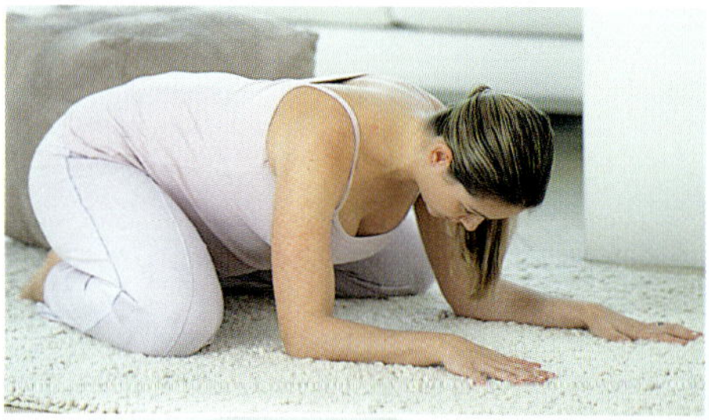

1 Agenouillez-vous sur le sol et prenez la posture du Chat, genoux bien écartés et avant-bras posés sur le sol, dans l'alignement de vos genoux.

2 Soulevez les fesses et inspirez en tendant le bras droit verticalement, tout en veillant à bien répartir votre poids et à garder la tête dans l'alignement de votre colonne. Appuyez sur votre coude gauche et votre genou droit, et expirez en tournant la paume de la main droite vers l'extérieur.

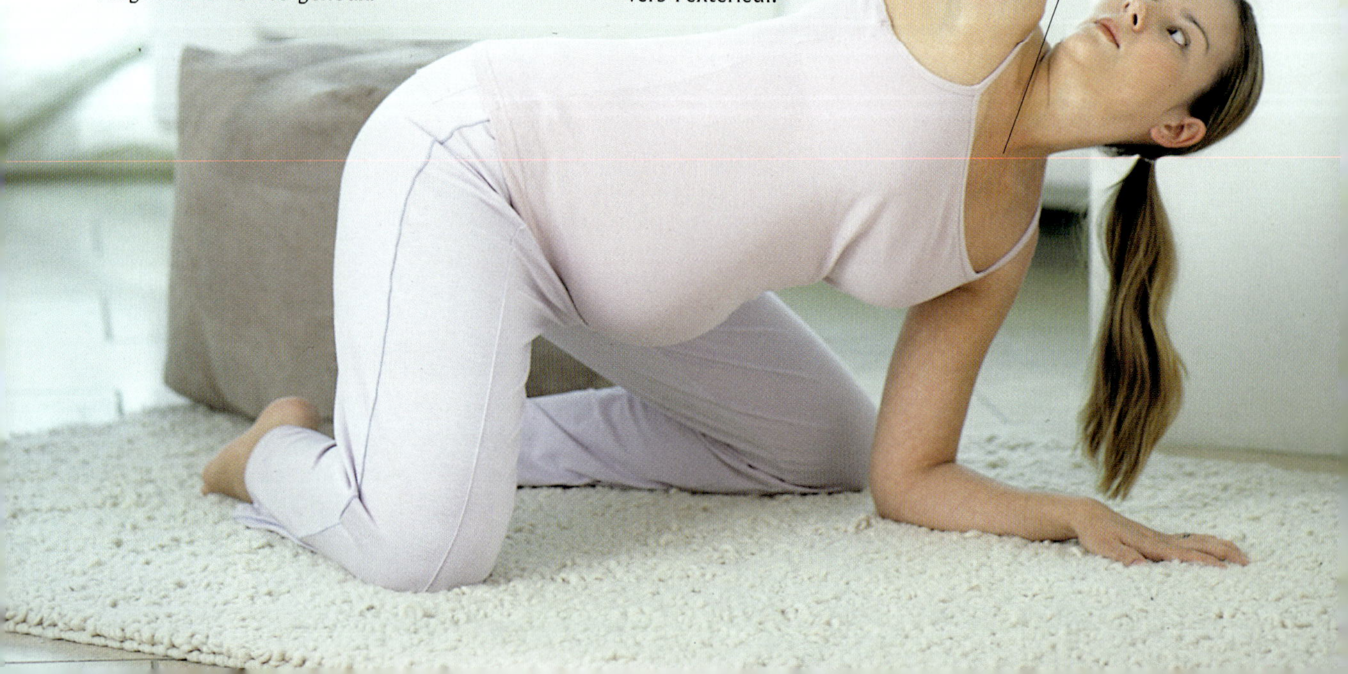
Tendez les doigts sans contracter l'avant-bras
Essayez de faire partir l'étirement depuis le sternum et le dessous des clavicules

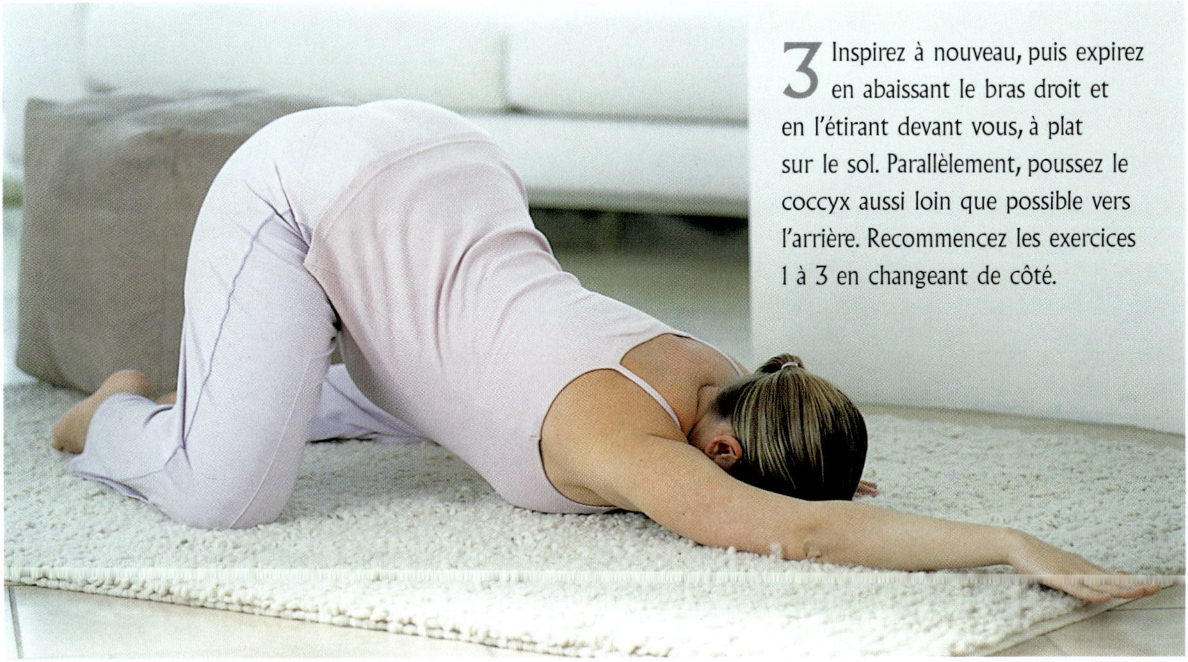

3 Inspirez à nouveau, puis expirez en abaissant le bras droit et en l'étirant devant vous, à plat sur le sol. Parallèlement, poussez le coccyx aussi loin que possible vers l'arrière. Recommencez les exercices 1 à 3 en changeant de côté.

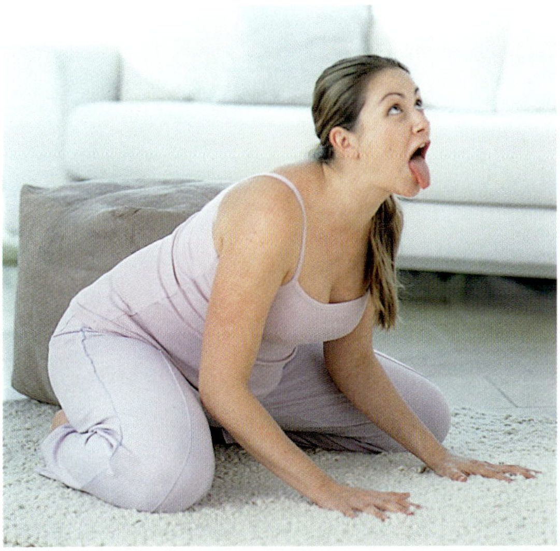

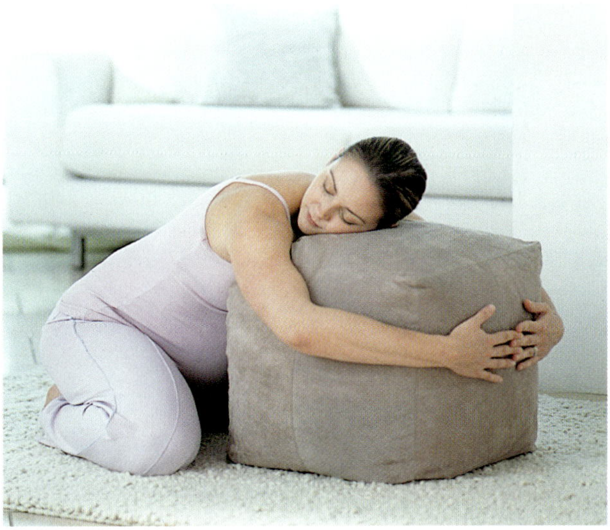

4 Asseyez-vous sur vos talons et posez les mains sur le sol, devant vos genoux. Inspirez puis expirez en tirant la langue très fort, dans la posture du Lion, que vous pouvez aussi accompagner d'un rugissement. Cet exercice vous débarrassera de vos peurs irrationnelles avant l'accouchement.

5 La position à genoux, dos incliné sur un support de 30° à 45°, est idéale pour donner à l'enfant l'espace optimal pour pénétrer le canal d'accouchement. Gardez les genoux bien écartés et décontractez les épaules, les bras et la tête contre le support. Glissez au besoin des coussins sous vos pieds et vos genoux.

EXERCICES PRÉPARANT AU SOMMEIL

Le sommeil des femmes enceintes devient souvent léger et fractionné en fin de grossesse. Cela est dû en général aux changements hormonaux et au poids plus important de l'enfant, et il suffit de quelques mouvements souples pour soulager les zones lombaire et cervicale de votre colonne. Une simple modification de votre position peut vous aider à mieux dormir et à mieux vous reposer avant l'accouchement.

MARCHE DU CHAMEAU

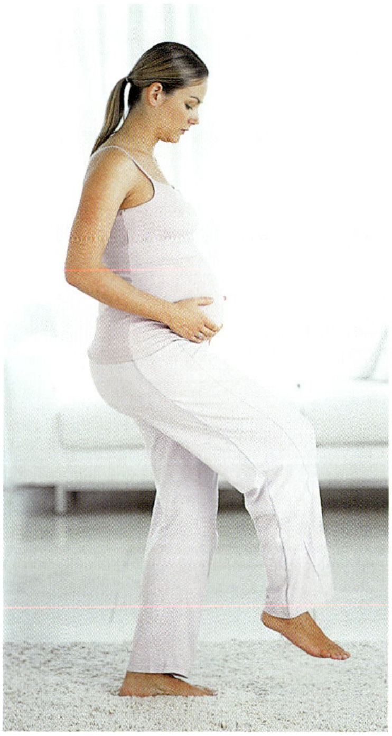

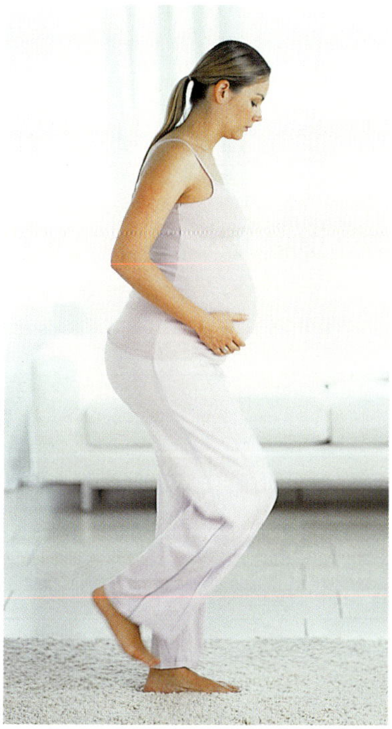

1 Tenez-vous debout, genoux fléchis, et poussez votre bassin vers l'avant. Avancez en soutenant votre abdomen et en faisant osciller votre bassin d'avant en arrière chaque fois que votre poids passe d'une jambe sur l'autre.

2 Que vous avanciez ou que vous reculiez à la manière du chameau, essayez de faire des mouvements souples et coulants qui se propageront jusqu'à vos épaules et à votre nuque. Respirez toujours régulièrement.

ÉBROUEMENT

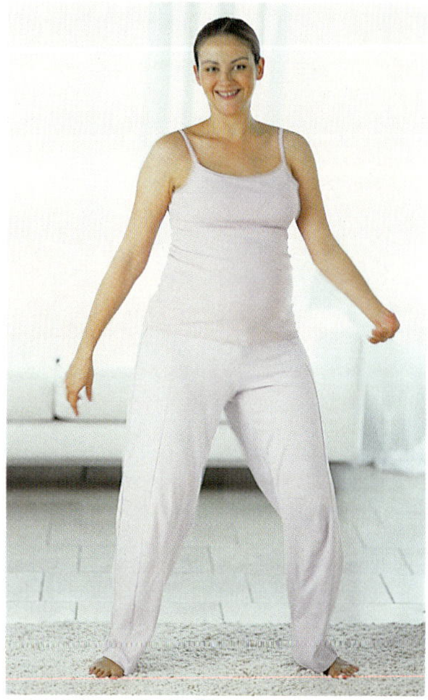

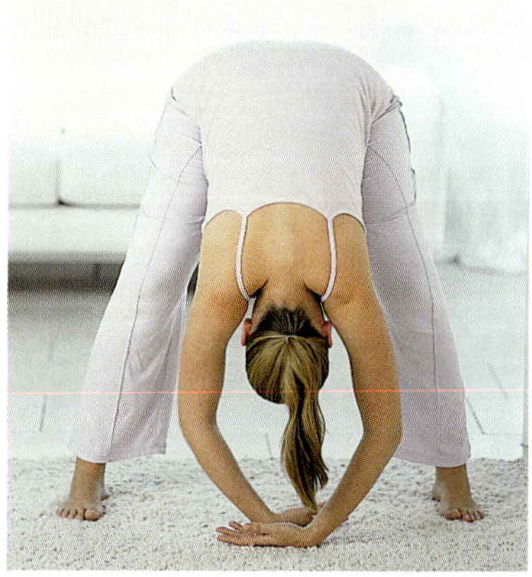

Tenez-vous debout, bras ballants et décontractés. Ébrouez vos épaules et vos hanches tout en fléchissant les genoux, puis remontez. Finissez en vous pliant à la taille, tête pendant vers le sol comme une poupée de chiffon.

POSITIONS DE SOMMEIL

1 Allongez-vous sur le côté gauche. Pliez le genou droit et posez-le sur deux coussins, au niveau de la hanche. Évitez les coussins trop gros pour conserver le bon alignement de votre colonne. L'allongement sur le côté encourage l'enfant à se positionner de manière optimale pour l'accouchement.

BIENFAITS Le bébé peut désormais compresser vos nerfs et vos vaisseaux sanguins. Soulagez cet inconfort :

- en dormant surtout sur le côté ;
- en plaçant des coussins aux bons endroits de manière à éviter les compressions, à garder la colonne alignée et à faciliter le sommeil.

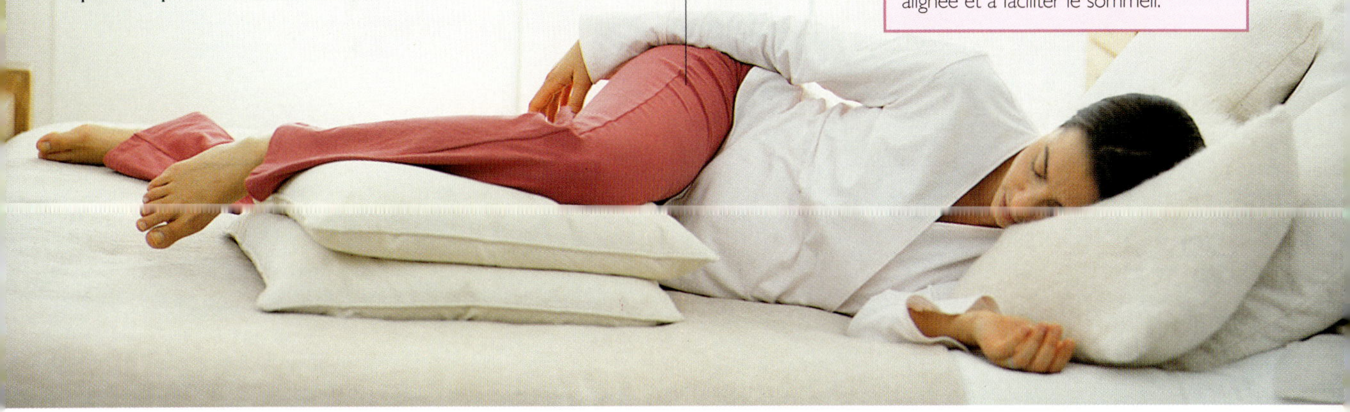

2 Si vous voulez dormir confortablement sur le dos sans risque pour l'enfant, tendez une jambe et placez un coussin sous votre hanche pour prendre une légère inclinaison, aux trois quarts sur le dos. Pliez l'autre jambe et placez un coussin sous le genou. Servez-vous des roulades faites en début de grossesse *(p. 23)* pour changer agréablement de côté sans trop perturber votre sommeil.

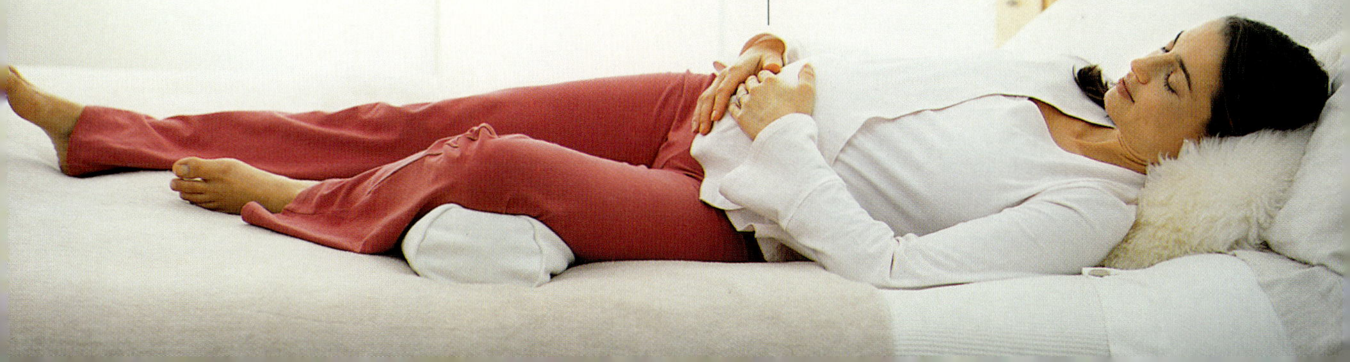

ÉTIREMENTS PRÉPARANT À L'ACCOUCHEMENT

Les douleurs de l'accouchement peuvent être accentuées par le mal de reins ou les crampes abdominales. Ces exercices sont faits pour améliorer la mobilité de la région du coccyx et de l'aine grâce au travail des muscles du plancher pelvien et du squelette sur la respiration profonde. Ils permettent aussi à la tête de l'enfant de bien s'engager. En adaptant ces exercices à votre propre forme physique, vous obtiendrez d'excellents résultats.

PRÉCAUTIONS Ne faites aucun étirement susceptible de vous procurer quelque gêne. Si vous avez souffert de la symphyse pubienne durant votre grossesse, ne vous accroupissez pas mais asseyez-vous sur une chaise basse ou un tabouret en veillant toujours à garder le dos bien droit.

BALANCEMENT EN POSITION BASSE

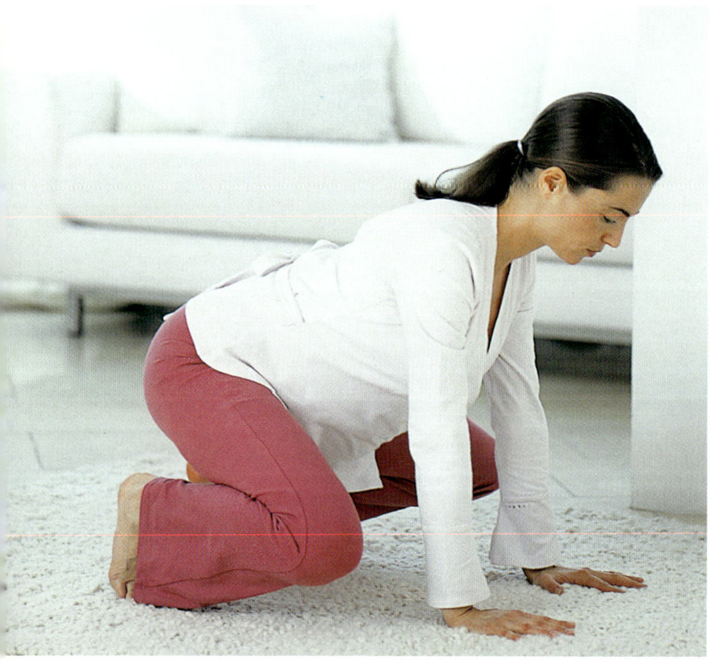

1 Mettez-vous à genoux, asseyez-vous sur vos talons et posez les mains sur le sol devant vous. Respirez profondément pour évacuer toute gêne dans le bas du dos. Retournez vos orteils et soulevez légèrement les genoux. Imprimez à votre bassin de petits mouvements de balancier d'arrière en avant et d'un côté à l'autre pour créer plus d'espace autour du coccyx.

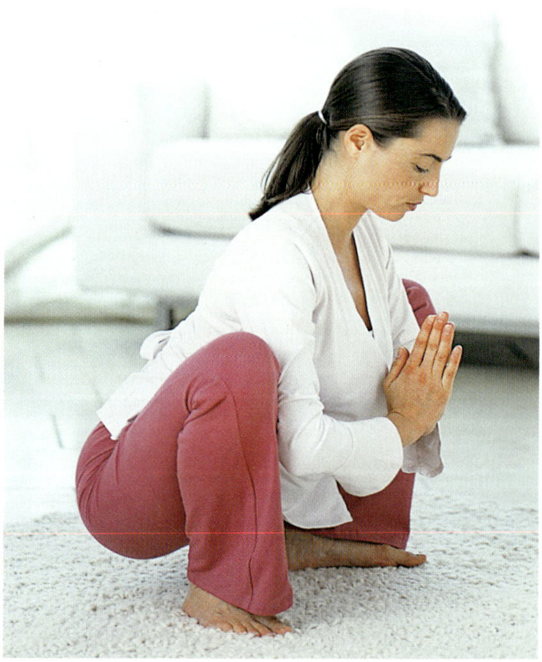

2 Amplifiez le mouvement de balancier jusqu'à passer en position accroupie basse si vous le désirez. Ne prenez cette position accroupie que si vous êtes capable de la tenir facilement en gardant les talons en contact avec le sol et le dos bien droit. Respirez profondément. ***Sinon, continuez le balancement d'arrière en avant.***

ÉTIREMENTS ET TORSIONS DU BASSIN

1 Asseyez-vous sur le sol ou sur un coussin, tendez la jambe gauche, orteils pointés vers le haut. Pliez la jambe droite et posez le pied sur le sol. Penchez-vous et attrapez votre gros orteil gauche avec deux doigts ou avec une ceinture. Inspirez en contractant les muscles du bassin, puis expirez lentement en les décontractant.

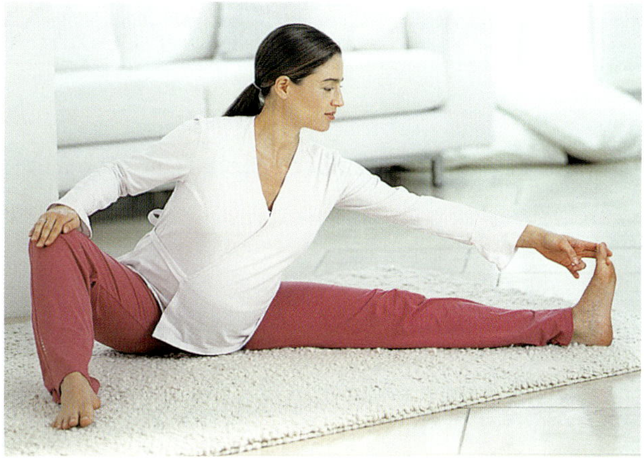

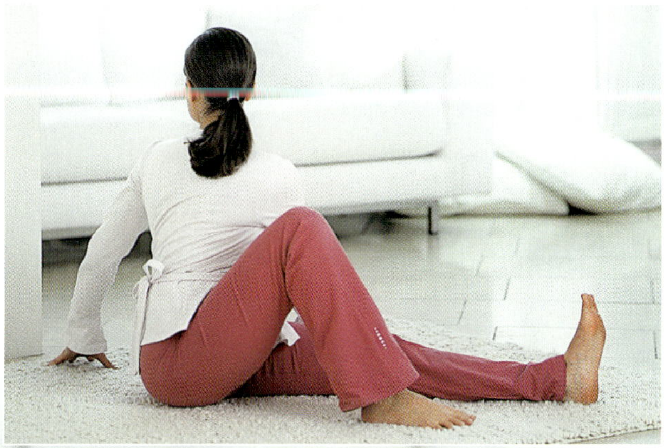

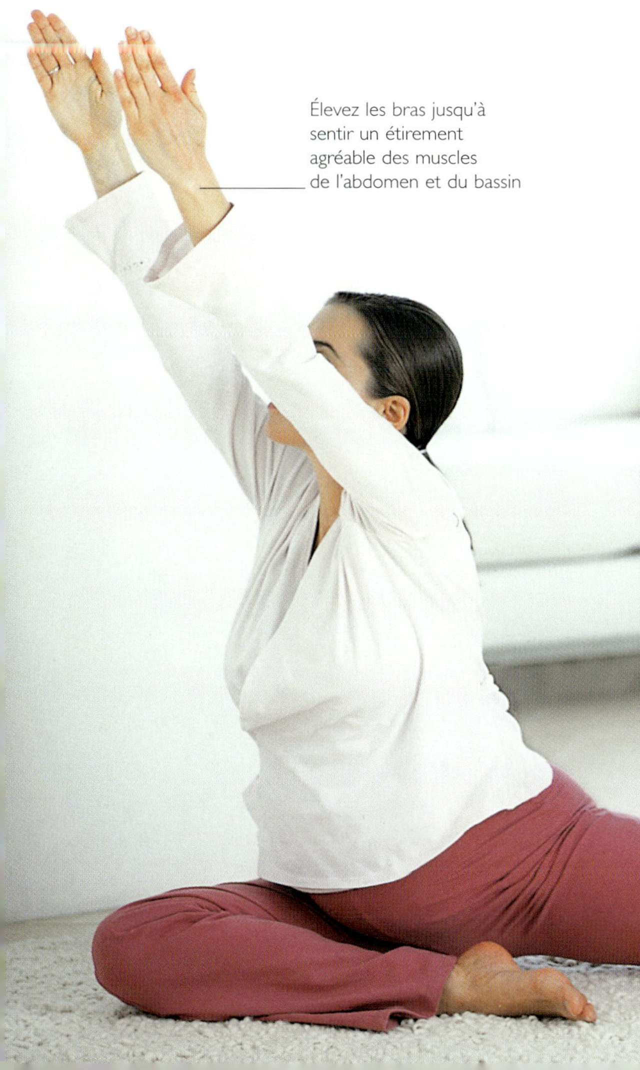

Élevez les bras jusqu'à sentir un étirement agréable des muscles de l'abdomen et du bassin

2 Ramenez votre jambe droite pliée à côté de votre jambe gauche tendue. Tournez votre buste vers la gauche et posez les mains sans forcer sur le sol. La respiration profonde dans cette position de torsion accélère l'irrigation de l'abdomen et procure ainsi un massage à l'enfant.

3 Si vous vous sentez à l'aise, pivotez le torse vers la droite et ramenez votre jambe droite, toujours pliée, près du corps. Respirez profondément en relaxant les muscles pelviens, puis expirez en levant vos bras en l'air. Recommencez les exercices 1 à 3 en changeant de côté.

VISUALISATION DE LA NAISSANCE

Dhyana

Tout au long de la grossesse, la respiration vous a reliée à votre enfant. Après avoir amplifié votre conscience, la respiration de yoga peut maintenant vous aider à faire une «répétition» de la naissance. Découvrez la puissance que vous pouvez en tirer en la combinant aux sons et à la visualisation avant les premières contractions.

BIENFAITS La respiration permet :
- de donner la cadence du travail et d'éliminer les tensions dues aux contractions ;
- de faire respirer l'enfant au rythme de la respiration sonore.

RESPIRATION CONJOINTE

Adoptez avec votre partenaire une position relaxante vous permettant de poser tous deux les mains sur le bébé. Cette communication sereine par le toucher et la respiration créera pour les années à venir une harmonie entre vous trois. Sous la douceur de ces caresses à quatre mains, votre respiration peut atteindre les muscles de l'accouchement sans en contracter d'autres inutilement.

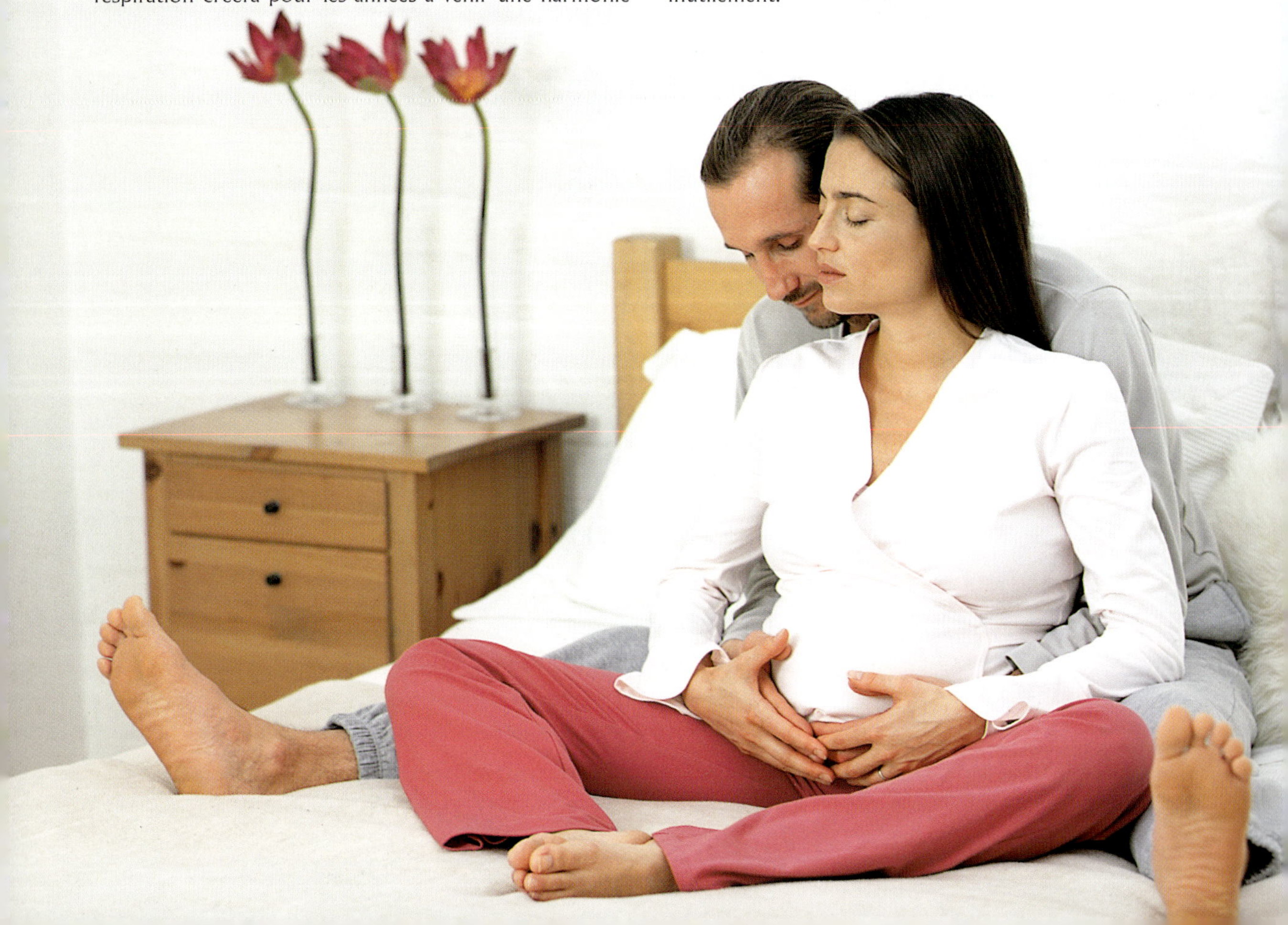

RESPIRATION SONORE

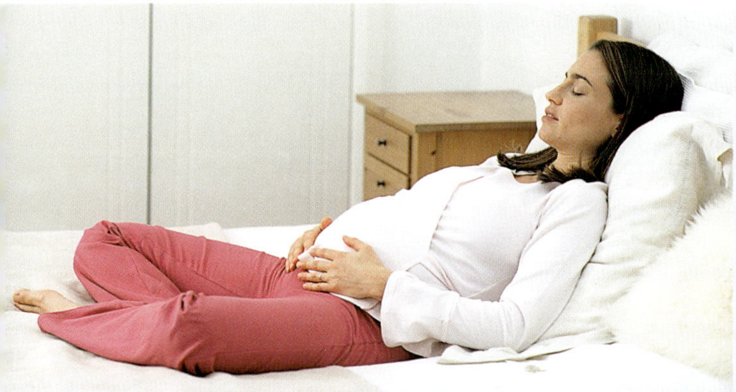

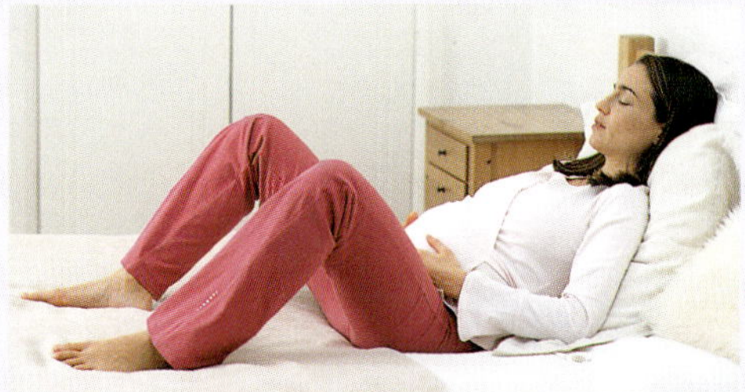

MOUVEMENT AVANCÉ

Relaxez-vous en position semi-allongée, genoux pliés et pieds écartés. Utilisez la respiration sonore pour cibler certains muscles comme si vous étiez prête à accoucher. Grognez un profond « Huuu » pour activer les muscles du périnée qui vont guider le bébé vers l'extérieur, ou un « Hooo » pour activer les muscles autour de l'utérus.

Relaxez-vous sur un lit en position semi-allongée, les jambes souples et les mains sur l'abdomen. Inspirez et expirez de façon sonore, soit en faisant un « Ah », soit en émettant un son sans ouvrir la bouche. Essayez le deux méthodes pour découvrir les sons qui vous permettent de ressentir sous les mains de fortes vibrations tout en restant relaxée.

VISUALISATION

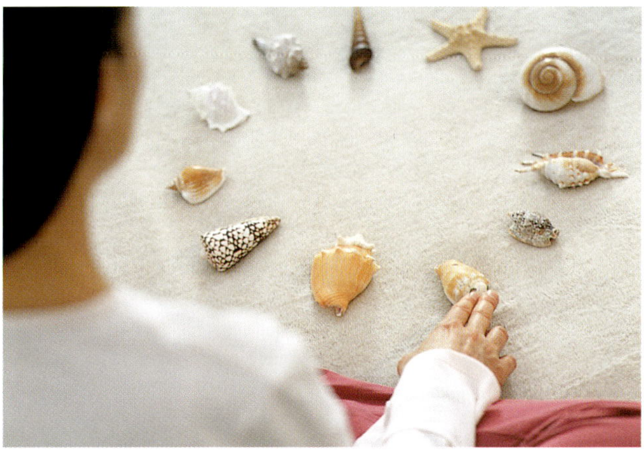

Toute expérience de visualisation positive peut se révéler une aide précieuse lors de l'accouchement. Choisissez quelques objets familiers que vous aimez et placez-les en cercle. Parcourez lentement ce cercle, soit physiquement avec la main, soit mentalement. Cette technique simple et efficace vous aidera à vous occuper l'esprit lors des contractions.

PLONGÉE EN SOI-MÊME

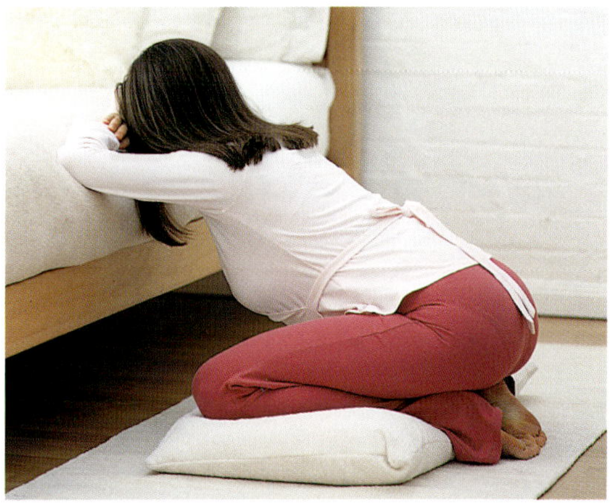

Travaillez la « plongée en vous-même » pour synchroniser votre respiration et les contractions utérines durant le travail. Agenouillez-vous, genoux bien écartés, face à un support sur lequel vous reposerez la tête et les coudes. Expirez pour relâcher les tensions chaque fois qu'une contraction commence ou finit.

PRÉPARATION AU TRAVAIL

À l'approche du terme, travaillez ces exercices de préparation à l'accouchement. Chaque naissance est unique et chaque accouchement est particulier, mais il est reconnu qu'il est facilité chez les femmes qui ont conservé une grande mobilité : les positions debout atténuent les douleurs et aident à mieux se contrôler ; les contractions sont plus efficaces ; l'alimentation sanguine de l'enfant est mieux assurée ; la force de gravité s'exerçant dans les positions pelviennes facilite la naissance.

POSTURE DE L'ARBRE AVEC SUPPORT

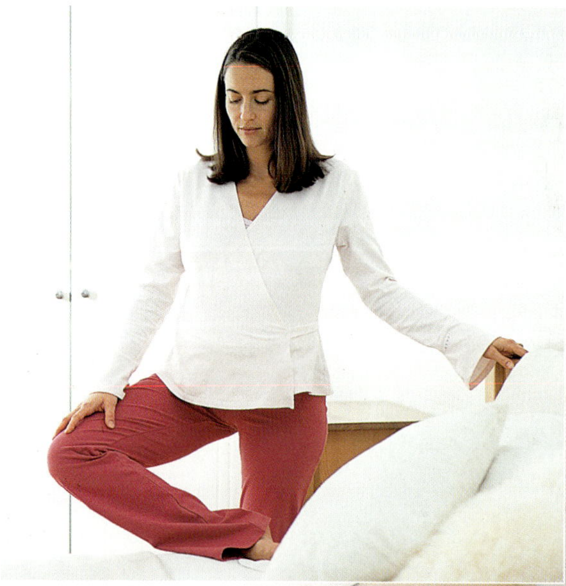

Debout face à un lit ou à une chaise, fléchissez la jambe gauche. Inspirez en levant le genou droit sur le côté et posez le cou-de-pied sur le lit. Expirez en sentant la force de gravité. Remuez doucement le bassin pour calmer le bas du dos. Recommencez de l'autre côté.

POSITION DEBOUT

Mettez-vous face à un mur. Penchez-vous et poussez le mur avec vos mains. Faites doucement rouler vos hanches ou balancez-les de chaque côté au rythme de votre propre respiration.

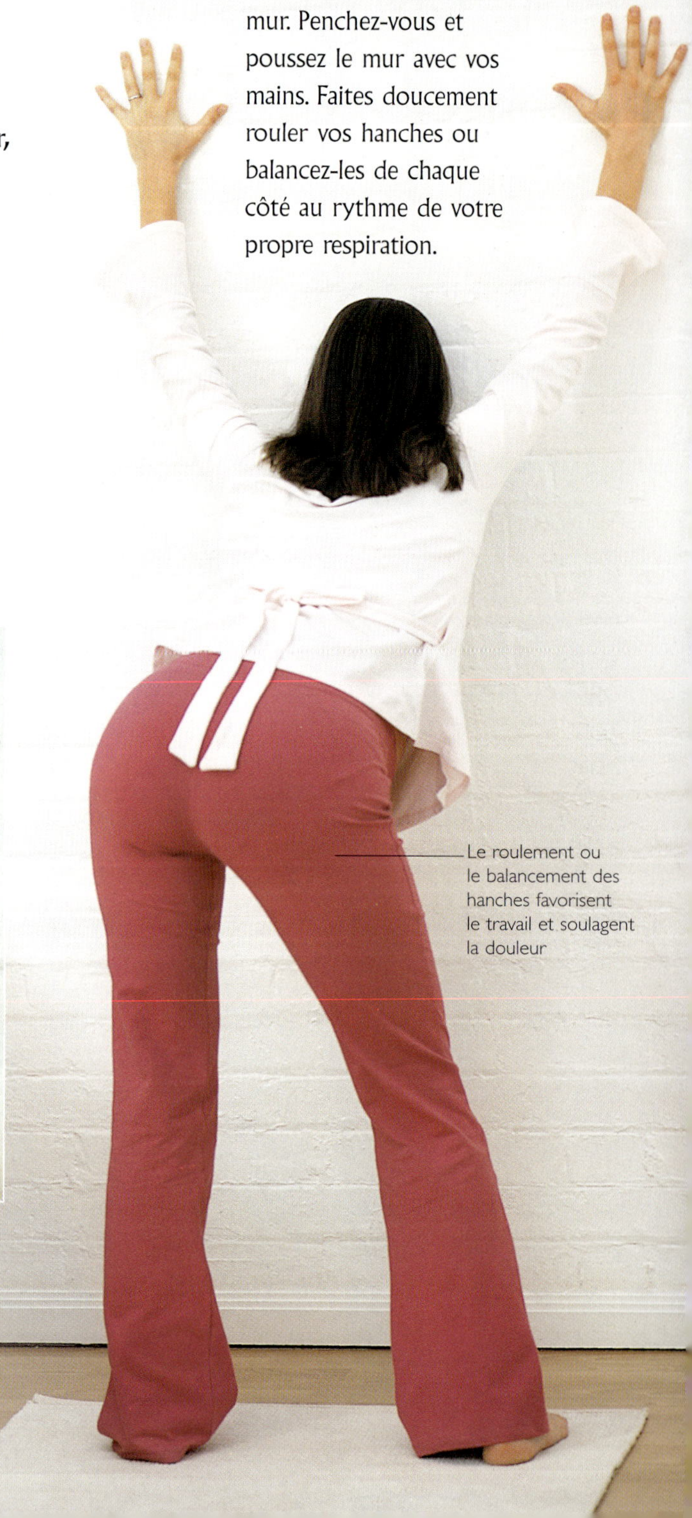

Le roulement ou le balancement des hanches favorisent le travail et soulagent la douleur

POSITION ASSISE

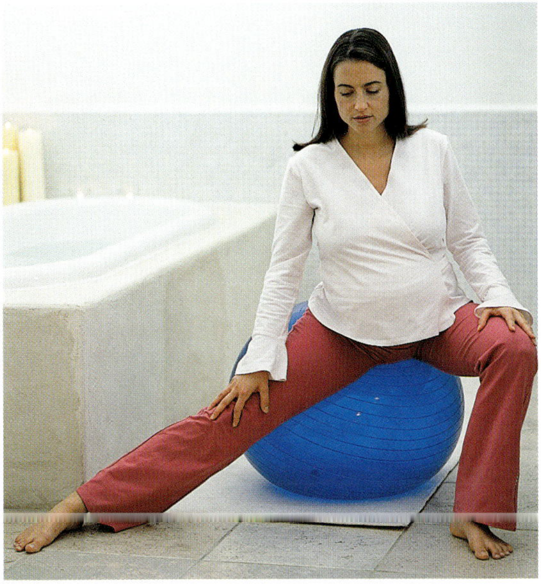

Asseyez-vous sur un pouf et balancez vos hanches ou faites-les rouler au rythme qui vous convient. Appuyez vos pieds sur le sol et penchez-vous en avant pour respirer lors de chaque contraction. Relâchez les épaules lors de chaque expiration.

BALANCEMENT DU CHAT

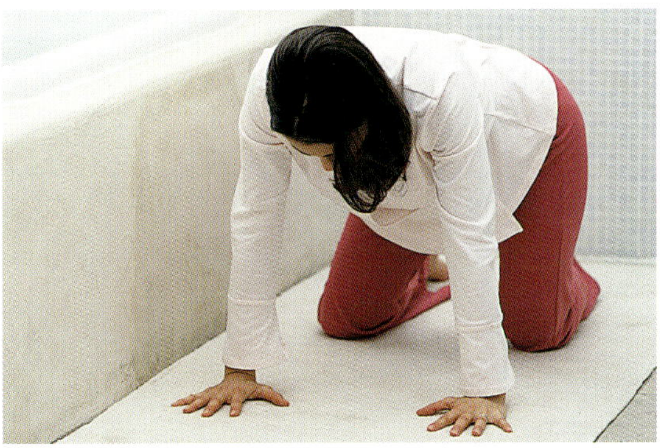

Adoptez la posture du Chat *(p. 67)*, dos bien horizontal. Relaxez la tête et balancez lentement le bassin pour soulager la douleur. Appuyez sur vos mains en respirant pendant les contractions.

POSITION ACCROUPIE AVEC SOUTIEN

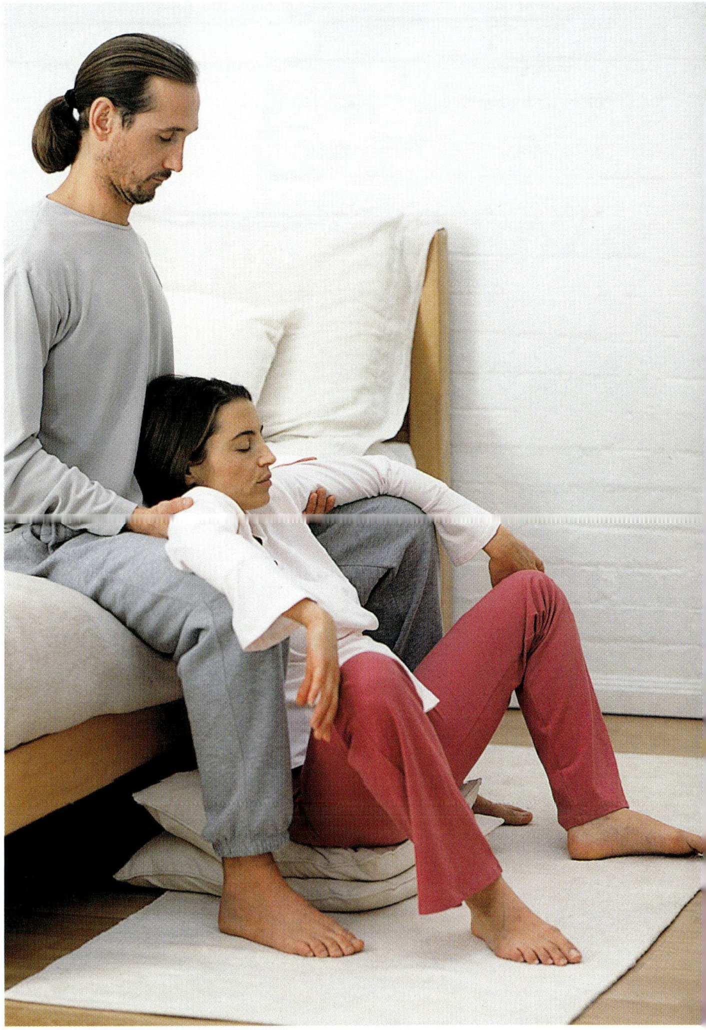

Essayez cette posture dès que votre enfant s'apprête à voir le jour. Demandez à votre partenaire de s'asseoir sur un lit ou sur une chaise, jambes écartées et dos bien droit. Placez deux coussins sur le sol et, votre partenaire vous soutenant sous les bras, accroupissez-vous entre ses genoux. Ajustez la position de vos pieds pour que votre corps reste droit mais détendu. C'est la position que vous pouvez prendre sur une chaise d'accouchement. Exercez-vous à expirer doucement par le périnée.

EXERCICES PARTICULIERS

Au cours des dernières semaines de grossesse, les changements hormonaux peuvent provoquer des gênes inattendues – même si vous vous sentez en forme. Le mal de rein chronique et les douleurs pelviennes s'intensifient en raison du relâchement des ligaments préliminaire à l'accouchement et du poids important que vous portez. Les insomnies, les brûlures d'estomac et l'anxiété éventuellement ressenties en début de grossesse peuvent réapparaître. Une pratique régulière de ces exercices de yoga vous aidera à mieux vous détendre et à rester motivée pendant la préparation à l'accouchement.

DOULEURS PELVIENNES

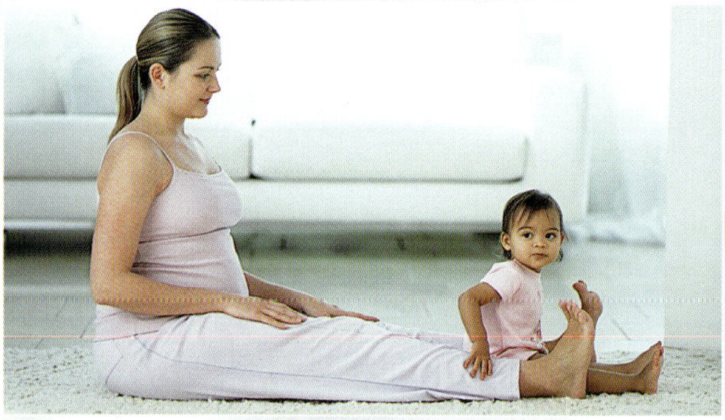

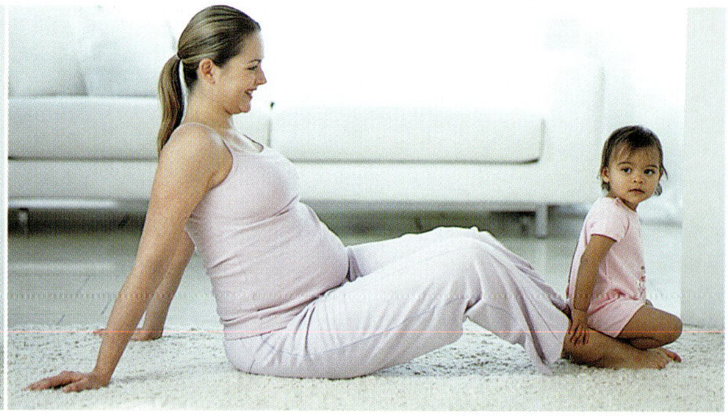

Travaillez ces exercices si vous restez souvent debout, si vous marchez beaucoup et s'il vous arrive de porter un enfant sur les hanches. Asseyez-vous sur le sol, jambes tendues. Étirez chaque jambe alternativement comme si vous marchiez sur les fesses, tout en gardant le dos droit. Respirez normalement. Penchez-vous en arrière sur les mains et pliez les genoux jusqu'à trouver une position vous permettant de bouger les muscles du bassin sans faire pression sur les muscles abdominaux. Respirez profondément quatre fois en expirant longuement.

SCIATIQUE

Travaillez cet exercice aussi souvent que possible pour soulager la pression sur le nerf sciatique. Mettez-vous à quatre pattes, allongez la jambe du côté enflammé et laissez-la traîner sur le sol. Baissez la hanche et secouez votre jambe jusqu'à ce qu'elle devienne complètement molle et détendue.

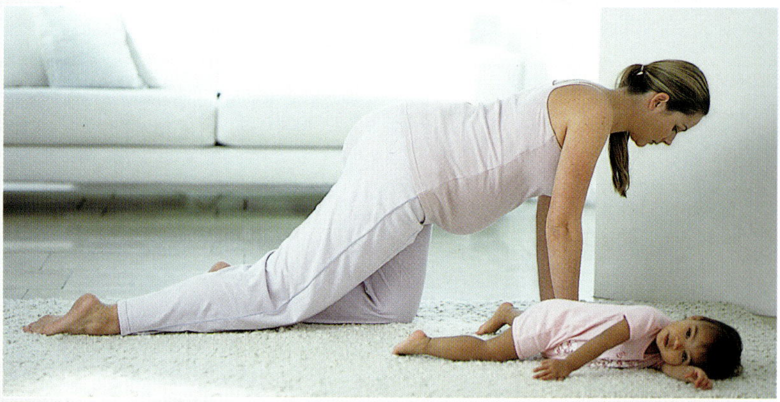

POSITION FŒTALE OPTIMALE

Agenouillez-vous sur le sol, un coussin sous chaque genou, et penchez-vous en avant sur un lit ou sur une chaise. Levez un genou et posez le pied à plat sur le sol de manière à ressentir un étirement puissant mais agréable à la base de votre corps. Gardez la position en balançant lentement votre bassin, et changez de jambe toutes les cinq minutes. Respirez durant les contractions en prenant conscience de la pression qu'exerce la tête de l'enfant : ajustez votre position pour augmenter cette pression et aider l'enfant à se positionner au mieux pour sa venue au monde.

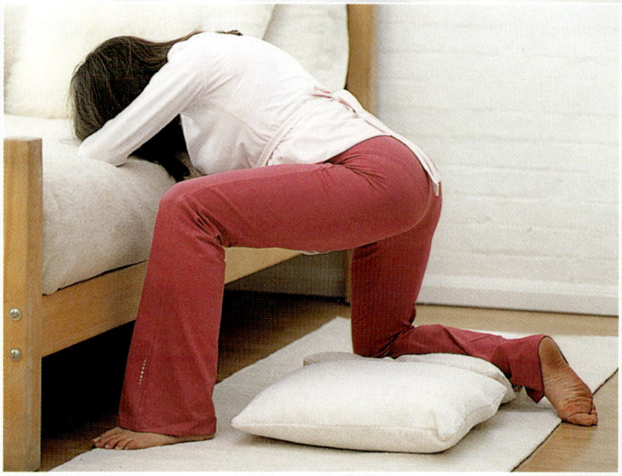

INSOMNIE

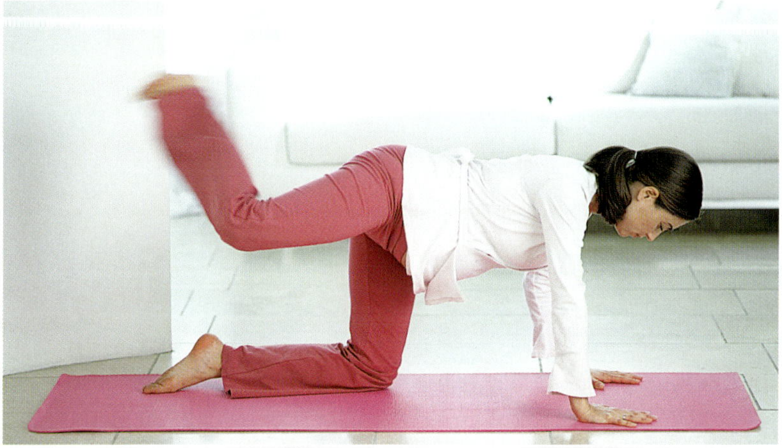

1 Ces exercices de jambes permettent de trouver – ou de retrouver si vous vous réveillez dans la nuit – un bon sommeil. À quatre pattes dans la posture de Chat, dos droit, levez un genou derrière vous et tendez la jambe sans contracter le pied. Recommencez cet exercice plusieurs fois de chaque côté en gardant la tête souple.

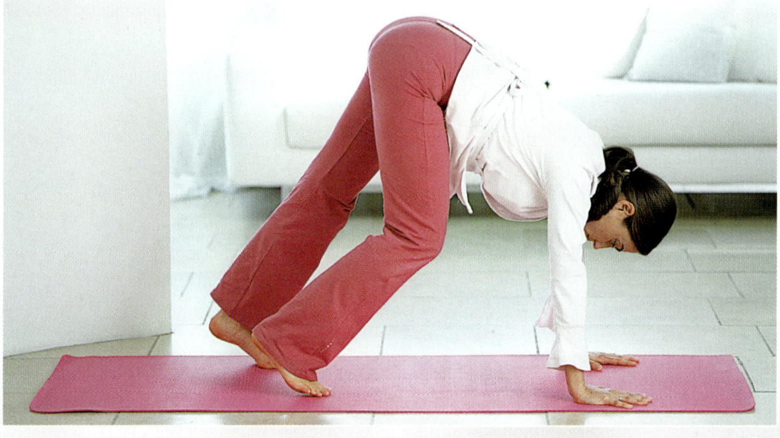

2 Toujours à quatre pattes, balancez-vous d'avant en arrière en respirant profondément. Si vous vous sentez en forme, retournez vos orteils et adoptez la posture du Chien *(p. 45)* en gardant la tête basse. Fléchissez les genoux et avancez en approchant les pieds de vos mains, puis reculez. Reposez-vous quelques minutes dans la posture de l'Enfant *(p. 25)*.

ROULEMENT DE NUQUE

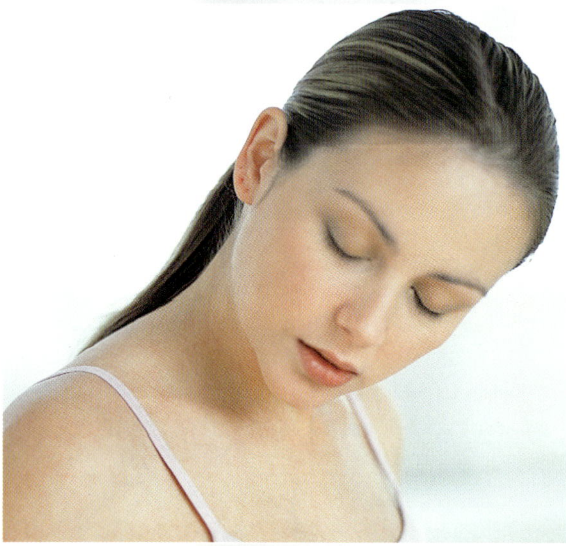

Asseyez-vous, dos bien droit, et inspirez. Expirez en laissant tomber le menton et en tournant lentement la nuque vers la droite. Décontractez la mâchoire. Inspirez en ramenant la tête et expirez en la tournant vers la gauche. Ce mouvement relaxe le périnée, ce qui rendra les contractions plus efficaces lors de l'accouchement.

RESPIRATION FRAÎCHE Sitakari Pranayama

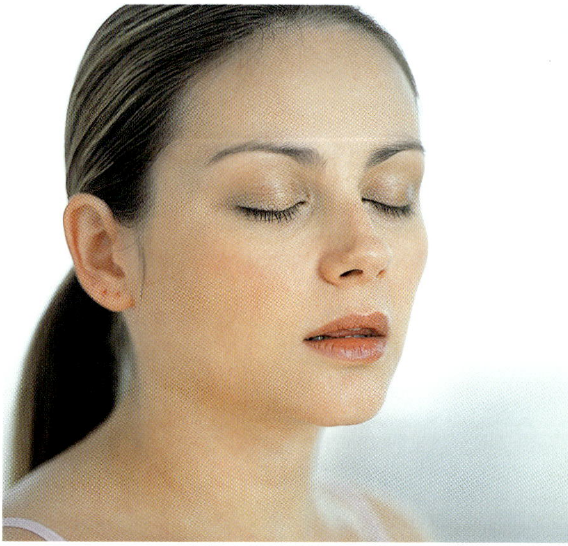

La plupart des femmes respirent par la bouche en fin de grossesse. Exercez-vous à aspirer l'air, la langue entre les dents, pour rafraîchir votre bouche durant l'accouchement. Cette pratique vous aidera à ralentir votre respiration pour rester concentrée lorsque les contractions se feront plus rapides et plus fortes.

PUISSANCE VOCALE

Asseyez-vous bien droite, bouche ouverte et gorge décontractée pour émettre des sons en expirant. Cet exercice vous aidera, durant l'accouchement, à soulager la douleur et contrôler votre respiration. En ronronnant, par exemple, pour parviendrez à dissocier votre respiration des contractions les plus fortes et éviter ainsi les tensions ou les déchirures quand la tête de votre bébé s'engagera vers la sortie.

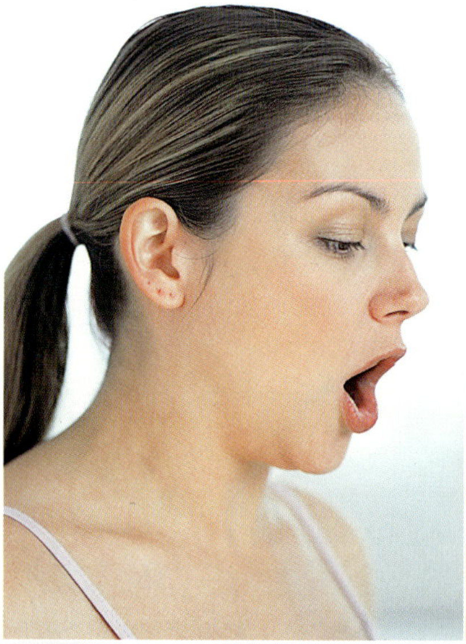

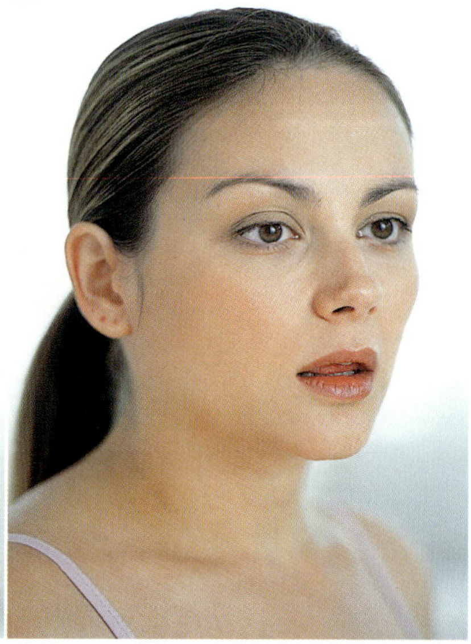

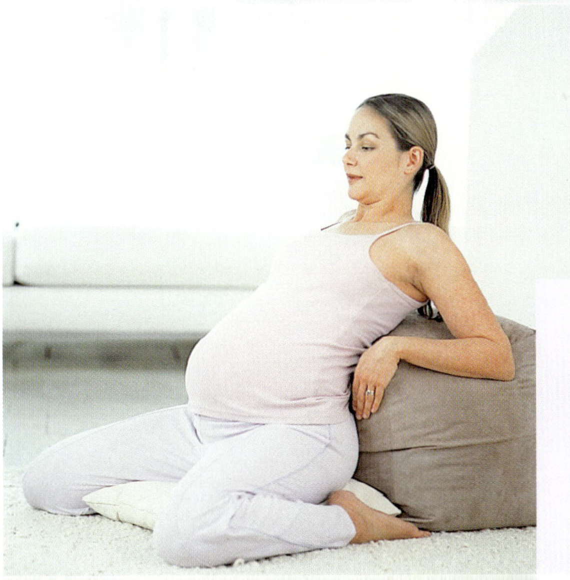

BRÛLURES D'ESTOMAC

Agenouillez-vous, dos contre un pouf ferme pour étirer votre torse et soulager vos brûlures d'estomac. Le milieu et le bas de votre colonne doivent être maintenus pour rester bien droits. Placez un coussin sous vos fesses, écartez les genoux, reposez votre poids sur vos coudes et respirez profondément dix fois.

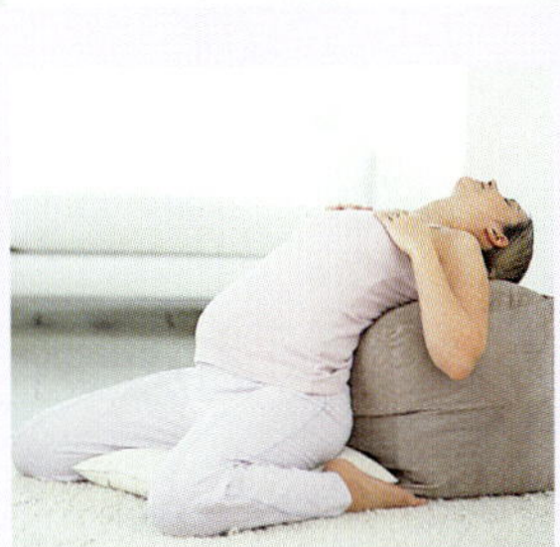

MOUVEMENT POUSSÉ

Si vous disposez d'un support solide sous les omoplates, penchez-vous complètement en arrière pour relaxer votre tête en respirant profondément.

MÉDITATION

Quelle que soit votre pratique du yoga, vous pouvez parvenir facilement à la méditation lors de l'accouchement. Il est préférable de se relaxer et de se laisser porter par les puissantes vagues des contractions les plus douloureuses que de vouloir leur résister et de se faire engloutir. En vous focalisant sur votre respiration et en vous libérant de vos peurs, vous accéderez à un espace serein dans lequel vous donnerez la vie en restant liée à votre enfant et à vos proches. Répétez en respirant le mantra simple *So Ham* – « je suis ce que je suis » – pour rester concentrée.

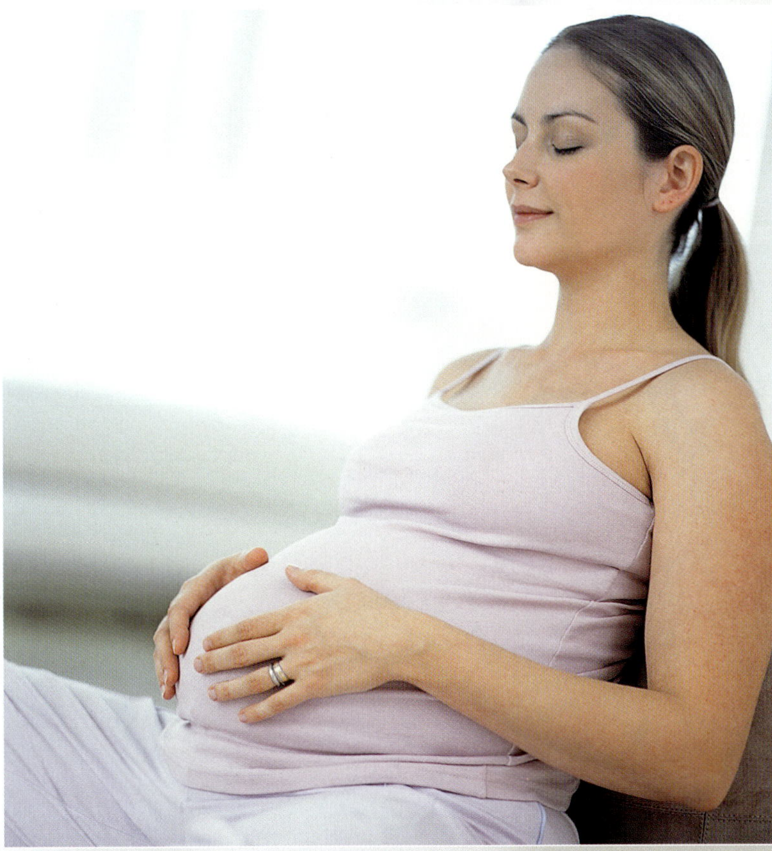

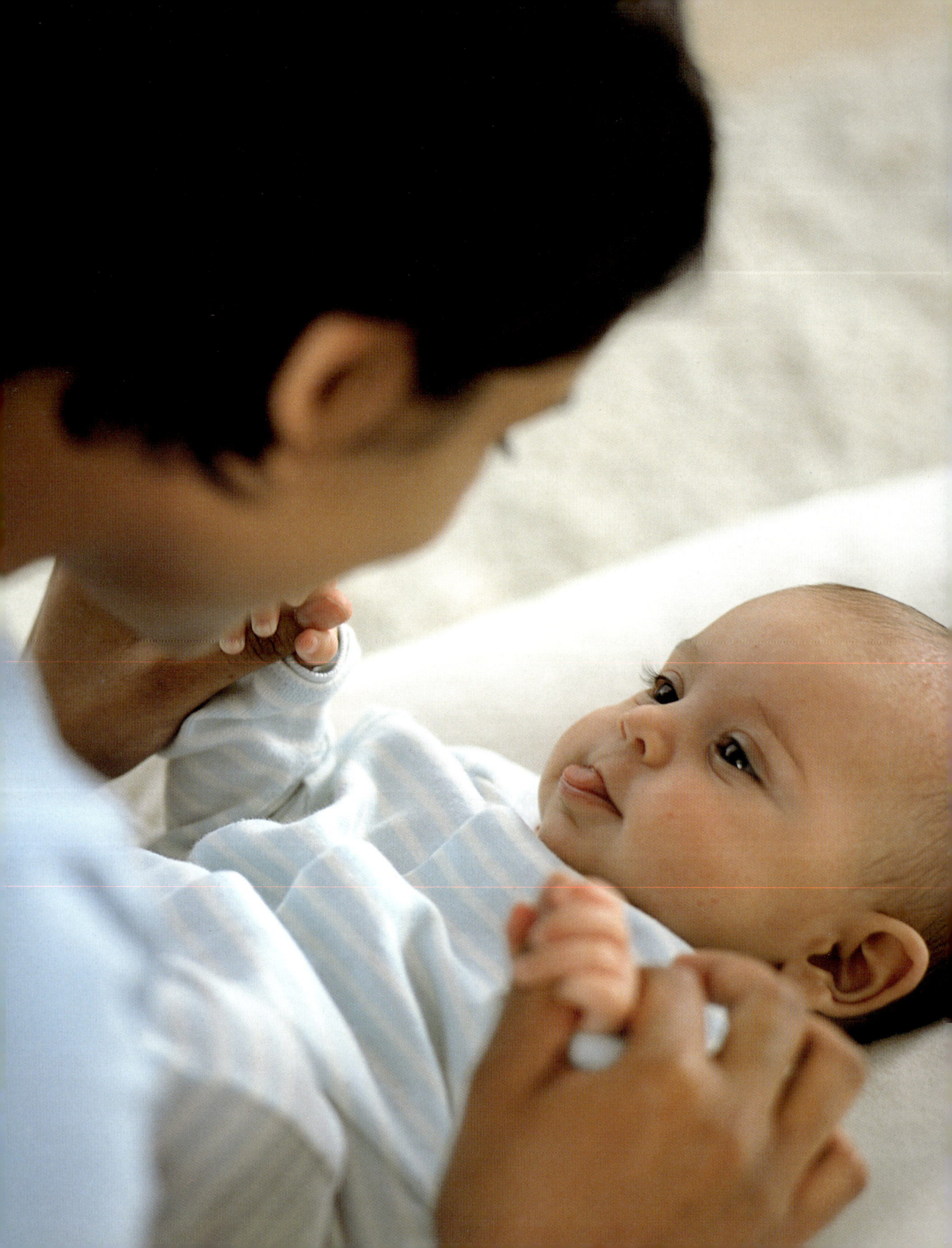

APRÈS LA NAISSANCE

JUSQU'À LA SEMAINE 16

L'arrivée de l'enfant a transformé votre vie, souvent de manière inattendue. Il est important de recouvrer maintenant votre bien-être physique et spirituel. Pratiqués avec le bébé, quelques exercices de base de yoga vous aideront à retrouver peu à peu et en toute sécurité votre silhouette, votre tonus et votre force intérieure. Le flux de votre respiration et le calme de la relaxation profonde vous permettront de traverser en toute quiétude, avec l'enfant, le tumulte des émotions qui accompagnent inévitablement la maternité.

« Mon tout-petit, je bénis ta présence dans ma vie, la force de notre intimité. Fut-il un temps où tu n'étais ni dans ma vie ni dans mon cœur ? »

Berber lullaby

SEMAINES 0 À 6

Durant les six semaines suivant la naissance, votre priorité est de travailler l'alignement de votre colonne et de fortifier vos muscles pelviens. C'est possible avec des exercices simples qui peuvent être pratiqués à tout moment de la journée. Le repos étant à la base de votre bien-être et de celui de votre enfant, n'allez pas trop vite, même si vous vous vous sentez en pleine forme. Travaillez surtout votre respiration et votre relaxation.

POSITIONS D'ALLAITEMENT

À peine l'enfant est-il venu au monde que son alimentation devient une préoccupation constante. Autant adopter une position de relaxation confortable lors de vos premiers allaitements pour les rendre plus agréables dès le départ. Si vous nourrissez votre enfant au biberon, la relaxation et la respiration consciente du yoga peuvent aussi créer un lien physique plus étroit avec l'enfant.

ALLAITEMENT EN POSITION ALLONGÉE

Votre dos doit toujours rester maintenu lors de l'allaitement : allongez-vous sur le côté, un coussin entre les genoux pour ne ressentir aucune gêne dans le bas du dos. Placez un oreiller sous votre tête pour garder l'épaule inférieure aussi souple que possible. Éventuellement, installez l'enfant sur un oreiller. Si l'accouchement fut pénible ou si vous avez subi une césarienne, cette position d'allaitement reste la plus agréable.

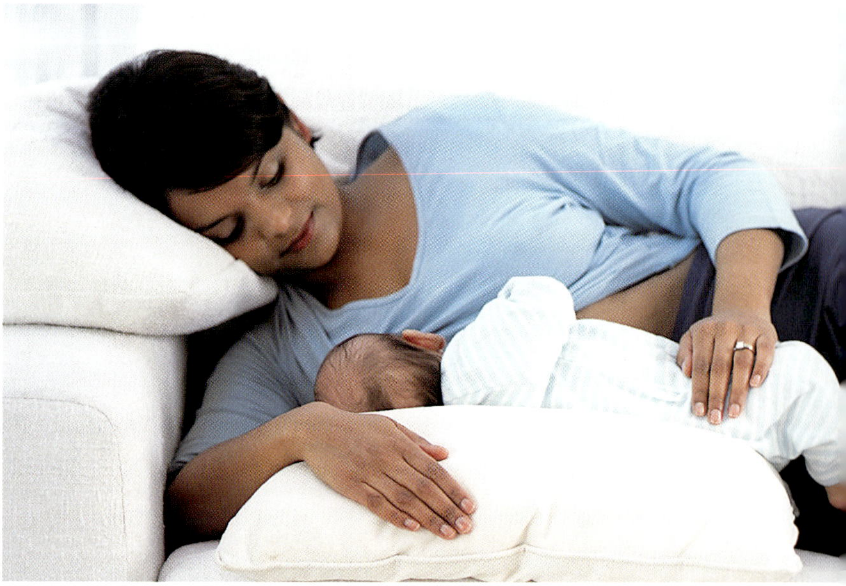

ROULEMENT DES ÉPAULES

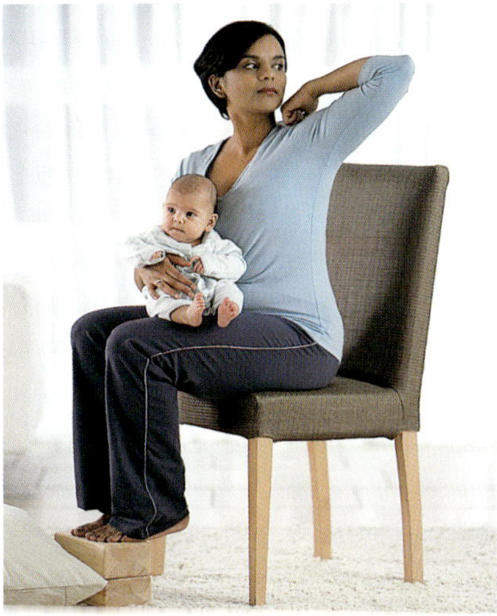

Pour soulager la raideur de vos épaules, asseyez-vous sur une chaise, dos droit. Tenez votre enfant avec la main droite, fermez la main gauche et posez-la sur l'épaule gauche. Respirez lentement en décrivant des cercles avec votre coude. Recommencez de l'autre côté.

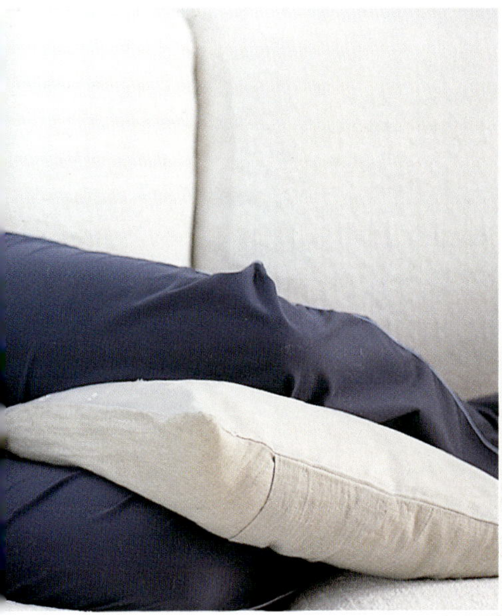

RELAXATION EN ALLAITANT

Pour allaiter, asseyez-vous confortablement, dos droit et genoux à hauteur des hanches. Expirez profondément pendant que votre bébé tète pour libérer les tensions. Les épaules en arrière, relaxez-vous en diminuant lentement et consciemment le rythme de votre respiration. Si votre enfant est énervé et a du mal à téter, recommencez calmement.

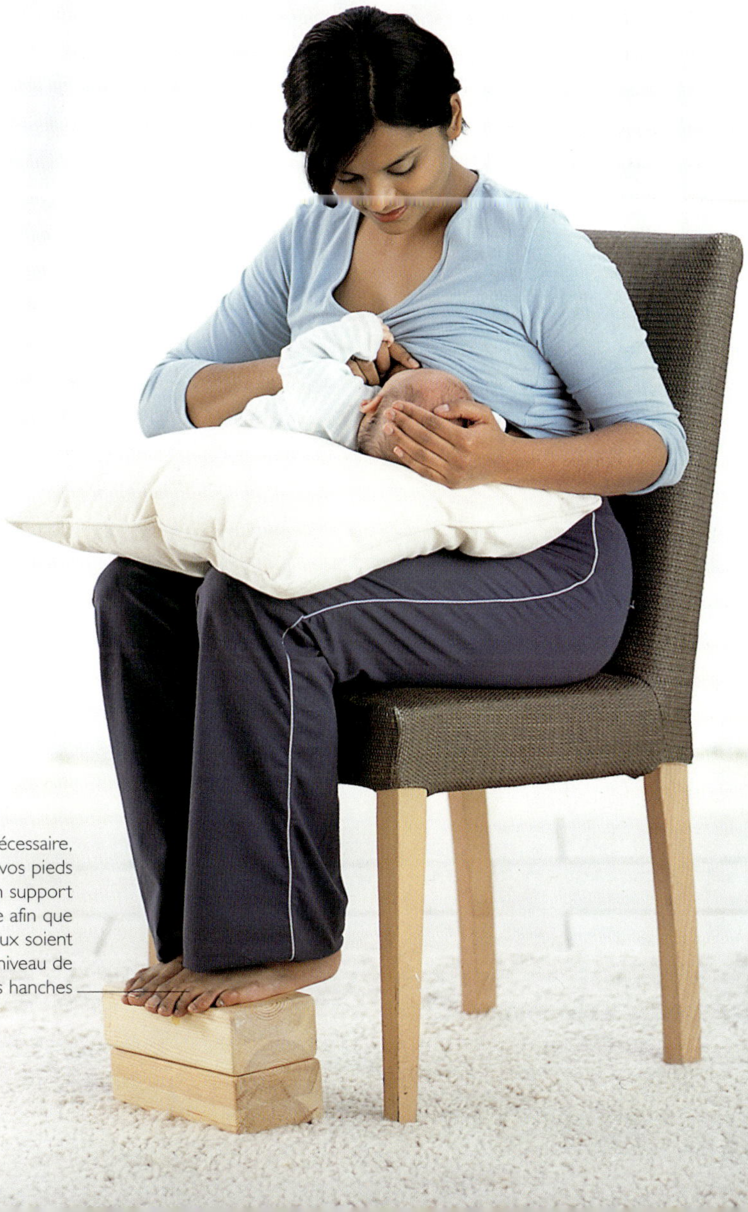

Si nécessaire, posez vos pieds sur un support ferme afin que vos genoux soient au niveau de vos hanches

ÉTIREMENTS ABDOMINAUX

Jathara Parivartanasana

Après la naissance du bébé, vous pouvez à nouveau vous allonger sur le dos. Cette position agréable est la meilleure et la plus sûre pour corriger l'alignement de votre colonne et redynamiser les muscles de votre abdomen et de votre bassin. Il est nécessaire, en effet, de remuscler les parois de l'utérus pour qu'il reprenne sa place une fois qu'il a retrouvé sa taille. Vous pouvez pratiquer ces exercices séparément ou en les enchaînant, avec ou sans le bébé.

PRÉCAUTIONS Assurez-vous que votre dos repose bien à plat sur le sol lorsque vous pratiquez la respiration inversée pour tonifier les muscles du plancher pelvien. Si vous avez subi une césarienne, ne poussez pas le mouvement de respiration inversée.

RESPIRATION INVERSÉE

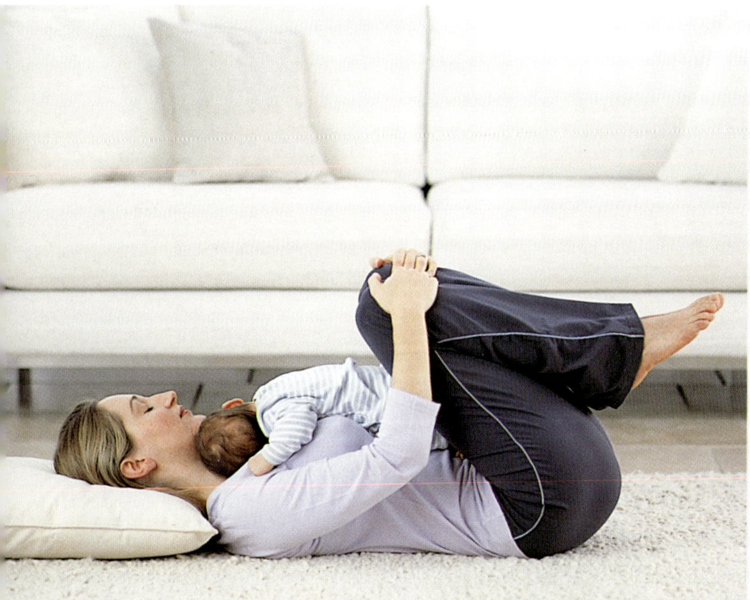

Allongez-vous sur le dos, un coussin sous la nuque, les mains tenant vos genoux pliés. Si vous faites l'exercice avec le bébé, allongez-le sur votre poitrine. Respirez profondément par l'abdomen en rentrant les muscles abdominaux lorsque vous inspirez et en les relevant lorsque vous expirez. Après une semaine, relevez peu à peu les muscles du plancher pelvien en fin d'expiration.

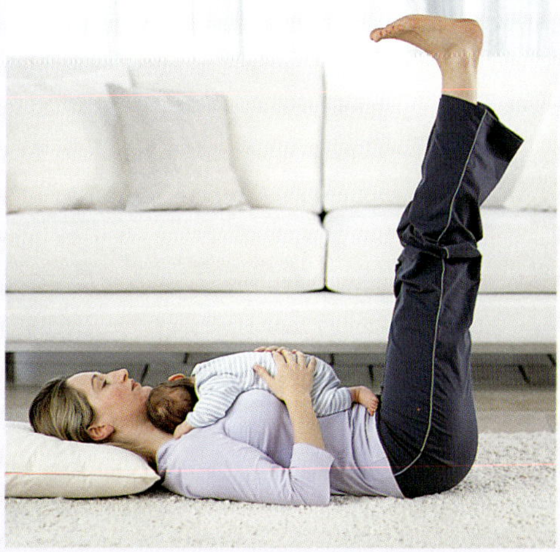

MOUVEMENT POUSSÉ

Levez vos pieds vers le plafond, genoux fléchis ou, si vous y arrivez, jambes tendues. Tout en restant décontractée, pratiquez la respiration inversée dans cette position en poussant les muscles du plancher pelvien vers le haut. À la moindre tension, pliez les genoux et redescendez les jambes.

RENFORCEMENT DU DOS

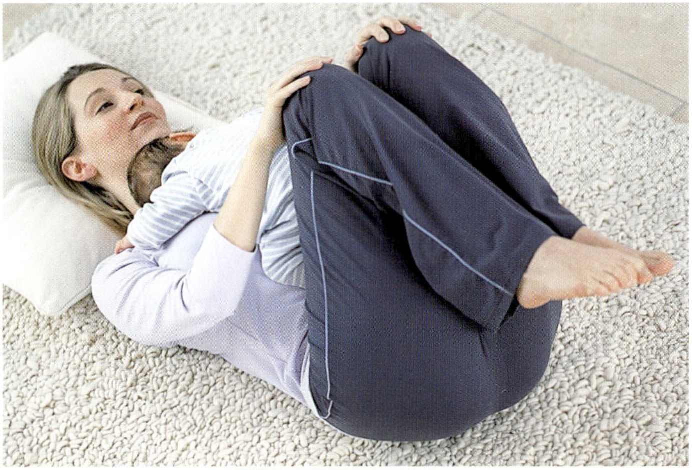

Couchez-vous sur le sol, genoux pliés. Posez simplement vos mains sur vos genoux et inspirez. Expirez en ramenant vos genoux vers la poitrine. Ce mouvement pousse votre taille vers le sol et élargit le haut de votre dos. Si vous y arrivez facilement, faites lentement tourner vos genoux et vos mains dans un sens, puis dans l'autre. Recommencez six fois.

ROULADE ET TORSION

Couchez-vous sur le dos, genoux pliés. Croisez les bras sur la poitrine, levez légèrement les genoux et roulez doucement sur la droite en essayant de garder les genoux joints. Si vous avez subi une césarienne, gardez les genoux écartés et levez-les l'un après l'autre. Si vous êtes en forme et prête à aller plus loin, tendez le bras gauche sur le sol dans une torsion souple. Respirez profondément et relaxez vos épaules pour sentir le haut du dos s'ouvrir. Recommencez plusieurs fois de chaque côté. ***Si vous avez du mal à garder vos jambes et vos pieds parallèles, laissez vos genoux s'ouvrir un peu chaque fois que vous changez de côté.***

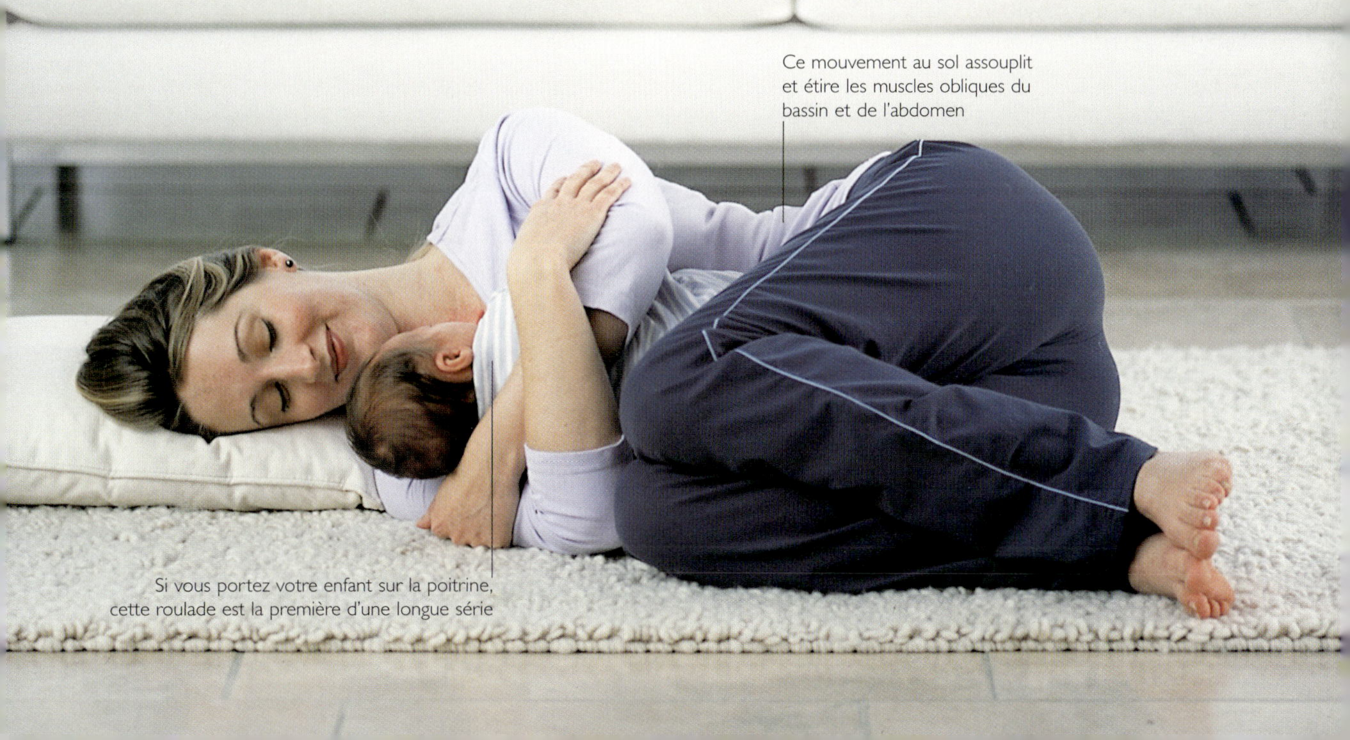

Ce mouvement au sol assouplit et étire les muscles obliques du bassin et de l'abdomen

Si vous portez votre enfant sur la poitrine, cette roulade est la première d'une longue série

ÉTIREMENTS DU DOS

Ces étirements stimulent les muscles dorsaux qui soutenaient votre enfant durant la grossesse. Vous allez maintenant, en pratiquant la respiration liée à la relaxation, pouvoir vous réapproprier l'espace qu'occupait le bébé. En respirant par le bassin, vous allez retrouver avec un minimum d'efforts votre forme physique, votre force intérieure et un alignement correct.

BIENFAITS Tous les exercices sont praticables même si vous avez subi une césarienne. Faites-les :
- complètement relaxée ;
- en utilisant la respiration abdominale profonde ;
- un ou deux genoux fléchis pour protéger le bas de votre dos.

ALIGNEMENT

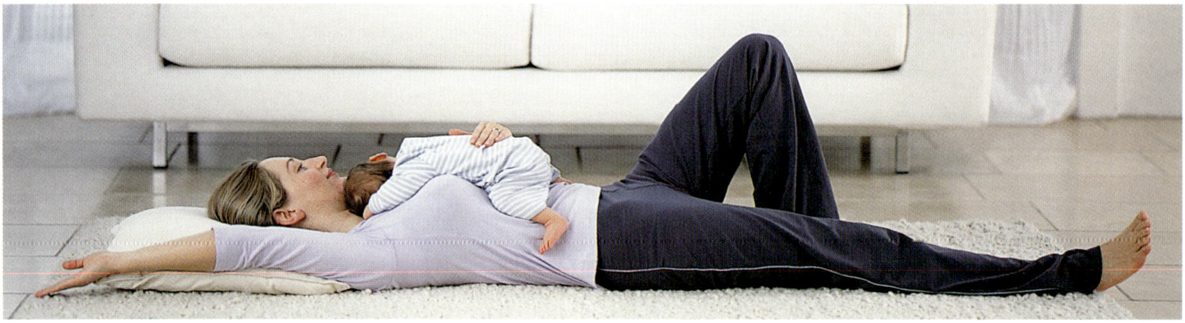

Allongez-vous sur le dos, un coussin sous la tête, votre bébé allongé sur votre poitrine si vous le désirez. Pliez le genou gauche et tendez la jambe droite. Inspirez en étirant le bras droit derrière votre tête sur le sol. Expirez en amplifiant l'étirement depuis le talon jusqu'à l'extrémité des doigts. Recommencez de l'autre côté.

TORSION LÉGÈRE

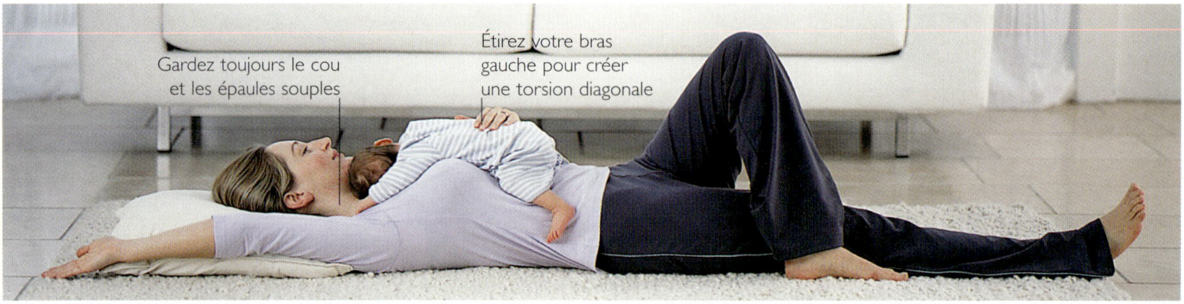
Gardez toujours le cou et les épaules souples
Étirez votre bras gauche pour créer une torsion diagonale

Gardez la même position en croisant la jambe gauche au-dessus de la jambe droite. Essayez de poser le pied gauche bien à plat sur le sol. Cette légère torsion tonifie les muscles abdominaux transversaux. Respirez quatre fois en amplifiant à chaque fois l'expiration. Relaxez-vous à la fin de chaque expiration. Recommencez de l'autre côté.

ÉTIREMENT EN POSTURE DE LA PRIÈRE

Allongez-vous sur le dos, tête sur un coussin, genoux pliés et pieds bien à plat sur le sol. Alignez votre colonne depuis la nuque jusqu'au coccyx. Respirez normalement par l'abdomen en appréciant le contact de votre dos avec le sol. Joignez les mains au-dessus de la poitrine dans la posture de la Prière. Inspirez, puis expirez lentement en pressant vos paumes l'une contre l'autre. Recommencez quatre fois puis relaxez-vous.

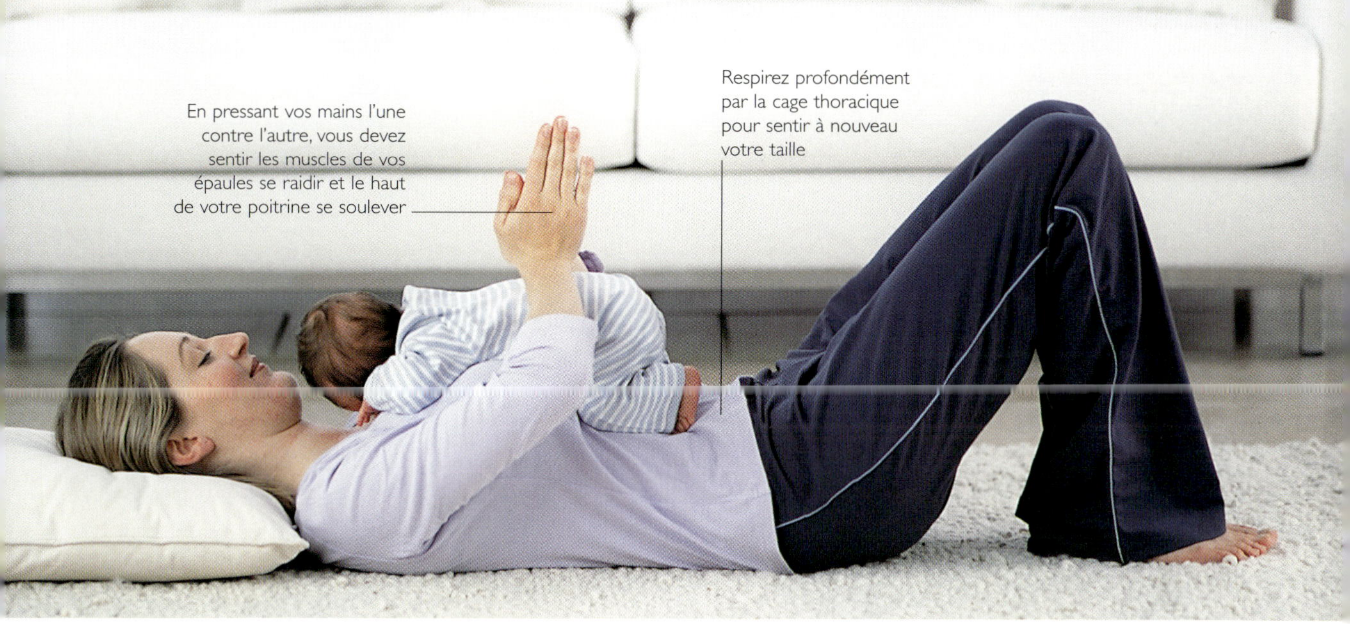
En pressant vos mains l'une contre l'autre, vous devez sentir les muscles de vos épaules se raidir et le haut de votre poitrine se soulever
Respirez profondément par la cage thoracique pour sentir à nouveau votre taille

ÉTIREMENT EN POSTURE DE REPLI

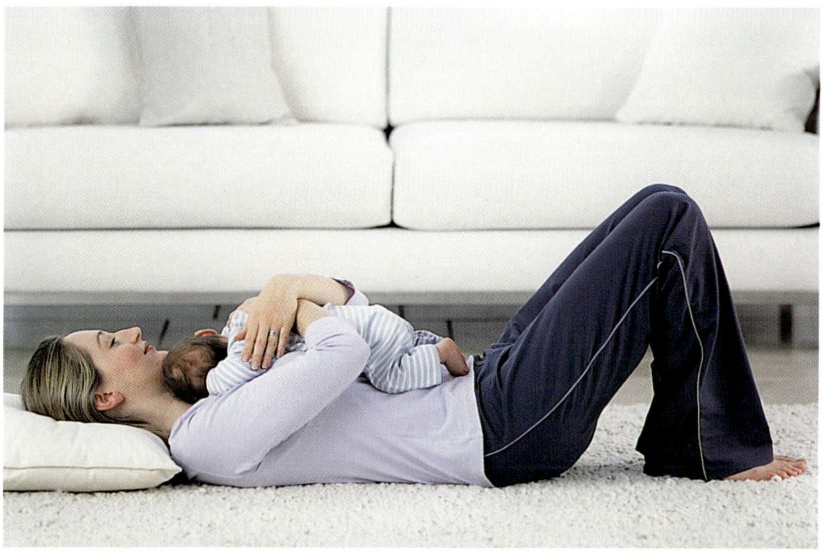

Couchez-vous sur le dos, genoux fléchis, et repliez les bras autour de votre poitrine comme si vous vous étreigniez – vous et votre bébé s'il est avec vous. Respirez profondément pour ressentir l'expansion de votre dos. Expirez en appuyant les épaules, les coudes et la base de votre colonne contre le sol. Restez décontractée en laissant votre respiration refaire l'alignement de votre dos. Respirez quatre fois.

TORSIONS EN POSITION ASSISE

Bharadvajasana

Ces torsions sont une façon efficace de tonifier et de raffermir votre corps autour de la taille et de l'abdomen. Comme tous les étirements de yoga, ils sont induits par la respiration : après chaque expiration, relaxez-vous en position droite pour ressentir l'élongation qui vous permettra d'accentuer la prochaine torsion sans pour autant forcer. Chaque torsion commence dans la région lombaire et se propage progressivement dans tout le dos.

BIENFAITS Ces torsions aident à :
- combattre la fatigue postnatale et le mal de dos ;
- renforcer les muscles du bassin nécessaires pour porter un enfant qui se fera de plus en plus lourd ;
- fortifier les muscles abdominaux ;
- favoriser la circulation sanguine autour de la cicatrice césarienne.

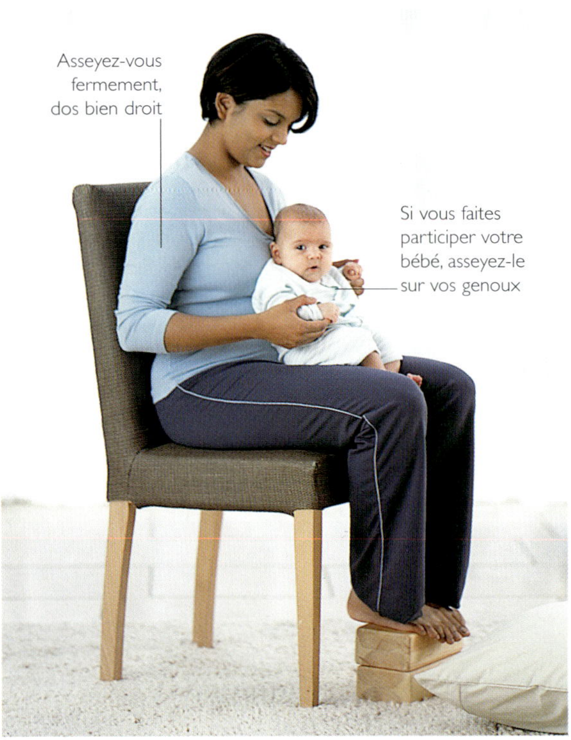
Asseyez-vous fermement, dos bien droit
Si vous faites participer votre bébé, asseyez-le sur vos genoux

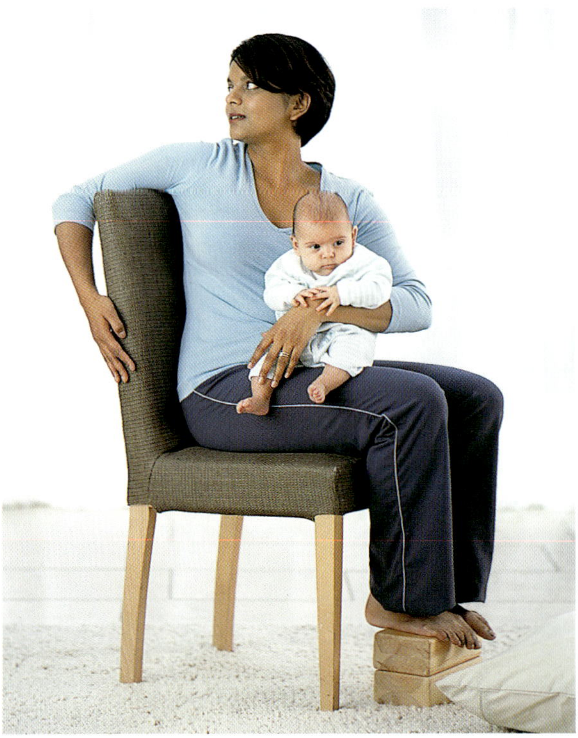

1 Asseyez-vous sur une chaise à dossier droit. Posez vos pieds sur un support pour avoir les genoux à hauteur des hanches. Gardez les pieds et les genoux joints. Respirez profondément quatre fois. À chaque expiration, levez le bas de la colonne en décontractant les épaules et la nuque.

2 Tournez-vous sur le côté droit et passez le bras au-dessus du dossier. Respirez quatre fois en pressant vos fesses sur le siège et en accentuant la torsion à chaque expiration. Décontractez les épaules et laissez la tête suivre les torsions de votre colonne.

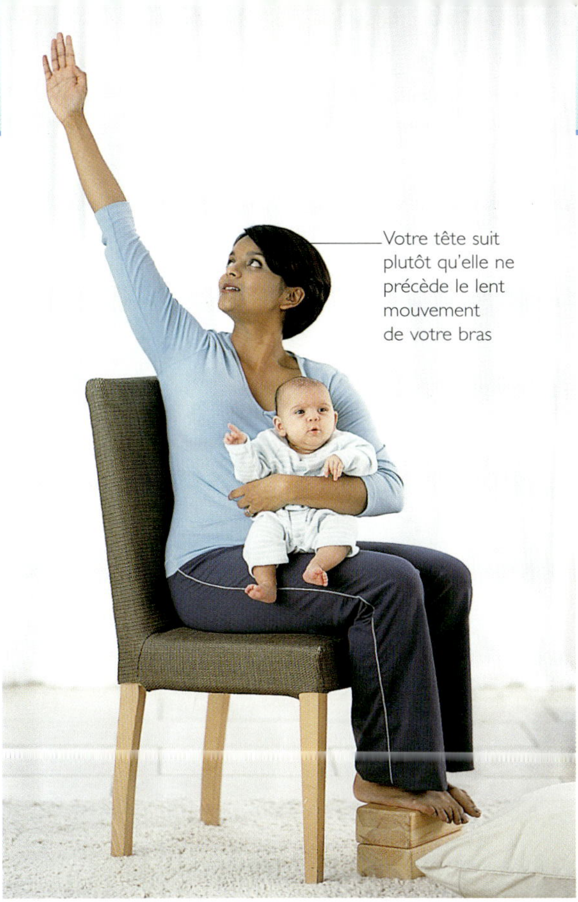
Votre tête suit
plutôt qu'elle ne
précède le lent
mouvement
de votre bras

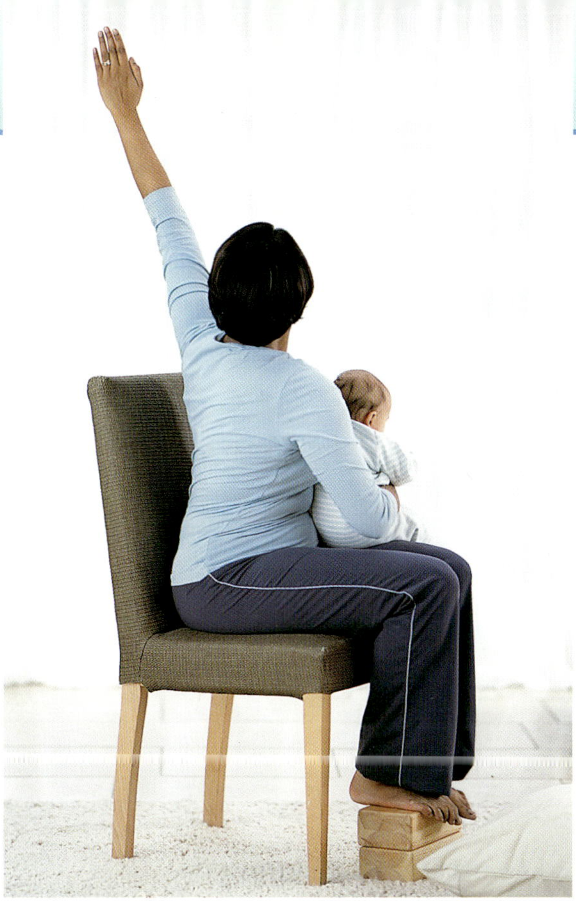

3 Respirez profondément en tendant le bras droit au-dessus de la tête. Respirez en faisant un lent mouvement circulaire avec le bras. Recommencez quatre fois. Suivez votre main des yeux lorsque vous bougez le bras au cours de cette torsion.

4 Asseyez votre bébé sur votre cuisse gauche et tenez-le souplement avec le bras droit. ***Si vous ne portez pas d'enfant, posez le dos de votre main droite sur votre cuisse gauche.*** Respirez profondément en tendant le bras gauche au-dessus de la tête. Décrivez lentement quatre cercles.

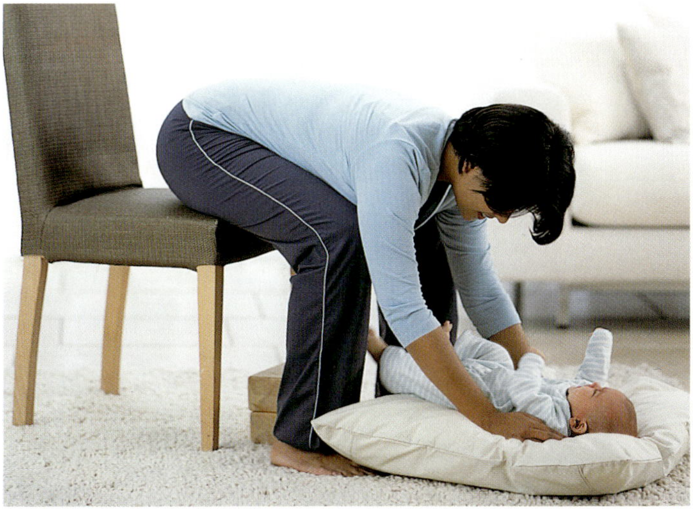

5 Soulagez votre bassin en vous penchant vers l'avant et en expirant pour vous décontracter. Tendez les bras en avant pour installer le bébé sur un coussin. Vous pouvez utiliser cette méthode pour poser votre enfant sur le sol après chaque repas.

LE TRAVAIL DE FOND

Pour effectuer correctement ces torsions, veillez à l'alignement de vos hanches, de vos genoux et de vos pieds. Vous devez apprendre à amplifier les étirements à chaque expiration plutôt que de forcer.

ÉTIREMENT À GENOUX

Faites de cette courte séquence votre première séance de mise en forme après la naissance. Elle vous permettra de gagner de l'endurance et d'élever votre esprit avec des étirements complets du dos sans pression sur les muscles abdominaux. La posture à genoux, qui vous a beaucoup servi pendant la grossesse, crée une base solide pour vous étirer près du sol. C'est un enchaînement idéal pour vous préparer à jouer au sol avec votre enfant.

BIENFAITS Ces étirements préviennent et soulagent le mal de reins, notamment les tensions musculaires autour du nerf sciatique. Ils sont recommandés aux :

- femmes ayant subi une césarienne ;
- femmes qui ont donné naissance à des jumeaux ou ayant subi une déchirure des muscles abdominaux.

ÉTIREMENT DU TORSE

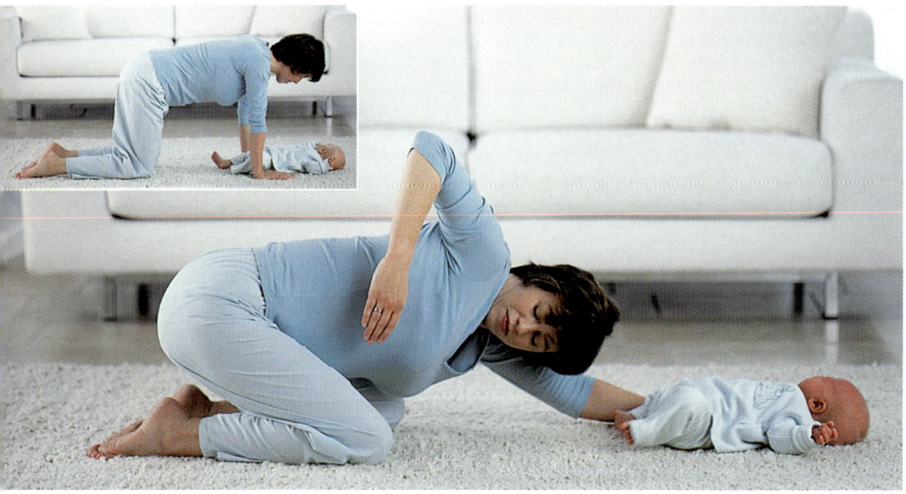

1 Mettez-vous à quatre pattes après avoir installé votre bébé sur une surface confortable. Asseyez-vous sur vos talons pour étirer les bras, puis pliez le coude droit pour bien ouvrir votre poitrine. Imprimez un mouvement circulaire à votre épaule. Inspirez et expirez quatre fois en faisant des cercles avec le bras plié. Reposez-vous si vous vous sentez fatiguée.

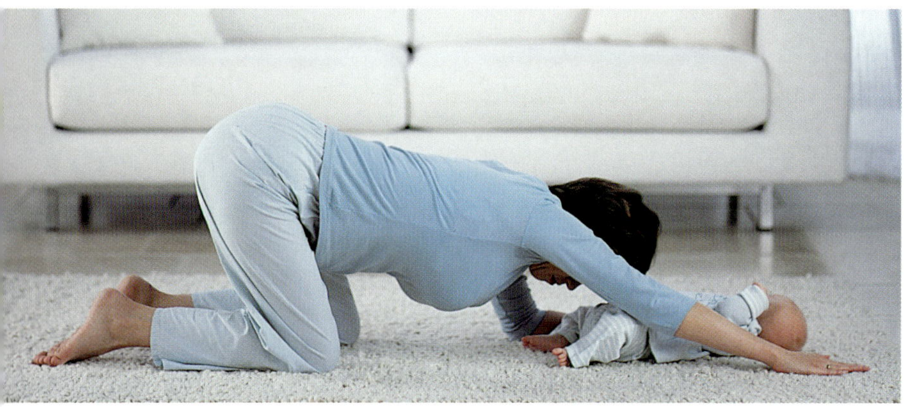

2 Tendez le bras droit devant vous le plus loin possible. Utilisez votre avant-bras gauche comme appui pour pouvoir vous étirer. En même temps, reculez le coccyx vers les talons. Respirez profondément quatre fois de suite, puis remettez-vous à quatre pattes.

ÉTIREMENT COMPLET DU DOS

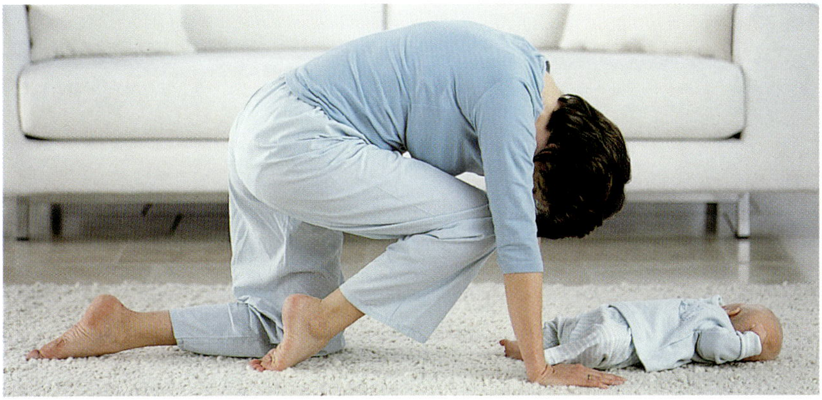

1 Mettez-vous à quatre pattes, dos horizontal et tête pendante. Inspirez en levant les épaules dans la posture du Chat *(p. 67)*. Inspirez en levant un genou sans contracter les muscles du mollet et du pied. Expirez en ramenant le genou au sol. Changez de jambe pour obtenir un étirement complet de la colonne.

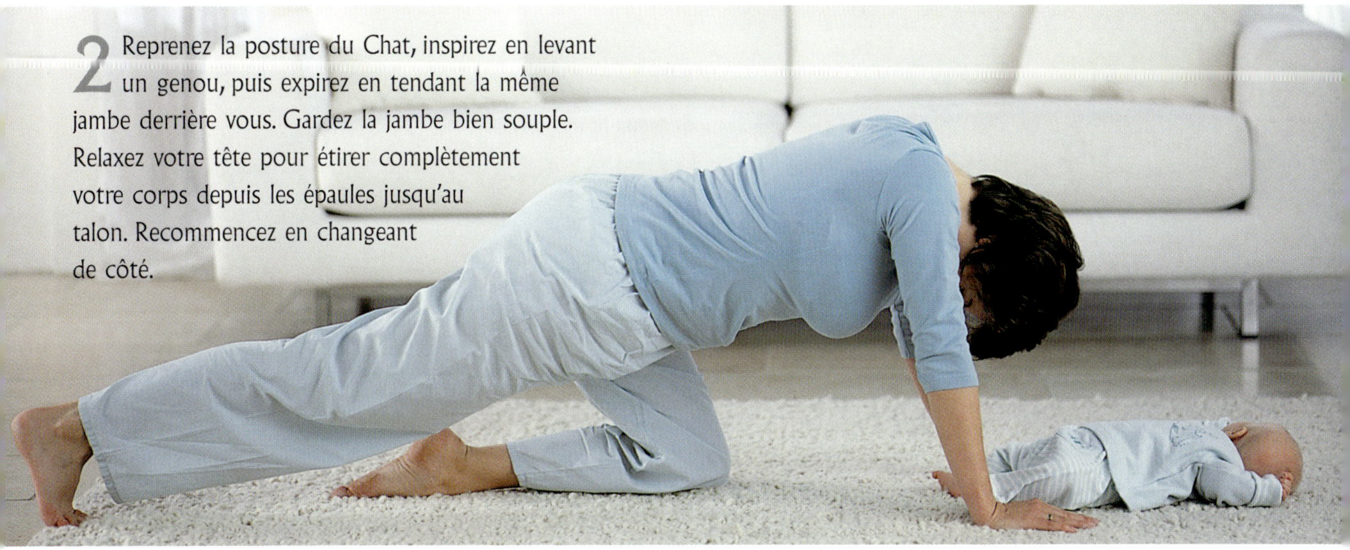

2 Reprenez la posture du Chat, inspirez en levant un genou, puis expirez en tendant la même jambe derrière vous. Gardez la jambe bien souple. Relaxez votre tête pour étirer complètement votre corps depuis les épaules jusqu'au talon. Recommencez en changeant de côté.

POSITION DE REPOS

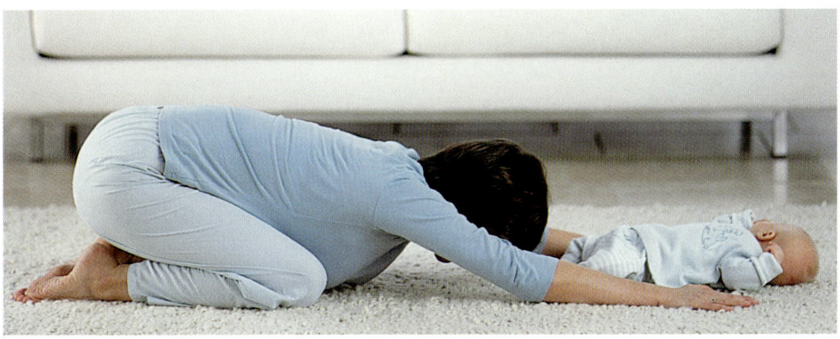

Relaxez-vous dans la posture du Cygne en vous asseyant sur vos talons, bras souples étendus devant vous sur le sol. ***Pour plus de confort, vous pouvez vous appuyer sur vos avant-bras.*** Expirez en pressant vos mains sur le sol et en relaxant complètement la tête.

RELAXATION

L'Occident accorde peu d'importance au repos et à la relaxation après la naissance. Il est pourtant essentiel, quel que soit votre mode de vie, de vous relaxer durant les semaines qui suivent l'accouchement. Dès les premiers jours, faites participer le bébé à votre relaxation : il apprendra ainsi à apprécier cet état de calme. Ces exercices, que vous pouvez pratiquer à tout moment de la journée, renouvellent votre énergie et calment l'enfant.

BIENFAITS Les changements hormonaux peuvent provoquer des émotions telles que la colère ou la tristesse. La relaxation permet de :
- reconnaître et accepter les sensations de fatigue ;
- surmonter vos inquiétudes quant à vos aptitudes à être une bonne mère ;
- éviter de créer des tensions.

ABANDON CONSCIENT

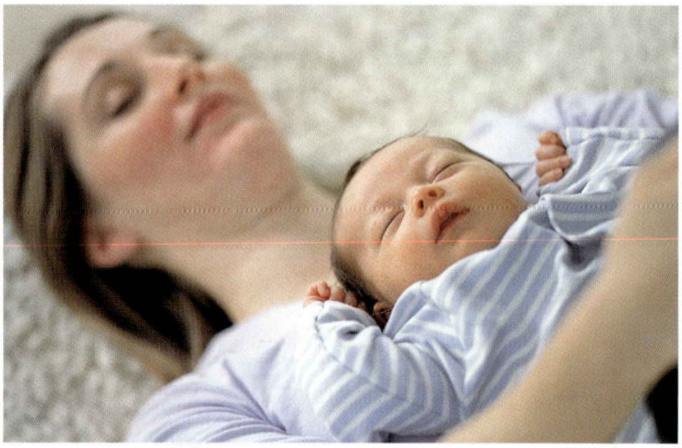

Allongez-vous sur le sol ou sur un lit, votre bébé sur la poitrine. Assurez-vous que vous êtes bien installée, respirez librement et apaisez votre corps et votre esprit. Accompagnez éventuellement chaque expiration d'un « Ah » pour mieux vous décontracter. Pendant quelques instants, abandonnez-vous consciemment au prodige de la nouvelle vie de votre enfant.

POSTURE DU CADAVRE AVEC L'ENFANT

Allongez-vous sur le dos, genoux pliés pour protéger le bas de votre dos. Placez un coussin sous votre nuque et allongez votre bébé sur votre poitrine. Une fois que vous êtes tous deux confortablement installés, ne bougez plus. Fermez les yeux et laissez-vous glisser dans un état de profond repos apaisant votre système nerveux.

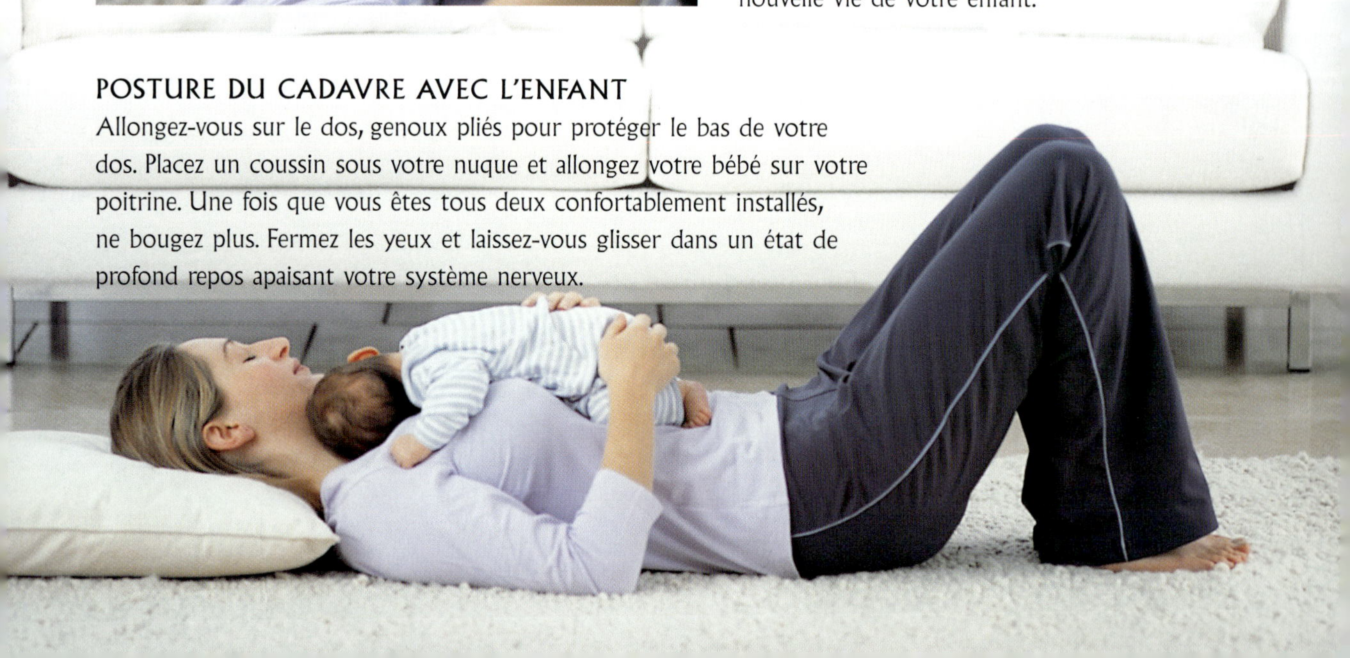

MÉDITATION RAPIDE

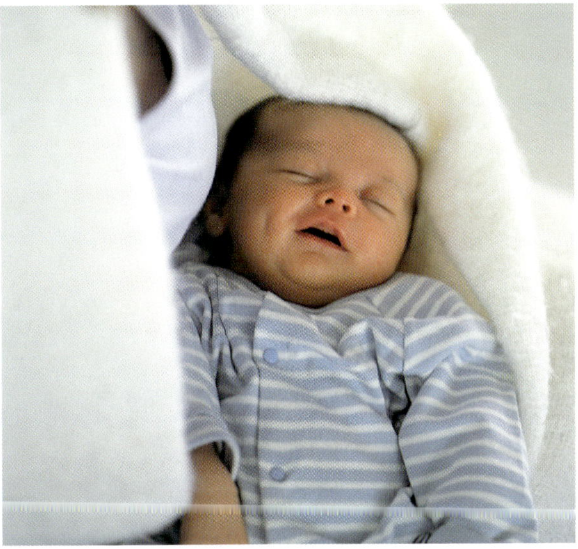

Après avoir nourri votre enfant ou quand il vient de s'endormir dans vos bras, profitez de l'instant pour faire une pause et vous relaxer. Videz votre esprit de toutes les tâches qui vous attendent pour prendre le temps de vous absorber dans le présent. Plus cette pratique est régulière, plus elle est efficace et agréable.

RESTER CALME

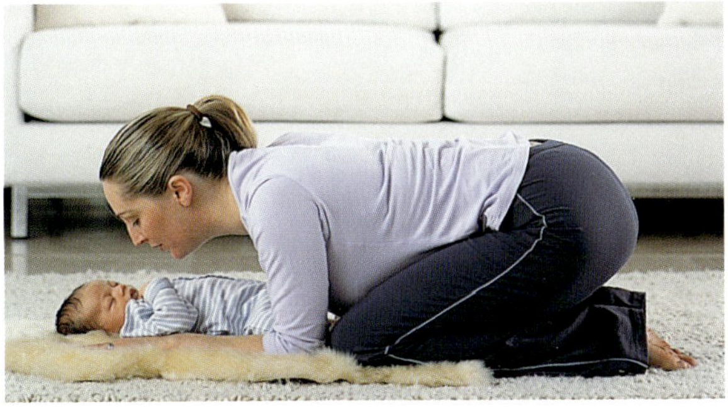

Si votre bébé pleure sans raison, fredonnez ou chantez doucement pour vous calmer et prolonger vos expirations. La position à quatre pattes est une façon agréable de se relaxer avec l'enfant si vous le faisiez pendant votre grossesse ou si votre dos est endolori.

MARCHE RELAXANTE

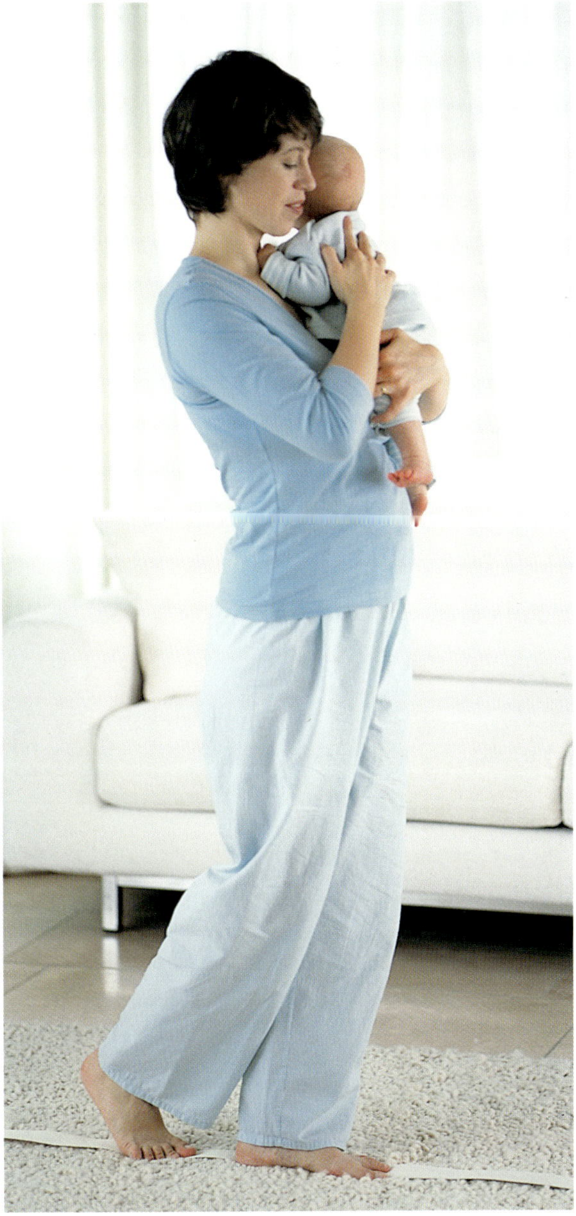

Portez votre bébé, genoux légèrement fléchis pour conserver l'alignement de votre colonne tout en veillant à répartir uniformément votre poids. Marchez à tout petits pas le long d'une ligne ou d'un cercle. Libérez vos pensées et vos émotions à chacun de vos pas.

SEMAINES 6 À 16

Vos envies vont vous guider progressivement vers un yoga plus dynamique : tout en continuant à pratiquer des étirements souples au sol, vous aurez besoin d'effectuer des séquences fluides plus énergiques. Faites-les à votre rythme en contrôlant votre respiration, et relaxez-vous toujours après. Si votre bébé réclame votre attention au cours d'un enchaînement, reprenez-le depuis la position de départ. Puis souriez et saluez votre enfant.

ÉTIREMENTS DEBOUT

La position debout n'implique pas seulement un dos droit, mais aussi un parfait alignement de la colonne et du bassin grâce au travail des muscles du plancher pelvien et de l'abdomen. C'est ainsi, dans cette posture de la Montagne, que les étirements sont vraiment bénéfiques. Durant votre grossesse, vous avez utilisé un mur pour contrôler l'alignement de votre colonne, ce que vous allez refaire maintenant avec votre bébé.

PRÉCAUTIONS La distance de vos pieds au mur dépend de votre cambrure. Commencez à une distance confortable, puis rapprochez progressivement vos pieds à mesure que l'alignement de votre dos s'améliore. Vous pouvez, pour commencer, placer un coussin entre votre dos et le mur. Travaillez d'abord sans l'enfant pour mieux vous concentrer sur votre respiration. Ne faites le mouvement avancé que si vous portez le bébé avec souplesse.

ALIGNEMENT DE LA COLONNE

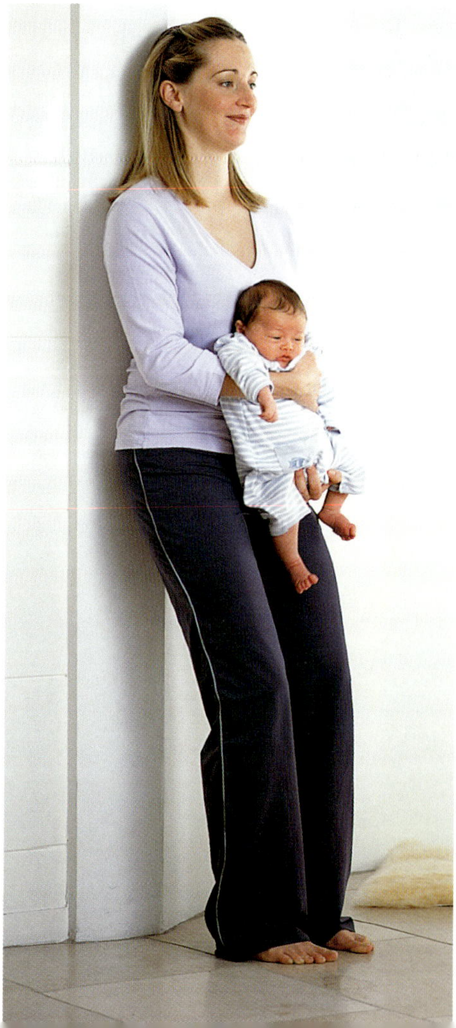

Adossez-vous contre le mur, genoux légèrement fléchis, en tenant le bébé dans vos bras. Appuyez votre colonne contre le mur. Inspirez en soulevant les muscles abdominaux, puis expirez en ouvrant la poitrine. Relâchez le menton et étirez votre nuque. À mesure que votre alignement s'améliore, rapprochez-vous du mur.

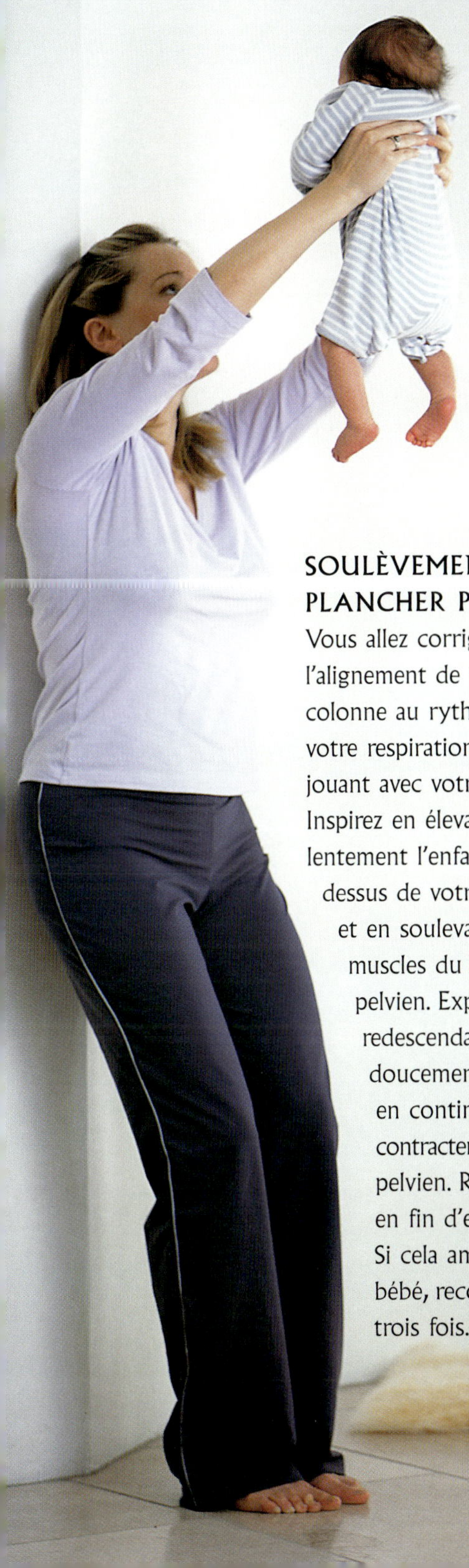

SOULÈVEMENT DU PLANCHER PELVIEN

Vous allez corriger l'alignement de votre colonne au rythme de votre respiration tout en jouant avec votre bébé. Inspirez en élevant lentement l'enfant au-dessus de votre tête et en soulevant les muscles du plancher pelvien. Expirez en redescendant l'enfant doucement, mais en continuant à contracter le plancher pelvien. Relâchez-le en fin d'expiration. Si cela amuse le bébé, recommencez trois fois.

SOULÈVEMENT PARTIEL DU PLANCHER PELVIEN

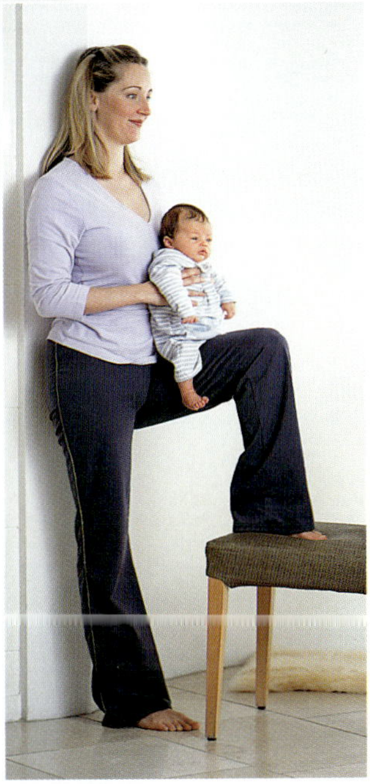

Si vous avez subi une césarienne ou si votre bébé n'apprécie pas encore d'être élevé en l'air, posez un pied sur une chaise ou sur un tabouret. Asseyez souplement le bébé sur la jambe levée. Appuyez votre dos contre le mur et pratiquez lentement la respiration inversée *(p. 128)* en prolongeant chaque expiration avant de décontracter votre plancher pelvien. Recommencez avec l'autre jambe.

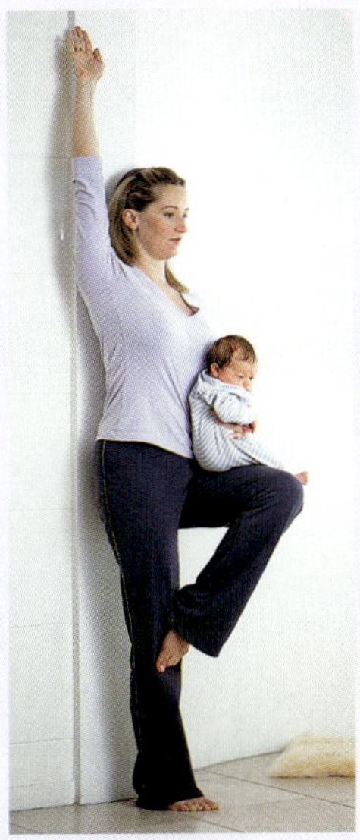

MOUVEMENT AVANCÉ

Posez le pied gauche sur le genou droit. Alignez le genou et la hanche gauches pour étirer votre colonne et corriger l'inclinaison de votre bassin. Tenez prudemment mais souplement votre bébé sur la cuisse gauche et levez le bras droit. Respirez quatre fois. Inspirez en soulevant le plancher pelvien. Expirez en pressant les épaules contre le mur. Recommencez de l'autre côté.

SALUTATION AU SOLEIL À GENOUX

Si vous ne vous sentez pas prête à faire des exercices en position debout, cette adaptation de la Salutation au Soleil vous permettra des étirements complets à partir d'une position à quatre pattes bien enracinée. Prenez votre temps et progressez doucement d'une position à l'autre en vous relaxant entre chaque mouvement. Répétez cette séquence tous les jours, deux fois de chaque côté, pour l'enchaîner de façon fluide au rythme de votre respiration.

BIENFAITS Après les torsions que vous avez imposées à vos hanches et à vos genoux durant votre grossesse, cet enchaînement vous ramène à la symétrie classique du yoga pour vous recentrer et vous dynamiser. Ces exercices d'équilibre vous permettront aussi de recouvrer votre agilité.

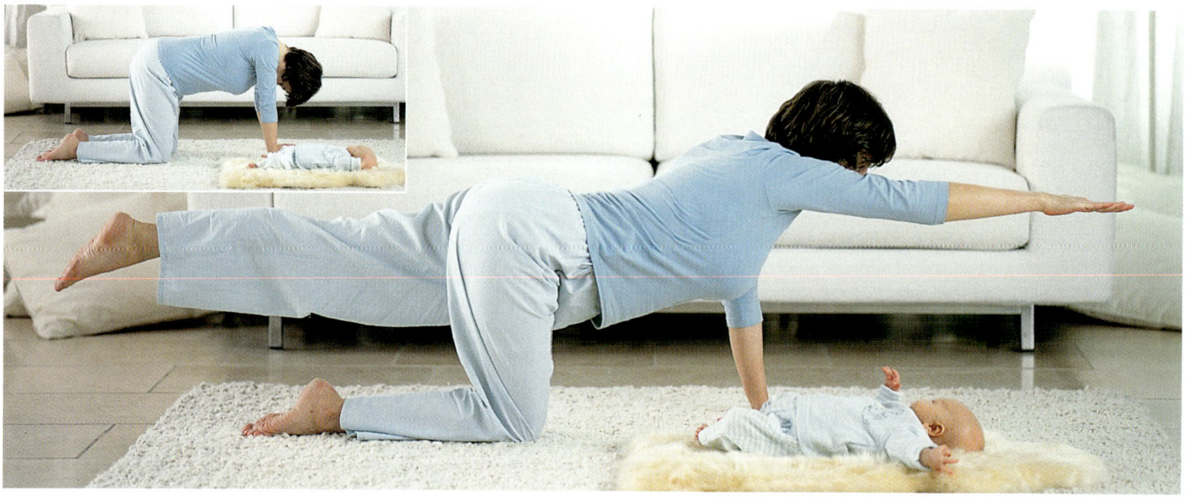

1 Installez confortablement votre bébé près de vous. Mettez-vous à quatre pattes en veillant à avoir les genoux sous les hanches et les mains sous les épaules. Alignez votre nuque et votre colonne. Inspirez en levant le bras droit et la jambe gauche pour créer une ligne forte entre la main et le pied. Expirez en étirant le plus loin possible votre poignet et vos doigts d'un côté, votre genou et votre talon de l'autre.

2 Expirez en baissant le bras. Lors de l'expiration suivante, repliez la jambe, avancez-la et posez le pied gauche entre vos mains. Étirez le bas de votre colonne en gardant les hanches alignées et en appuyant le pied sur le sol pour éviter que le genou ne s'ouvre vers l'extérieur.

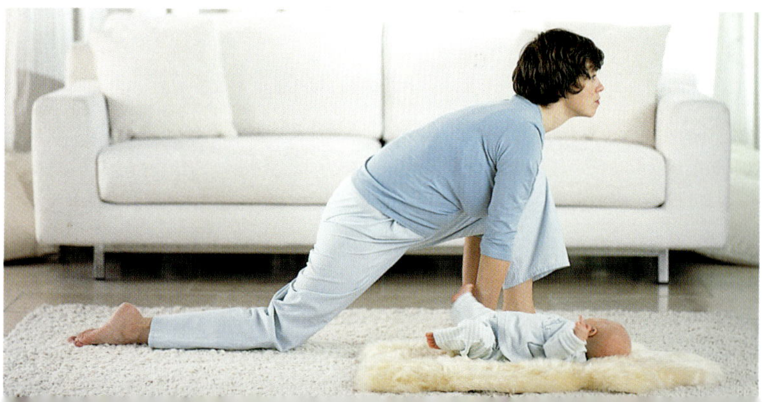

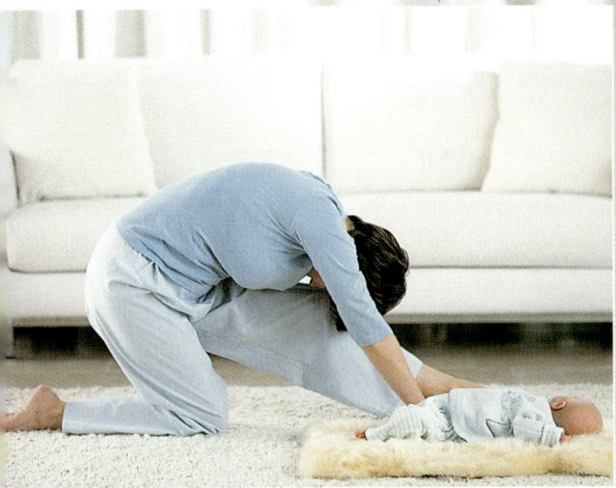

3 Expirez en vous asseyant sur votre talon droit et en dépliant votre jambe gauche, bras tendus de chaque côté de votre jambe. Essayez de poser le front sur votre genou gauche tout en gardant la plante du pied bien à plat sur le sol, mais sans jamais forcer.

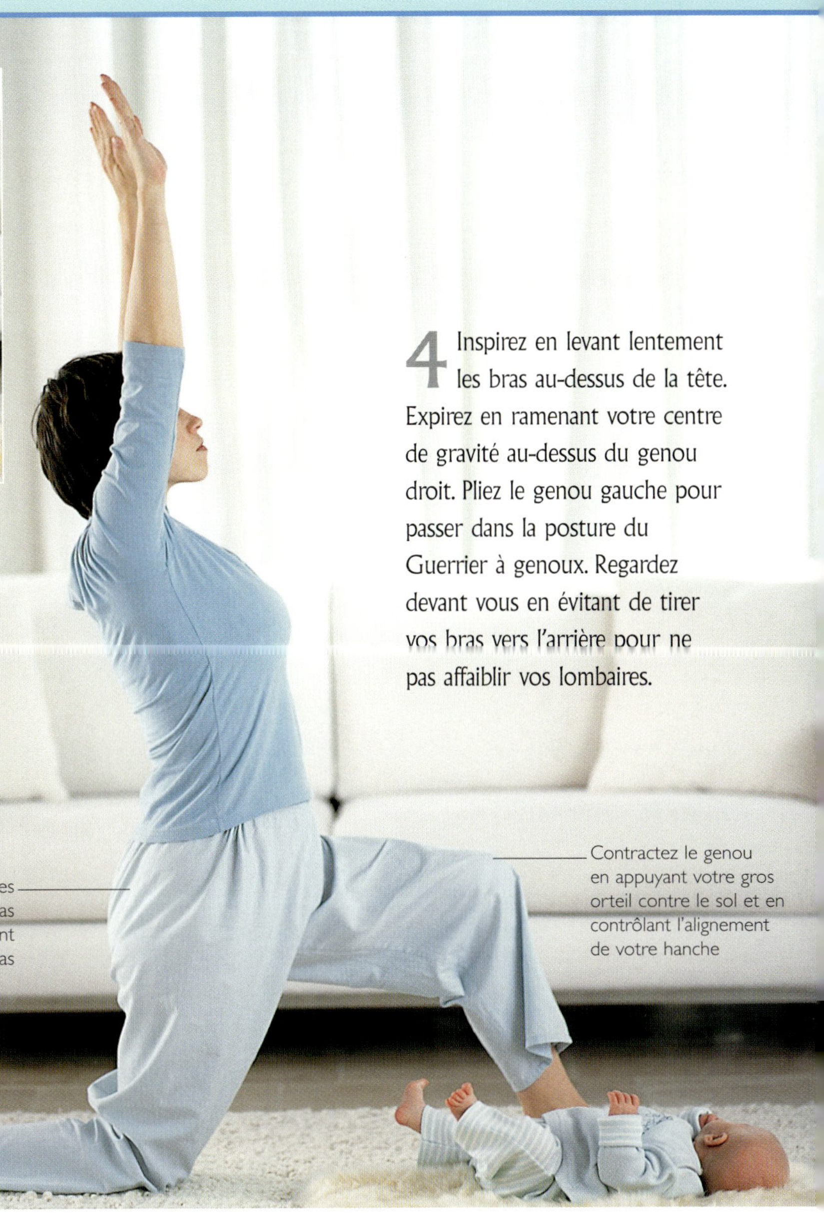
Contractez les fesses pour renforcer le bas de la colonne pendant que vous levez les bras
Contractez le genou en appuyant votre gros orteil contre le sol et en contrôlant l'alignement de votre hanche

4 Inspirez en levant lentement les bras au-dessus de la tête. Expirez en ramenant votre centre de gravité au-dessus du genou droit. Pliez le genou gauche pour passer dans la posture du Guerrier à genoux. Regardez devant vous en évitant de tirer vos bras vers l'arrière pour ne pas affaiblir vos lombaires.

5 Inspirez, puis expirez en descendant vos bras et en reposant votre genou gauche sur le sol, à côté du genou droit. Asseyez-vous lentement sur vos talons dans la posture du Cygne, bras tendus devant vous. ***Vous pouvez aussi vous relaxer dans la posture de l'Enfant, les bras ramenés vers l'arrière de chaque côté de votre corps.***

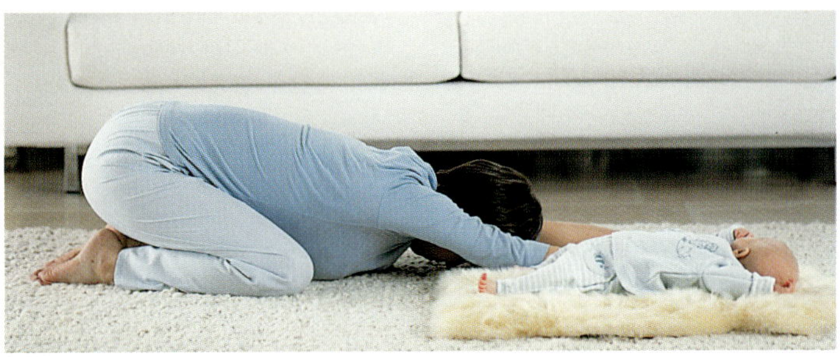

SALUTATION AU SOLEIL DEBOUT

Cette adaptation postnatale de la Salutation au Soleil améliore votre force et votre endurance et vous prépare à reprendre des postures de yoga plus classiques. Tout en continuant les étirements souples au sol, il est temps maintenant de relever ces exercices par une pratique régulière de postures qui augmenteront, jour après jour, votre énergie et votre joie de vivre. Veillez à rester concentrée et à partager cette nouvelle vitalité avec votre bébé.

BIENFAITS Cette séquence enchaînant des étirements et des flexions avant vous permettra de vous mouvoir avec grâce et une sensation de légèreté dans le bassin. Avancez à votre rythme, quitte à observer, au début, un temps de relaxation entre chaque position.

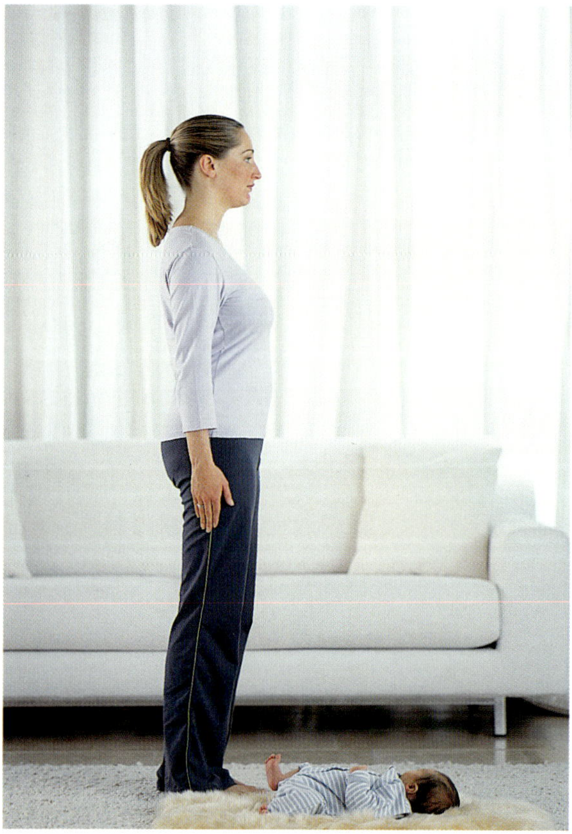

1 Installez confortablement votre bébé près de vous. Adoptez la posture de la Montagne, pieds à peine écartés et bras tendus le long de votre corps. Respirez librement en vous concentrant sur vous-même.

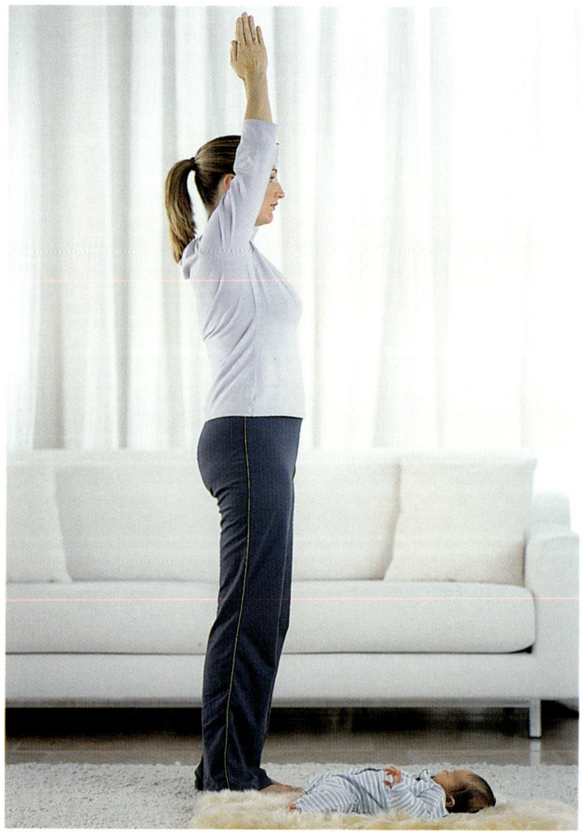

2 Mains jointes en posture de Prière, inspirez en levant les bras au-dessus de la tête. Évitez de vous cambrer et gardez la nuque tendue. Expirez en vous étirant des talons jusqu'à l'extrémité des doigts.

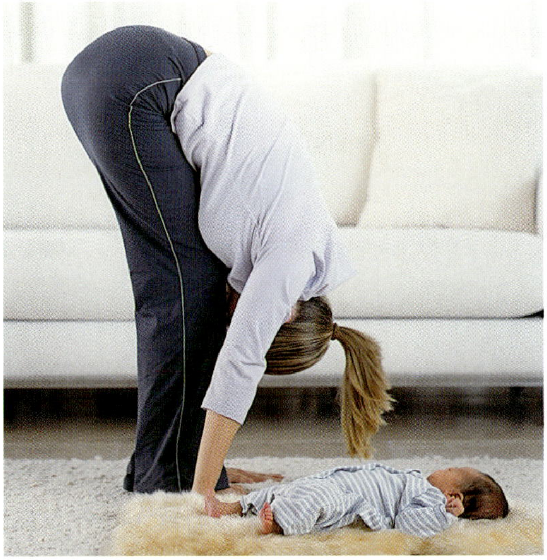

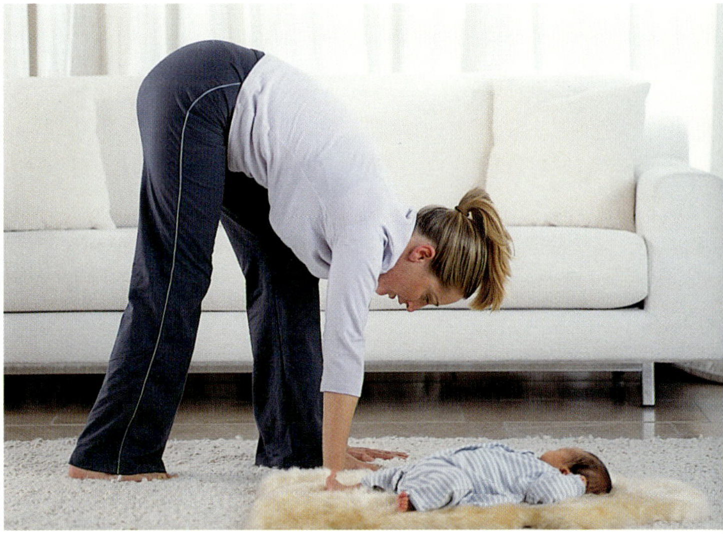

3 Expirez, jambes tendues ou légèrement fléchies, en vous penchant vers l'avant et posez vos mains à plat sur le sol, de chaque côté de vos pieds.

4 Sans bouger les mains, inspirez en reculant vos pieds de trois ou quatre petits pas et en gardant les genoux fléchis.

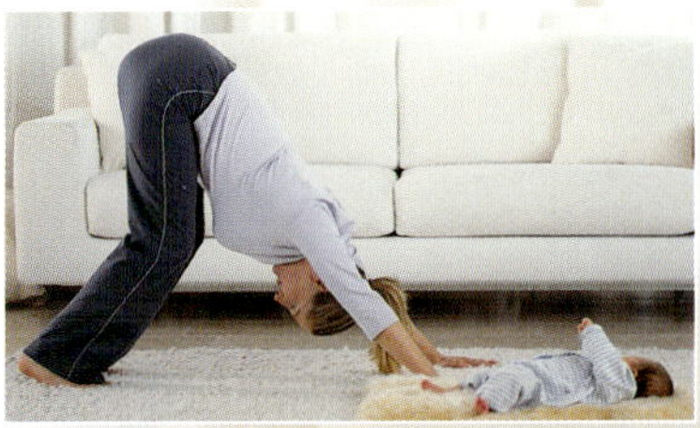

5 Genoux toujours légèrement fléchis, remettez vos pieds côte à côte et étirez votre dos dans la posture du Chien. Puis tendez les jambes autant que possible en évitant d'écarter les genoux comme vous le faisiez étant enceinte. Dans cette posture, le bas de la colonne est au sommet de l'étirement des bras et du dos d'une part, des jambes et des pieds d'autre part.

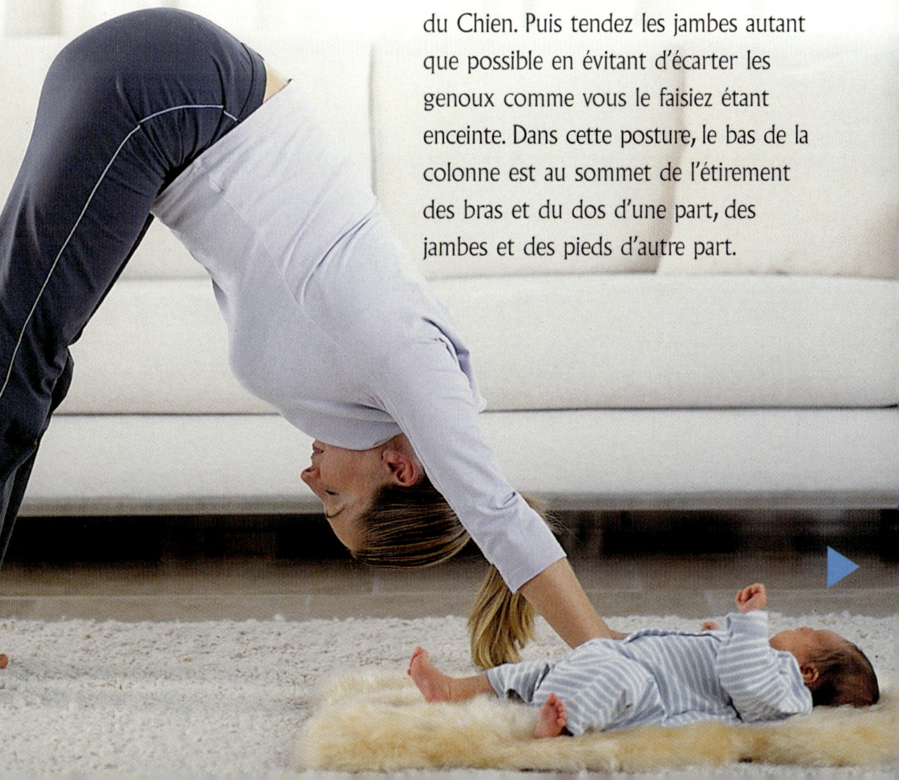
Appuyez vos talons sur le sol et étirez votre nuque pour retrouver, après la grossesse, l'alignement de votre courbe lombaire

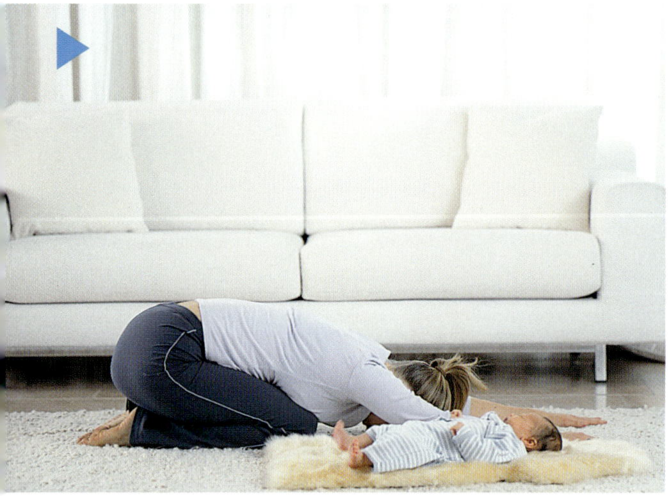

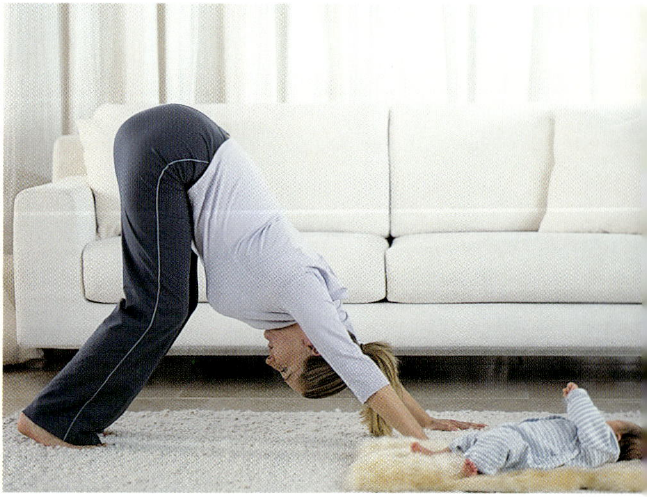

6 Sans bouger les mains, pliez les genoux pour vous mettre dans la posture de l'Enfant. Dans cette contre-position, relâchez votre tête et vos bras sur le sol et respirez deux fois.

7 Retournez vos orteils et inspirez en levant les hanches aussi haut que possible dans la posture du Chien. Gardez les genoux légèrement fléchis en contractant votre dos.

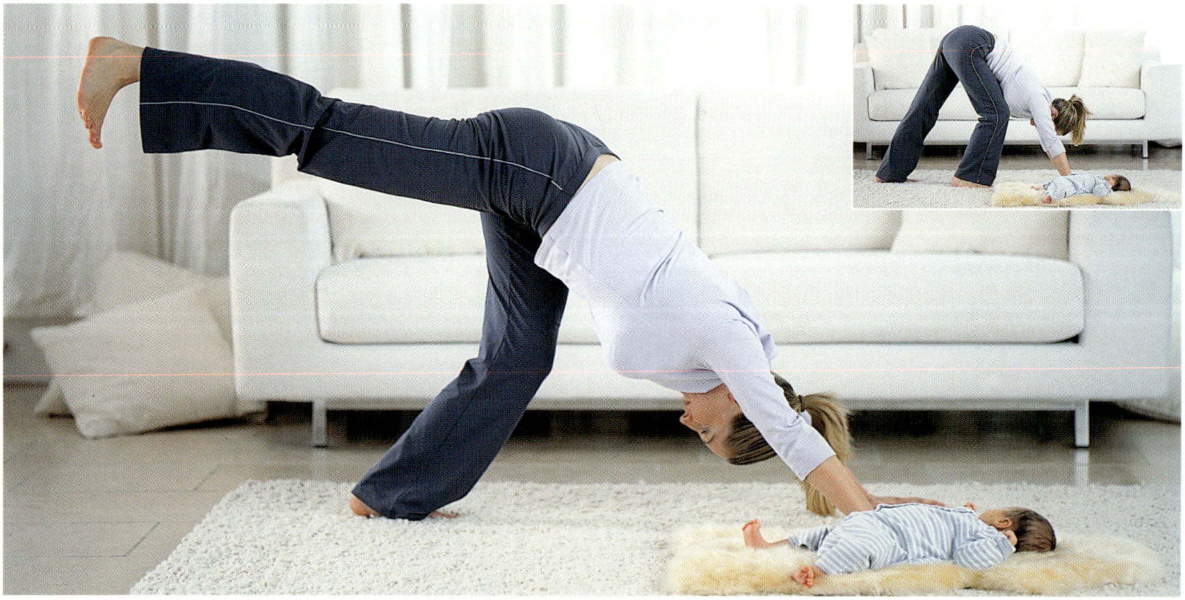

8 Inspirez en tendant la jambe droite vers l'arrière tout en gardant la jambe gauche fléchie. Expirez en étirant le talon droit. Baissez la jambe et recommencez de l'autre côté. Soulevez-vous sur vos orteils et continuez à étirer votre dos en marchant lentement vers vos mains. Gardez toujours la tête décontractée. ***Vous pouvez prolonger le mouvement en reculant dans la posture du Chien pour avancer de nouveau.***

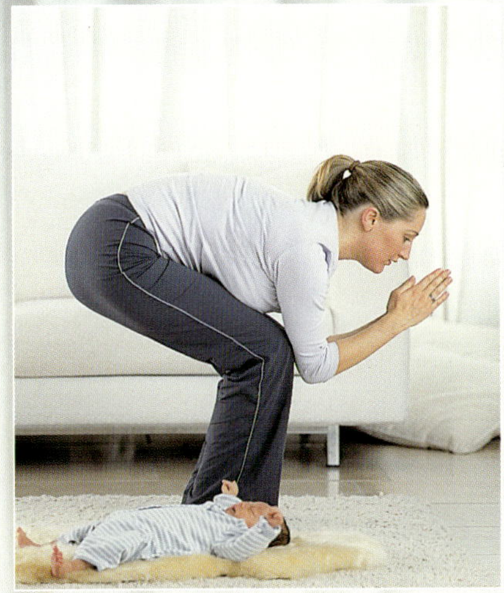

9 En continuant à avancer vos pieds vers vos mains, vous allez passer naturellement en position accroupie. Joignez vos mains dans la posture de la Prière. Après un cycle de respiration en position accroupie ou semi-accroupie, inspirez en vous levant doucement.

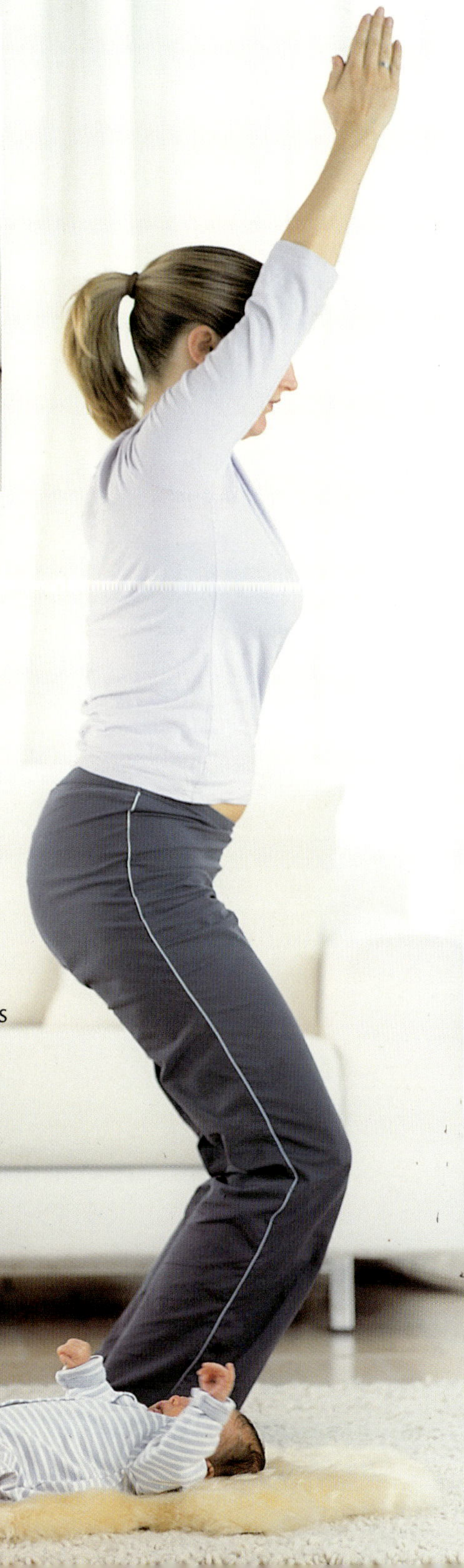

10 En vous redressant, levez les bras au-dessus de votre tête, puis expirez. Gardez les genoux légèrement fléchis pour protéger vos lombaires.

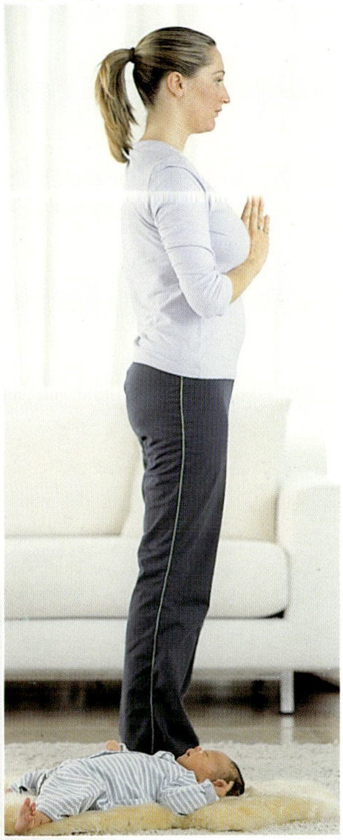

11 Inspirez en tendant les jambes et en ramenant les mains au niveau de la poitrine. Regard fixé devant vous, essayez de vous focaliser sur la pièce qui vous environne et sur la présence de votre enfant à vos côtés.

RELAXATION

Pour équilibrer les exigences qu'imposent votre de vie de femme – si vous reprenez votre travail, notamment – et votre vie de mère, il vous faut développer de nouvelles compétences alternant activité et repos. Pour faire face, puisez vos forces dans les réserves que vous offre la relaxation profonde. Quelques minutes de repos pallieront le manque de sommeil – surtout si votre bébé tète encore la nuit –, et votre amour de mère s'épanouira d'autant mieux que vous pourrez vous ressourcer dans le silence et le calme de la relaxation.

BIENFAITS La pratique régulière de la relaxation permet de :
- se débarrasser du stress au jour le jour pour éviter toute accumulation de tension et de fatigue ;
- créer des moments privilégiés avec vos proches ;
- cicatriser les plaies et les traumatismes liés à une naissance difficile.

REPOS PROFOND

Allongez-vous confortablement sur le sol ou sur un lit ferme en veillant au bon alignement de votre colonne. Glissez éventuellement des coussins sous votre tête et sous vos genoux. Allongez votre bébé sur le ventre, en travers de votre abdomen, et relâchez vos bras le long du corps en fermant les yeux. Expirez en pressant doucement votre dos sur le sol pour vous sentir soutenue. Ouvrez les yeux en pensant à cette sensation, puis fermez-les et relaxez-vous. Il faut trouver la frontière entre vigilance et relaxation pour pouvoir accéder à un profond repos dès que vous en aurez besoin. Avec plus de pratique, tournez les paumes vers le haut pour une relaxation plus profonde et plus douce.

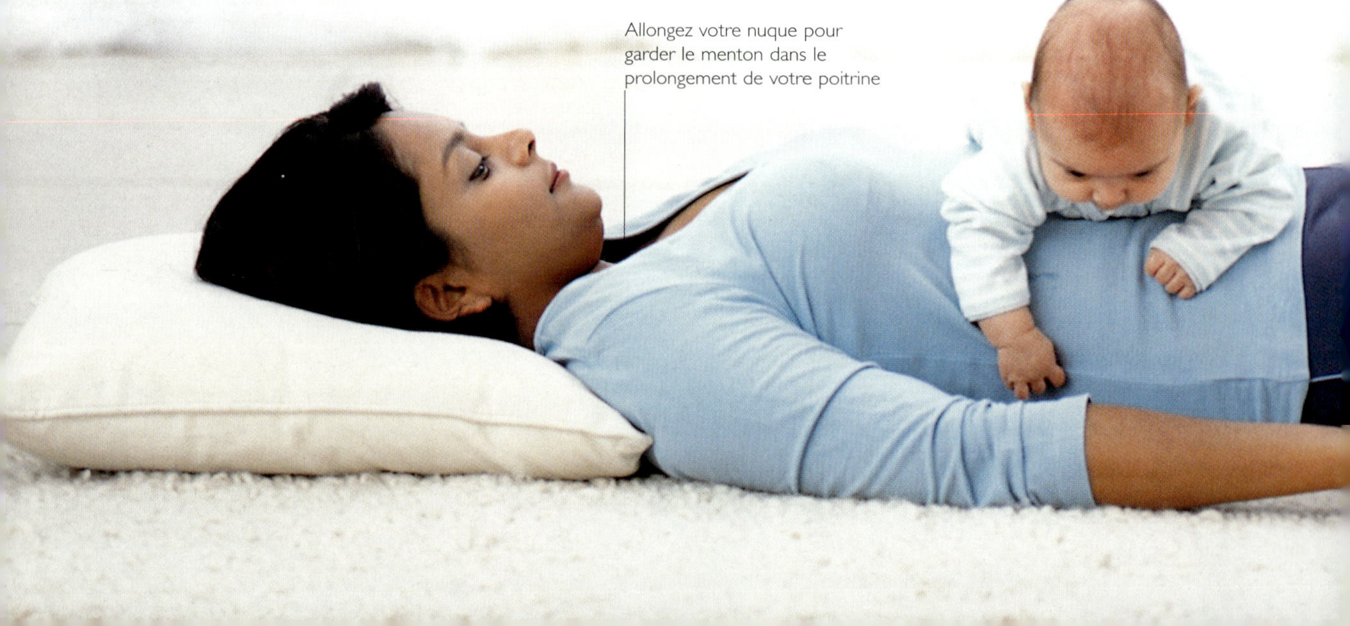
Allongez votre nuque pour garder le menton dans le prolongement de votre poitrine

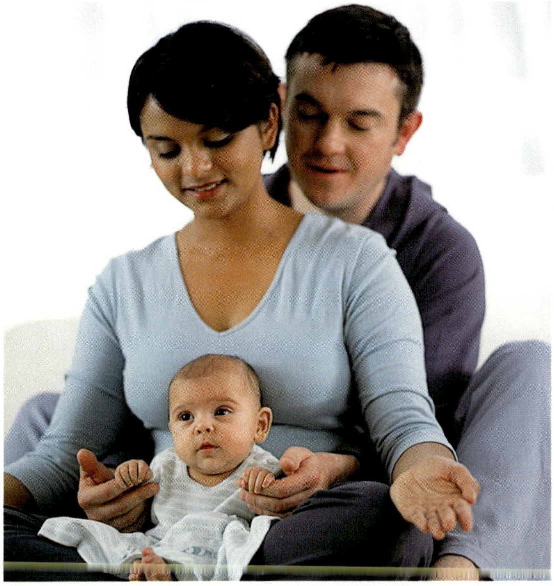

MÉDITATION

Il est précieux de pouvoir se réjouir sereinement de la présence de votre bébé pour entretenir et renforcer vos liens avec lui. Si c'est possible, faites participer votre partenaire ou la personne de votre choix à cette méditation. Asseyez-vous jambes croisées, le bébé assis entre vos cuisses et le dos de vos mains sur vos genoux. Votre partenaire s'assied derrière vous, jambes écartées, pour tenir les mains du bébé. Relaxez-vous en respirant calmement, et goûtez la qualité de repos qui résulte de cette méditation.

CHAMP DE RELAXATION

Travaillez cette position pour chasser les émotions indésirables et entretenir le lien de tendresse avec votre bébé. Allongez-vous sur le dos, genoux pliés, le bébé adossé à vos cuisses. Relaxez-vous et évacuez les tensions physiques et mentales en focalisant votre attention sur l'enfant.

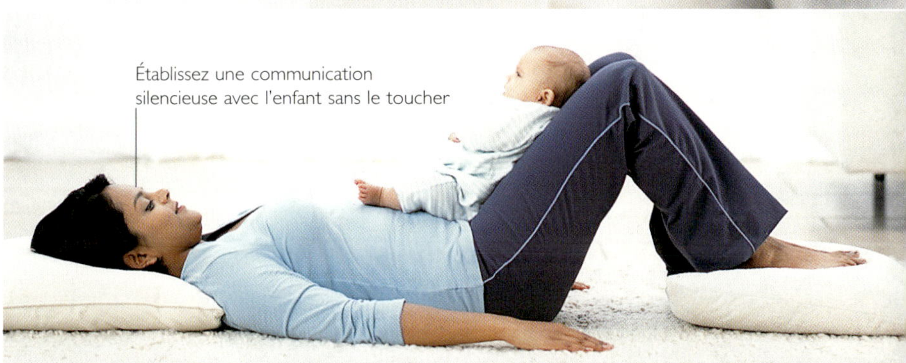

Établissez une communication silencieuse avec l'enfant sans le toucher

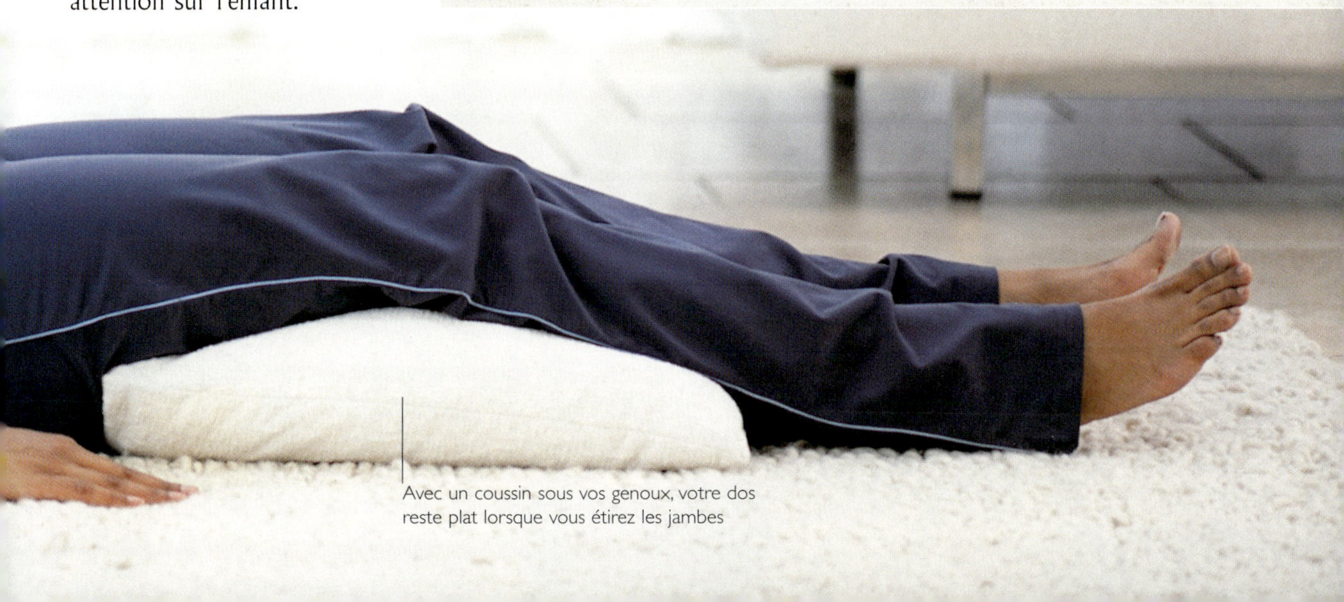

Avec un coussin sous vos genoux, votre dos reste plat lorsque vous étirez les jambes

FLEXION VERS L'AVANT

Adaptation de Parsvottanasana

Plus difficiles qu'ils n'y paraissent, ces exercices avec support permettent un étirement complet du dos. Ils vous aideront aussi à garder les épaules souples et la poitrine ouverte alors que vous passez votre temps à bercer et à nourrir votre enfant. La torsion de départ ouvre votre cage thoracique et vous revitalise, tandis que la flexion vers l'avant corrige l'alignement de vos hanches et de votre bassin.

PRÉCAUTIONS Si ces flexions vous posent quelque problème :
- utilisez un support adapté à votre forme physique – une chaise ou le plateau d'une table ;
- faites chaque exercice séparément pour retrouver peu à peu l'équilibre.

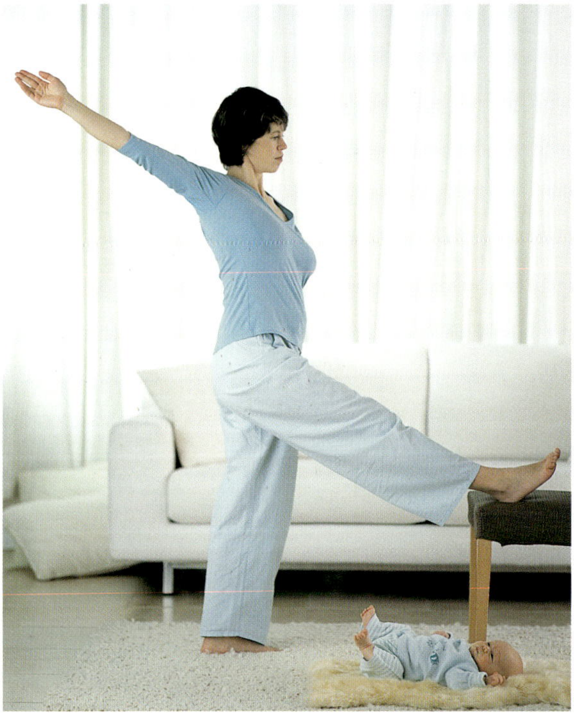

1 Installez confortablement votre bébé près de vous. Debout face à une chaise ou à un autre support, adoptez la posture de la Montagne. Levez la jambe droite et posez le talon sur le siège en gardant la jambe tendue. Levez le bras droit en l'air et tirez-le vers l'arrière aussi loin que possible. Respirez profondément quatre fois.

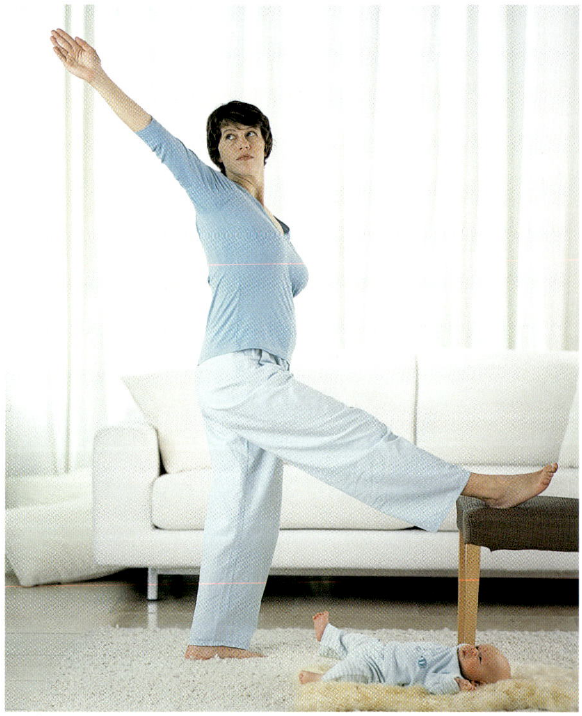

2 Accentuez l'étirement en faisant pivoter votre torse vers la droite et en tournant votre tête pour regarder votre main. Essayez d'élever encore votre bras tendu pour amplifier le plus possible le mouvement de torsion. Respirez profondément quatre fois. Recommencez les exercices 1 et 2 en changeant de côté.

3 Laissez le talon droit sur la chaise et croisez vos bras derrière le dos en tenant vos coudes dans vos mains. Une fois que vous vous sentez bien équilibrée, soulevez vos hanches, votre taille et votre poitrine pour étirer uniformément votre corps. Respirez quatre fois.

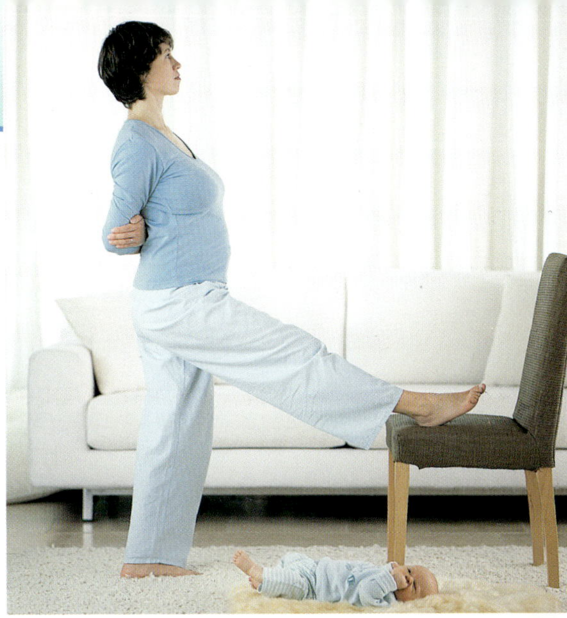

4 Expirez en vous penchant lentement sur votre jambe droite. Fléchissez légèrement le genou gauche pour faciliter la flexion en gardant la tête décontractée. Inspirez en vous redressant lentement. Recommencez les exercices 3 et 4 en changeant de côté.

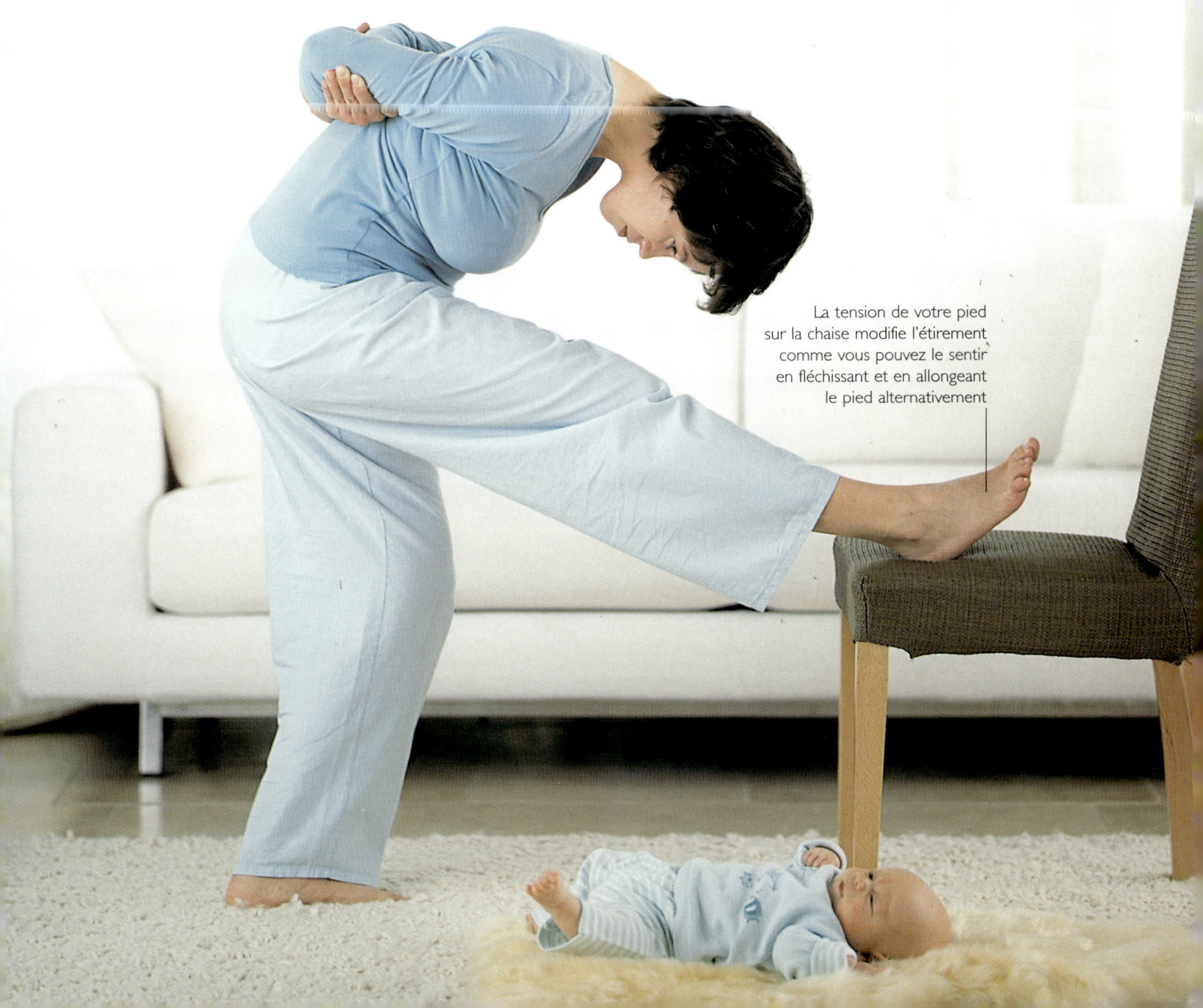
La tension de votre pied sur la chaise modifie l'étirement comme vous pouvez le sentir en fléchissant et en allongeant le pied alternativement

TORSIONS ET FLEXIONS

La souplesse que les changements hormonaux apportent aux articulations des hanches pendant la grossesse peut cacher des raideurs dans le bas du dos. Ces positions assises fortifient les hanches après l'accouchement et les étirements du bassin permettent de retrouver un dos fort et souple. Vous pouvez faire ces torsions et ces flexions de manière progressive, mais une pratique régulière, qui peut devenir un jeu au sol avec votre bébé, donnera des résultats sensibles en quelques semaines. Comme dans toutes les postures de yoga, la respiration reste l'outil principal.

BIENFAITS ET PRÉCAUTIONS

Pratiquées avec la respiration profonde, ces torsions et ces flexions améliorent la flexibilité du dos, mais soulagent aussi les douleurs dorsales et accélèrent la digestion. Les torsions permettent de réparer les déchirures musculaires.

Si vous avez subi une césarienne, attendez huit semaines après la naissance pour effectuer les torsions.

TORSIONS EN POSITION ASSISE

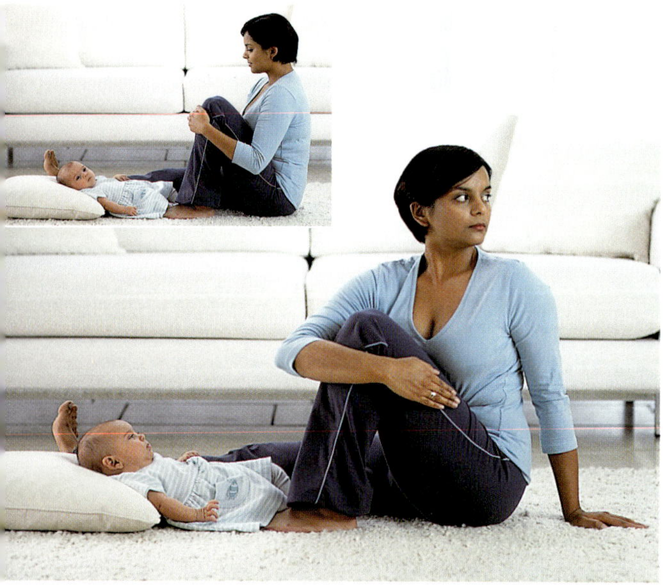

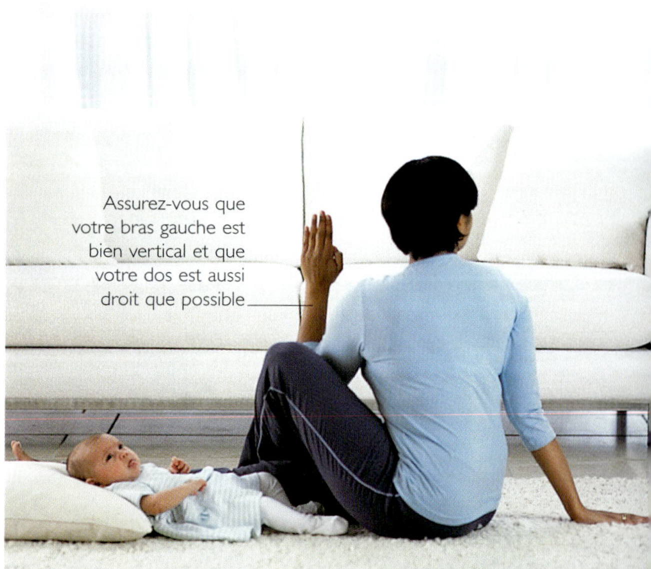
Assurez-vous que votre bras gauche est bien vertical et que votre dos est aussi droit que possible

Torsion simple Installez le bébé confortablement près de vous. Asseyez-vous, jambe droite tendue, genou gauche plié et pied à plat sur le sol. Redressez le dos et, en vous appuyant sur la main gauche, tournez-vous vers la gauche et attrapez votre genou gauche de la main droite. Recommencez de l'autre côté.

Torsion classique Tendez la jambe droite, croisez la jambe gauche et posez le pied à plat de l'autre côté du genou droit. Tournez-vous vers la droite en vous appuyant sur votre main droite. Pressez l'intérieur de votre genou contre votre coude gauche pour accentuer la torsion en expirant quatre fois. Recommencez du côté gauche.

SIMPLE FLEXION AVANT

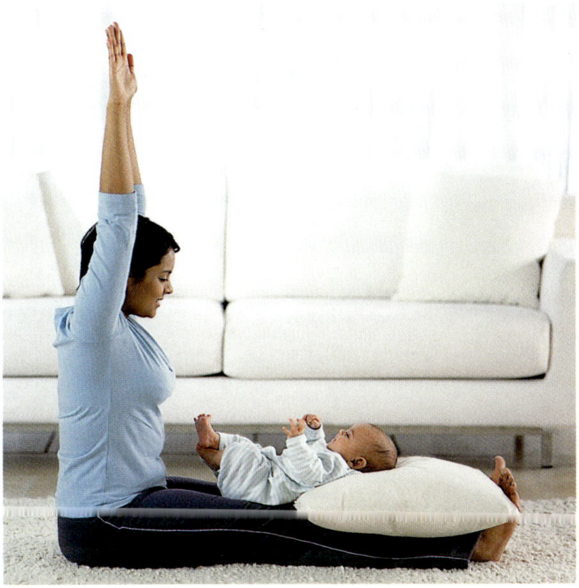

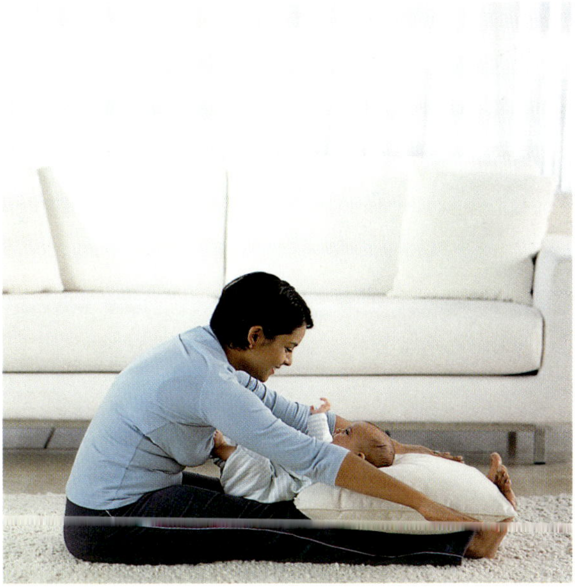

1 Asseyez-vous dos droit, colonne bien étirée. Tendez les jambes et décontractez les épaules et la nuque. Si votre bébé est avec vous, installez-le sur vos jambes. Inspirez en levant les bras et expirez en les étirant au maximum.

2 Lors de l'expiration suivante, penchez-vous vers l'avant en tendant les mains vers vos orteils. Gardez la tête souple et tendez l'arrière de vos genoux en étirant votre colonne durant quatre expirations.

FLEXION AVANT AVEC TORSION

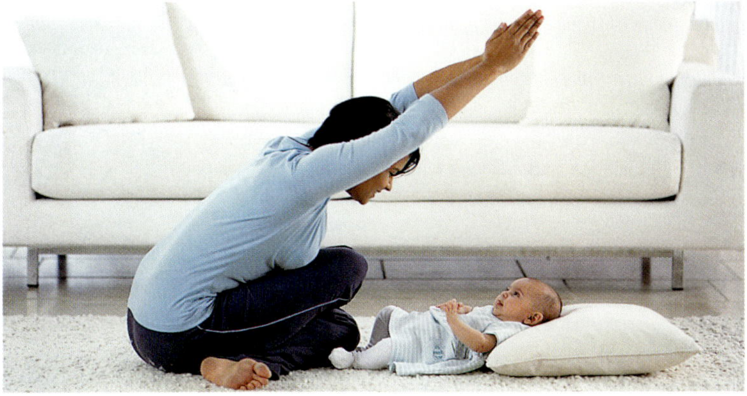

Asseyez-vous, dos droit, et croisez les jambes. Gardez les hanches alignées. Levez les bras et joignez les mains. Penchez-vous vers l'avant en gardant le dos bien droit et en respirant normalement. Recommencez, jambes croisées dans l'autre sens.

POSITION DE REPOS

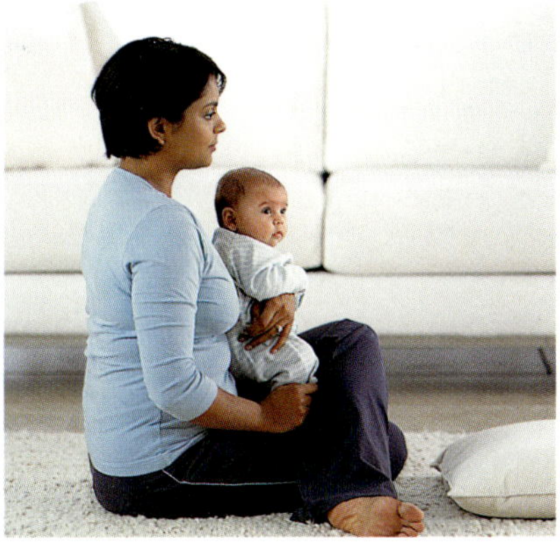

Terminez cet enchaînement en position assise, dos droit et jambes confortablement croisées. Profitez de cette position pour prendre l'enfant.

POSTURE DE LA CHARRUE

Halasana

Cette séquence au sol fait appel à un mouvement de rotation rythmique qui optimise les effets de la Charrue postnatale. En balançant la colonne d'avant en arrière, vous pouvez choisir de faire une roulade simple ou une roulade plus acrobatique. Restez toujours décontractée et ne forcez jamais : si vous n'arrivez pas à lever les pieds au-dessus de la tête, vous réessaierez plus tard.

PRÉCAUTIONS Si vous avez subi une césarienne :
- ne faites ces exercices que huit semaines après la naissance ;
- commencez par des roulades simples, sans forcer, avant de tester la Charrue.

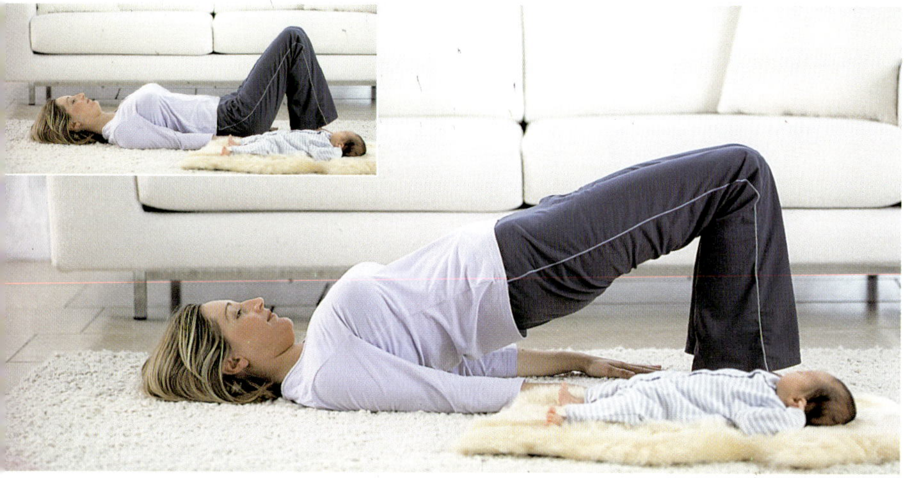

1 Allongez-vous sur le sol, jambes pliées, genoux joints et bras le long du corps. Inspirez en soulevant le bassin à la hauteur qui vous convient en gardant les cuisses dans le prolongement du bassin. Contractez la base de votre colonne avec vos muscles fessiers et conservez leur tension en expirant. Relevez encore votre plancher pelvien, puis expirez en vous relaxant.

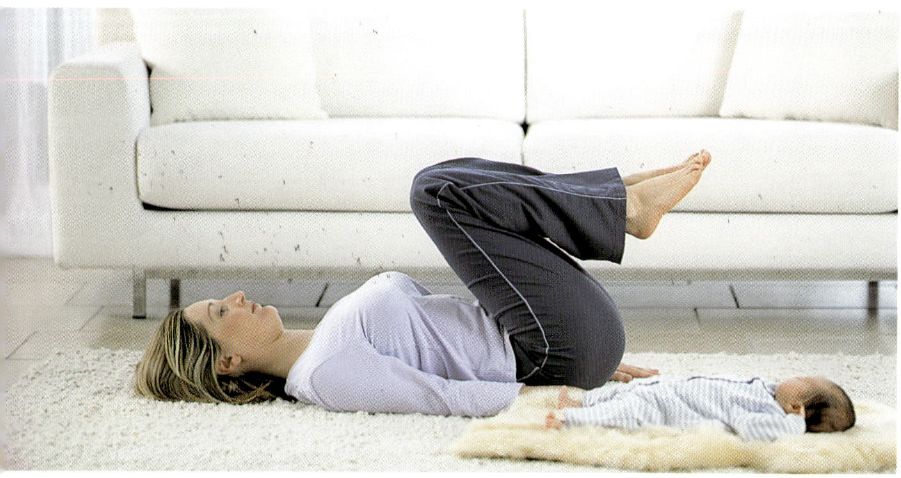

2 Inspirez, puis expirez en relâchant les muscles fessiers et reposez lentement le bassin sur le sol. Ramenez les genoux le plus près possible de votre poitrine. Étirez votre colonne en tendant vos orteils durant deux cycles complets de respiration abdominale profonde. Recommencez les étapes 1 et 2 trois fois.

3 Expirez en appuyant vos mains sur le sol pour soulever vos hanches et les faire rouler vers l'arrière tout en gardant les genoux fléchis. Laissez vos bras suivre le mouvement de vos jambes pendant la roulade.

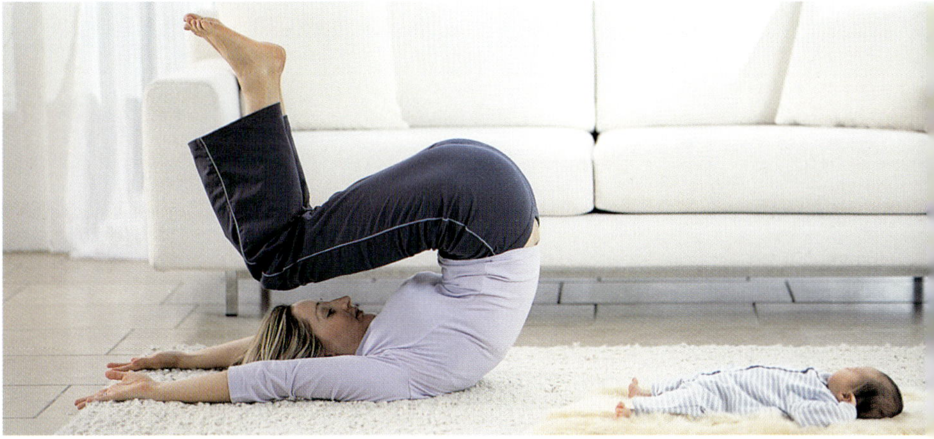

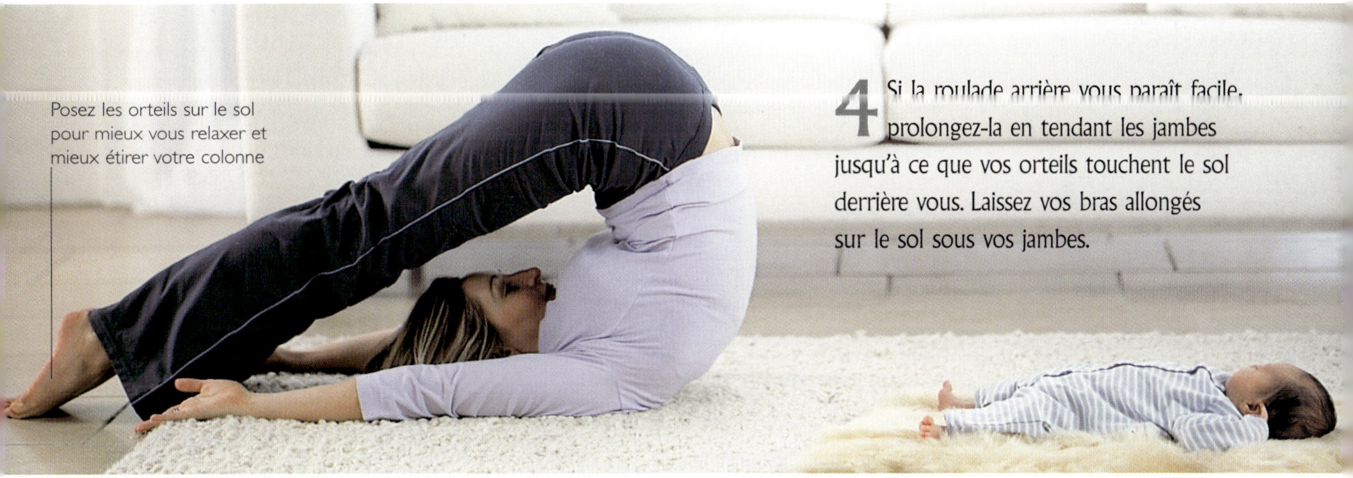

Posez les orteils sur le sol pour mieux vous relaxer et mieux étirer votre colonne

4 Si la roulade arrière vous paraît facile, prolongez-la en tendant les jambes jusqu'à ce que vos orteils touchent le sol derrière vous. Laissez vos bras allongés sur le sol sous vos jambes.

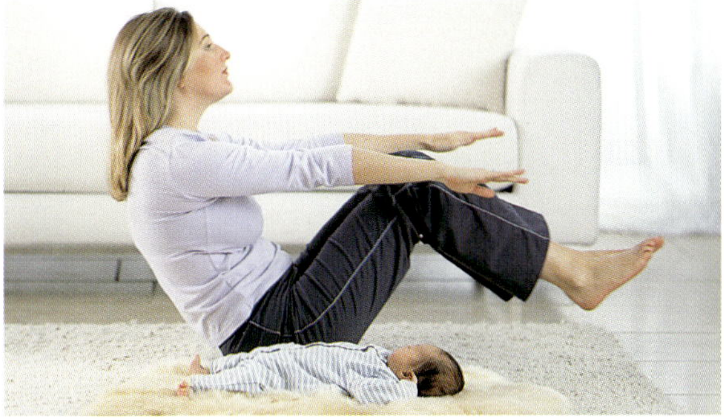

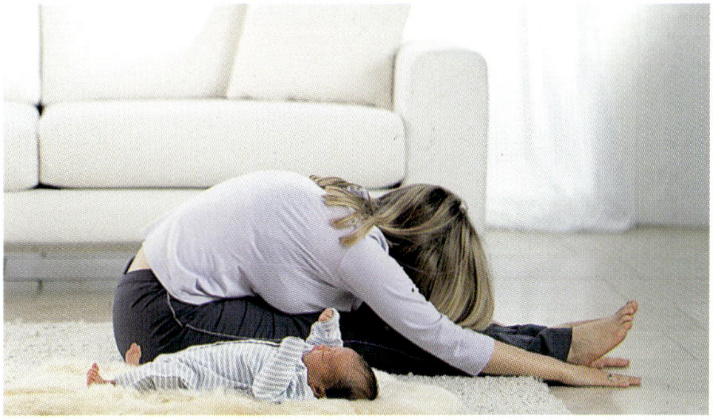

5 Inspirez en pliant les genoux et en tendant les bras devant vous pour faciliter la roulade vers l'avant. Profitez de l'élan pour vous étirer en expirant.

6 Continuez sur votre élan pour terminer votre roulade assise, fléchie en avant à la fin de l'expiration. Inspirez, remettez-vous sur le dos et relaxez-vous.

EXERCICES PARTICULIERS

Avant de vous focaliser sur des problèmes particuliers ou les douleurs postnatales, travaillez d'abord les exercices du premier chapitre, spécialement conçus pour lutter contre les déséquilibres hormonaux, les faiblesses du tonus musculaire et le manque de sommeil. Ils dynamisent le corps et, en redonnant un parfait alignement des hanches et de la colonne, garantissent une bonne position, l'un des principaux facteurs de bien-être. Si vos problèmes persistent, travaillez ces exercices. Comme toujours, leur succès repose sur la combinaison de la respiration profonde et de la relaxation.

DÉCHIRURE MUSCULAIRE

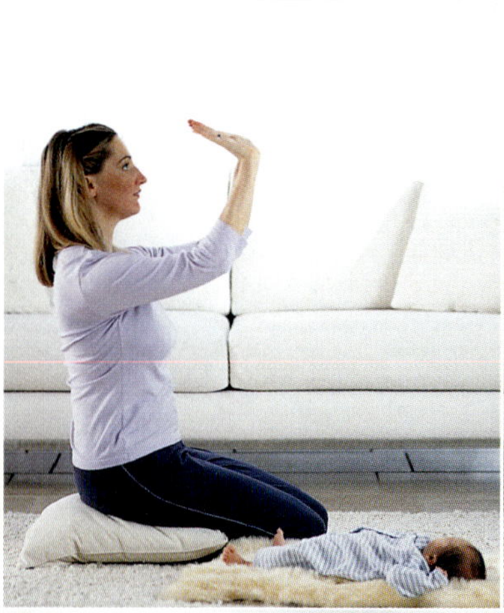

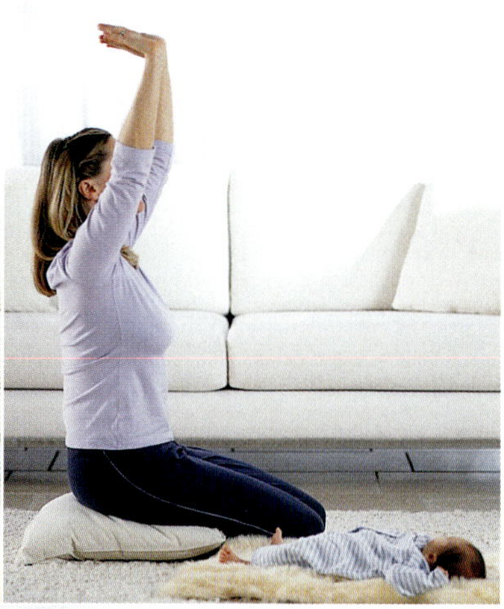

Agenouillez-vous, dos droit, un coussin entre les fesses et les pieds, mains à hauteur du visage, paumes vers le haut. Pratiquez la respiration inversée *(p. 128)* en contractant les muscles du plancher pelvien et du bassin lorsque vous inspirez, et en accentuant cette contraction lorsque vous expirez. Expirez le plus longtemps possible avant de relâcher vos muscles tout en poussant vos mains vers le haut. Respirez ainsi quatre fois.

FAIBLESSE DU PLANCHER PELVIEN

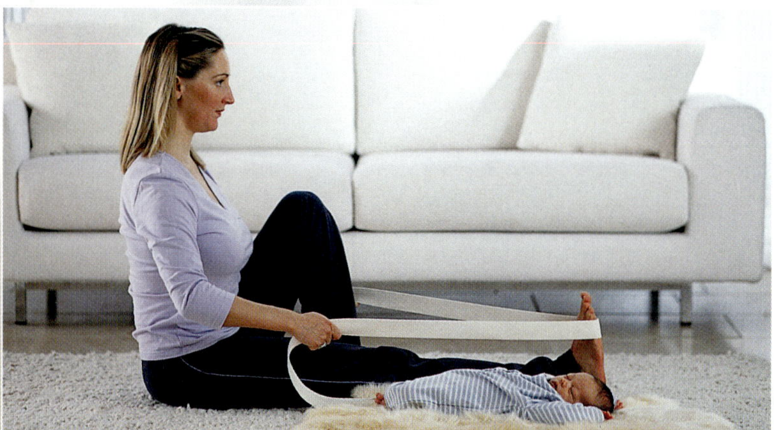

Asseyez-vous sur le sol, dos droit et jambe droite tendue. Pliez le genou gauche et posez le pied à plat sur le sol. Passez une ceinture de yoga autour de votre pied droit, relâchez le menton et tirez les extrémités de la ceinture uniformément des deux mains. Inspirez en contractant les muscles du plancher pelvien, puis expirez en accentuant la contraction. Recommencez avec l'autre jambe.

ÉMOTIONS CONFLICTUELLES

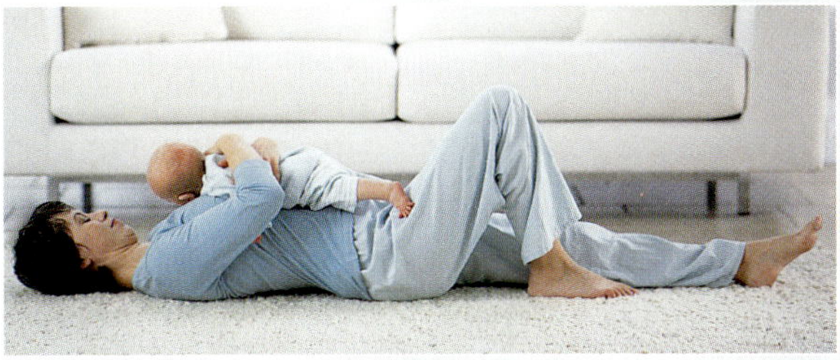

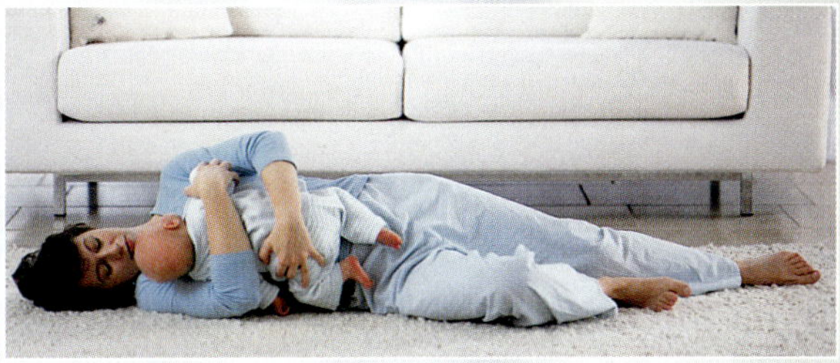

1 Reconnaissez ces émotions et libérez-les sans culpabilité : allongez-vous sur le dos, seule ou avec l'enfant allongé sur la poitrine, et pliez le genou droit.

2 Roulez sur le côté droit, corps décontracté. Pliez la jambe gauche et roulez du côté gauche. Intensifiez votre respiration en roulant d'un côté à l'autre, dix fois de suite.

ENCHAÎNEMENT TONIFIANT

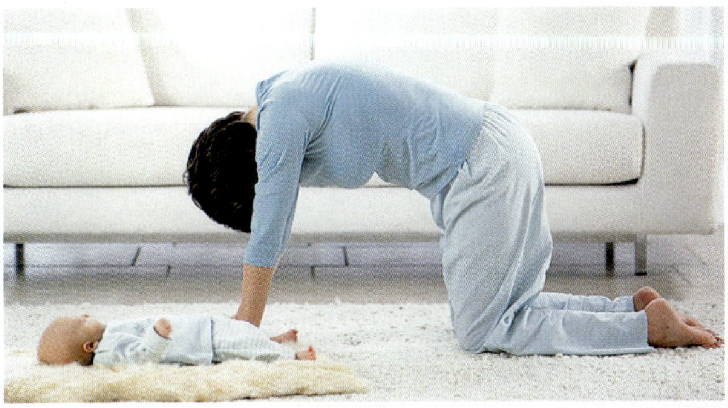

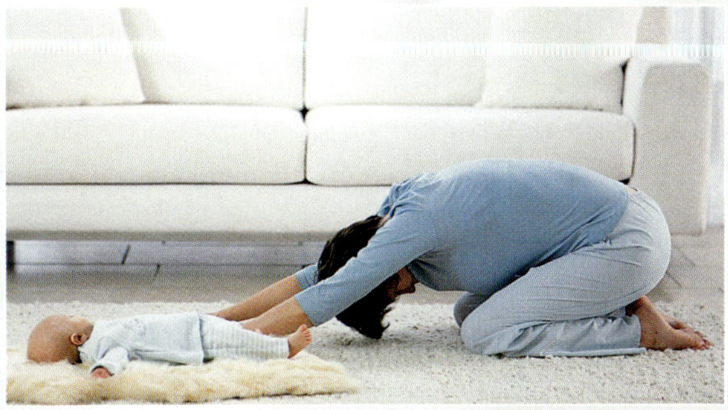

1 À quatre pattes dans la posture du Chat *(p. 67)*, inspirez en arrondissant le dos, tête souple. Accompagnez vos expirations de profonds « Ah » pour libérer vos tensions.

2 Expirez en vous asseyant sur vos talons sans bouger les mains. Gardez la tête basse. Placez éventuellement un coussin entre vos fesses et vos pieds.

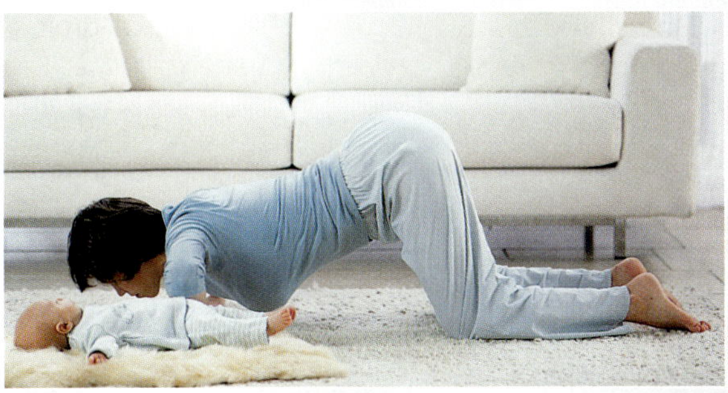

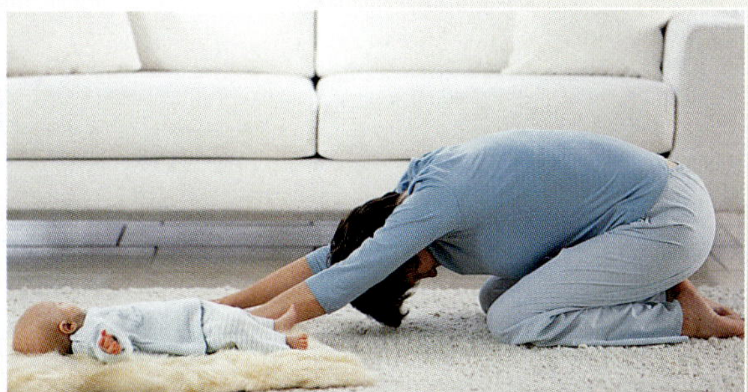

3 Inspirez en vous étirant vers l'avant, transférant votre poids sur vos mains. En atteignant la limite de l'étirement, levez les épaules et baissez la tête.

4 Expirez en revenant vous asseoir sur vos talons tout en faisant le dos rond. Recommencez la séquence en mêlant vos émotions au flot de votre respiration.

GLOSSAIRE

Brûlure d'estomac
En début et en fin de grossesse, l'élévation des taux de progestérone et d'œstrogène affaiblit les muscles lisses. Les brûlures d'estomac sont dues à des reflux acides dans l'œsophage provoqués par un relâchement de l'anneau musculaire séparant l'œsophage de l'estomac.

Contre-position
Position dont les effets sont opposés ou complémentaires aux effets induits par une posture particulière de yoga, et que l'on adopte en fin de séquence pour équilibrer un enchaînement.

Déchirure musculaire
Lésion d'un muscle survenant souvent lors d'un effort violent ou brutal. Les déchirures dues à la grossesse peuvent affecter la gaine joignant les deux bandes verticales musculaires du grand droit abdominal.

Déchirure du périnée
Au moment de l'accouchement, le passage de l'enfant peut déchirer le périnée. Pour faciliter l'accouchement et éviter une déchirure accidentelle, il arrive que le médecin procède lui-même à une épisiotomie.

Diaphragme
Muscle plat qui sépare le thorax de l'abdomen. Attaché au sternum, aux côtes inférieures et aux vertèbres, le diaphragme est un muscle respiratoire essentiel puisque c'est sa contraction et son relâchement qui commandent l'inspiration et l'expiration.

Enracinement
On parle d'enracinement lorsque la position des jambes et du bassin abaisse le centre de gravité, lui conférant une stabilité génératrice d'équilibre et de sérénité.

Épisiotomie
Incision pratiquée pour empêcher une déchirure accidentelle au cours de l'accouchement. L'incision est recousue après la naissance et la cicatrisation est rapide.

Hémorroïdes
Varices siégeant sur la paroi du rectum et dont souffrent 20 à 50 % des femmes enceintes. Leur apparition est souvent due à la constipation.

Hypertension
Si vous observez durant votre grossesse une élévation de tension s'accompagnant d'une rapide prise de poids, d'un gonflement des articulations et de la présence de protéines dans les urines – symptômes avant-coureurs de l'éclampsie –, consultez immédiatement votre médecin.

Intégration
Les postures de yoga ont des effets bénéfiques sur les systèmes cardio-vasculaire, digestif, endocrinien et nerveux, qui seront d'autant mieux intégrés que vous ferez suivre chaque entraînement d'une séance de relaxation.

Ligaments
Bandes résistantes faites de fibres conjonctives denses qui unissent les os au niveau des articulations.

Muscles abdominaux
Muscles reliant la cage thoracique au plancher pelvien. La sangle abdominale est constituée de cinq types de muscles : à l'avant, le grand droit et le pyramidal ; sur les côtés, le transverse, le petit oblique et le grand oblique.

Muscles de l'accouchement
Les muscles directement impliqués dans le processus de l'accouchement sont le muscle abdominal transverse, les muscles formant la paroi de l'utérus et les muscles du plancher pelvien.

Muscles dorsaux
Tous les muscles du tronc permettant l'extension, la rotation et la flexion latérale de la colonne vertébrale.

Muscles involontaires
Appelés aussi « viscéraux » ou « lisses », les muscles involontaires sont innervés par le système nerveux autonome et agissent sans le contrôle de la volonté. Ils forment la paroi de certains organes comme l'utérus, l'estomac, etc.

Micro-mouvement
Faible mouvement induit par la respiration et la concentration qui provoque un étirement des couches musculaires les plus profondes.

Périnée
Région du corps fermant en bas le petit bassin. Synonyme de plancher pelvien.

Position renversée
Position dans laquelle le bassin se trouve plus haut que la tête. Cette position fait travailler la partie dormante des organes internes, irrigue le cerveau et améliore la circulation.

Respiration abdominale
Implication volontaire du diaphragme et des muscles abdominaux dans le processus de la respiration.

Respiration inversée
Recommandée après la naissance, la respiration inversée est une excellente manière de tonifier les muscles pelviens ; il faut les contracter pendant l'inspiration, amplifier cette contraction lors de l'expiration et ne les relâcher qu'à la fin de l'expiration. Ce type de respiration redonne de l'élasticité aux muscles pelviens mais tonifie aussi le muscle abdominal transverse qui aidera l'utérus à retrouver sa taille normale d'avant la grossesse.

Sacrum
Os formé par la réunion des cinq vertèbres sacrées situées à l'extrémité inférieure de la colonne vertébrale. C'est sur le sacrum que sont attachés les muscles commandant les mouvements des jambes.

Sciatique
Inflammation du nerf sciatique se manifestant par une vive douleur dans le bas du dos, la cuisse ou la jambe. Cette inflammation, généralement liée à la compression du nerf sciatique, peut apparaître pendant la grossesse en raison de l'accroissement de volume de l'utérus.

Symphyse pubienne
Articulation semi-mobile unissant les branches pubiennes des deux os iliaques à la partie antérieure du bassin. Elle s'élargit et s'assouplit juste avant l'accouchement pour élargir le passage qu'empruntera le bébé. Elle peut, pendant la grossesse, être le siège de violentes douleurs lorsqu'elle reste trop rigide.

Utérus
Organe musculaire creux, situé dans le bassin, et destiné à protéger et à nourrir le fœtus au cours de son développement, jusqu'à la naissance. En temps normal, l'utérus a la taille et la forme d'une poire, et ne pèse que quelques dizaines de grammes.

Veine cave
Nom des deux plus gros vaisseaux sanguins assurant le retour du sang vers le cœur. La veine cave supérieure ramène le sang qui irrigue la tête, le thorax et les bras, tandis que la veine cave inférieure draine le sang des membres inférieurs et de l'abdomen.

Zone pelvienne
La zone pelvienne comprend les os du bassin – sacrum et coccyx à l'arrière, os iliaques sur les côtés, dont la jointure constitue, à l'avant, la symphyse pubienne – ainsi que les ligaments et les muscles reliant le bassin à la colonne vertébrale, à la cage thoracique et aux jambes.

INDEX

R

S

T

V, Y

REMERCIEMENTS

Remerciements de l'auteur

Je remercie d'abord mes professeurs de yoga et de méditation. Ce fut une grande joie, à mesure que j'approfondissais mes connaissances, d'appliquer leurs principes au bien-être des futures mamans. Beaucoup de femmes enceintes, de femmes actives, de jeunes mères et d'amies m'ont inspirée. Je ne peux les nommer toutes mais tiens à remercier particulièrement Doriel Hall et Uma Dinsmore, qui ont généreusement partagé leur expérience, ainsi que Sally Lomas pour son dévouement envers les femmes enceintes à travers l'association Birthlight. Je remercie également les administratrices de Birthlight, notamment Margaret Adey, Elizabeth de Michelis, Diana Lomas, Frances Barnes et Regina Guilbride.

Des premières prises de vue de Russell Sadur au design final de Karen Sawyer et de Sara Robin, l'édition originale de ce livre a été réalisé par l'équipe Dorling Kindersley, brillamment coordonnée par Gillian Roberts. Je tiens à remercier Claire Legemah pour sa superbe maquette et Susannah Steel pour la finesse de ses directives éditoriales et pour sa patience. Merci à Mary-Clare Jerram pour la promotion de l'ouvrage et à Robin Monro pour son travail auprès du Yoga Biomedical Trust. Par-dessus tout, je tiens à remercier les modèles qui ont permis aux lecteurs de visualiser les effets bénéfiques du yoga avant et après la naissance. Ce fut un privilège de participer à la naissance de Zac.

Enfin, ce livre est ancré dans le terreau affectif de ma famille, ici en Europe, mais aussi plus loin, au Pérou, dans l'héritage des grand-mères indiennes qui m'ont appris à donner la vie.

Remerciements de l'éditeur

Dorling Kindersley tient à remercier le photographe Russell Sadur et son assistante Nina Duncan ; le coiffeur Toko ; la styliste Liz Hippsley ; Hilary Bird, qui a réalisé l'index ; les modèles Helena Bryant, Katarina Gadjanski, Bergitte Heyer, Ann Hurst, Christina et Tony Susnjara, Natasha Rodan avec Zion, Louise Powell avec Lucas, Nasha et Jonathan Matin avec Kaya, et Bergit Arends avec Otto ; Jenny Lane, enfin, pour l'assistance éditoriale.

Merci également à Asquith Ltd, qui a fourni les vêtements de yoga ; Jojo Maman Bebe Ltd, qui a fourni les vêtements de yoga et d'enfant ; The White Company, qui a fourni les supports, les coussins et les jetés de lit ; Yoga Matters, enfin, qui a fourni les tapis et autres équipements de yoga.

L'AUTEUR

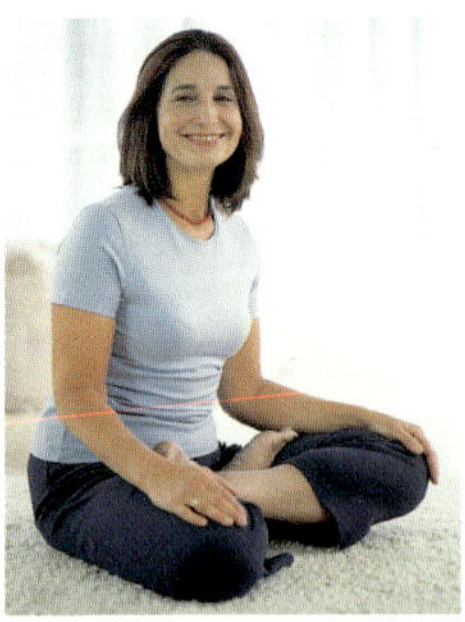

Françoise Barbira Freedman est directrice de recherche dans le département d'Anthropologie sociale de l'université de Cambridge. Son intérêt pour la grossesse et l'accouchement a commencé avec les premières études qu'elle a menées en Amazonie, où elle a été frappée par la façon à la fois active, tendre et insouciante dont les femmes péruviennes vivent leur maternité. Férue de yoga, elle a utilisé son expérience de mère – elle a quatre enfants – et sa formation universitaire pour développer une approche originale des soins holistiques prénataux et postnataux.

Depuis 1994, Françoise est professeur au Yoga Biomedical Trust. Membre du Board of Yoga Therapists – qui développe les standards relatifs à la thérapie du yoga et établit les directives pour leur intégration par le Service national de la santé britannique (NHS) –, elle fait des interventions dans les écoles d'obstétrique.

En 1990, elle a fondé Birthlight, association qui se consacre à promouvoir une approche sensible de la grossesse, de la naissance et des soins aux tout-petits en développant de nouvelles applications de yoga adaptées des pratiques issues de diverses cultures. Birthlight propose des cours de yoga prénatal, de yoga postnatal, de yoga spécifique aux femmes, de yoga spécifique aux bébés et d'aquayoga pour les mères et les bébés, disciplines pour lesquelles elle est habilitée à délivrer des certificats et des diplômes. L'association a maintenant des enseignants et des adeptes dans divers pays d'Europe, d'Amérique du Nord, d'Amérique latine, en Australie, en Nouvelle-Zélande et dans le Pacifique du Sud.